新 潮 文 庫

代替医療解剖

サイモン・シン
エツァート・エルンスト
青　木　　薫 訳

新 潮 社 版

9781

チャールズ皇太子に捧ぐ

代替医療解剖◎目次

代替医療解剖

はじめに

本書のすべては、エーゲ海の島コスに生まれたヒポクラテスによって、今から二千年以上前に書かれたひとつの警句を指針としている。医学の父として知られるヒポクラテスは、こう述べた。

科学と意見という、二つのものがある。
前者は知識を生み、後者は無知を生む。

誰かが新しい治療法を提案したなら、それが効くかどうかを判断するためには、意見ではなく科学を用いなければならない、とヒポクラテスは述べたのである。科学は、真実について客観的なコンセンサスを得るために、実験や観察を行い、実地に試し、議論を戦わせ、真剣に話し合う。一度結論に達してからでさえ、もしや間違いがありはしないかと、自分が言ったことまでもほじくり返して調べ直す。それとは対照的に、意見は主観的で互いに相容れず、正しいか間違っているかによらず、もっとも宣伝のうまい者の意見が広まることになりがちである。

本書では、ヒポクラテスの警句を指針として、今日急速に人気の高まっている多種多様な代替療法に科学の目を向けていく。薬局には代替療法の薬が山と積まれ、雑誌という雑誌にさまざまな療法の記事が載り、何百万ものウェブサイトで話題になり、何十億という人びとに用いられている一方、医師の多くはそれらに懐疑的である。

実際、本書で採用した代替医療の定義は、「主流派の医師の大半が受け入れていない治療法」というものである。このことはまた、多くの場合、代替療法の基礎となるメカニズムは、今日得られている医学的知識の埒外（らちがい）にあるということを意味してもいる。つまり科学的には、「代替療法に効果があるとは、生物学的には考えにくい」のである。

今日よく耳にする《補完代替医療》（Complementary and Alternative Medicine：CAM）という包括的な用語は、そうした治療法が、通常医療と併用されたり、ときには代用されたりしている状況を的確に表している。しかし残念ながら、この用語は長くて使いにくいので、本書では一貫して《代替医療》を用いることにした。

調査によると、多くの国々で、人口の半数以上がなんらかの代替医療を利用している。地球全体では、毎年四百億ポンド相当の金が代替医療に費やされていると推定され、医療支出のなかでもっとも急速に成長している分野となっている。では、正しいのはどちらなのだろう？　代替医療はブードゥーの呪術と大差ないと批判する人たちだろうか。それとも、子どもの健康を代替医療に託す母親のほうだろうか。この問いに対する答えには、次の三つの可能性がある。

1　おそらく代替医療はどれもまったく役に立たないのだろう。私たちは巧妙な市場戦略によって代替医療が効くかのように信じ込まされているだけなのではないだろうか。代替医療のセラピストたちは、「自然の驚異」や「古代の英知」といった魅力的な思想をもつ、良い人たちのように見えるが、人びとを誤りに導いているのかもしれない。――というより、ひょっとすると彼らは、自らを欺いているのかもしれない。またそういう人たちは、部分ではなく全体を見ることが大切だとか、経絡、セルフヒーリング、一人ひとりの患者に合わせた個別化治療といった魅力的な業界用語を使う。もしもこうした言葉の背景にあるものを見抜くことができれば、代替医療は単なる詐欺だとわかるのではないだろうか？

2　もしかすると代替医療には絶大な効果があるのかもしれない。医師の多くを含めて代替医療を疑う人たちは、ホーリスティックで、ナチュラルで、伝統的で、スピリチュアルな方法が健康に良いということが理解できないだけなのだろう。医学で理解できないことはまだまだあるし、人体に関する知識にはこれまで何度も革命が起こっている。ひょっとすると次の革命で、代替医療の基礎となるメカニズムが発見されるかもしれないではないか。それに、陰謀がめぐらされている恐れもある。医療の主流派は権力と権威を保とうとし、医師たちはライバルを容赦なく叩(たた)きつぶそうとして代替医療を批判しているのかもしれない。代替医療に懐疑的な人たちは、利益を失いたくないだけの大手製薬会社の手先かもしれないではないか？

3　真実はこの両者のどこか中間にあるのかも？

いずれにせよ、われわれがこの本を書くことにしたのは、真実を知るためである。代替医療の真実を教えようと語る本はすでに多数出版されている。しかし本書は、厳正さ、根拠の確かさ、利害関係のなさという三つの点で、それらのいずれよりも高い水準の内容を提供できるものと自負している。われわれは二人とも正規の訓練を積んだ科学者であり、さまざまな代替医療を細心の注意を払って厳正に調べていくつもりである。また二人とも、製薬会社に雇われたことは一度もなく、「自然療法」の方面で個人的に利益を得たこともない。われわれは嘘(うそ)いつわりなく、真実を知りたいだけだと言うことができる。

二人の著者が協力したことで、この本はバランスの取れたものになった。一方の著者であるエツァート・エルンストは、代替医療を含む医療に長年携わってきた医療界内部の人間である。エルンストは、代替医療の分野では世界初の大学教授となり、研究グループを率いて、どの治療には効果があり、どの治療には効果がないのかを明らかにするために十五年の歳月を費やしてきた。もうひとりの著者であるサイモン・シンは、約二十年にわたり、書籍、テレビ、ラジオを通じ、難しい科学の話を一般の人たちにもわかりやすく説明することに力を尽くしてきたジャーナリストであり、医療界外部の人間である。そんな二人が力を合わせれば、ほかの誰よりも真実に迫れるだろうし、それと同じぐらい重要なことには、そうして明らかになった真実を、読者のみなさんに対し、明解に、生き生きと、わかりやすく説明することに力を尽くせるだろうと考えたのである。

本書の目的は、通常医療の領域の外側にありながら、近年、多くの患者を惹（ひ）きつけている飲み薬や塗り薬、錠剤、鍼（はり）、指圧などの手技、エネルギー療法について、その真実を明らかにすることである。どの療法には効果があり、どの療法には効果がないのだろうか？　どれが自然の神秘で、どれはまやかしなのだろう？　どれが信用に値し、どれは人を食い物にしているのだろう？　今日の医師に任せておけば安心なのか、それとも一見迷信めいたものが、実は古代の叡智（えいち）を伝えているのだろうか？　こうした疑問のすべてについて、そしてそれ以外のさまざまな疑問について、本書のなかで答が示されるだろう——それらは、世界でもっとも正直かつ正確な、代替医療に関する調査の結果である。

とくに本書では、「代替医療は、病気の治療として効果があるのだろうか？」という基本的な問いに答えるつもりである。簡潔な問いではあるが、よく考えてみるとこれがなかなかの難問で、考えるべき三つの重要事項に応じていくつもの答がある。まず一つ目は、どの代替医療を問題にしているのか、ということだ。二つ目は、その代替医療を、どの病気に対する治療法として用いるのか、ということ。そして三つ目は、「効果がある」とはどういう意味かだ。これらの事項をきちんと考慮するために、われわれは本書を六つの章に分けることにした。

第Ⅰ章では、科学的方法とはどのようなものかについて、入門的な話をする。これを読めば、科学者たちが実験と観察によって、治療法の効果をどのように判定するのかがわかるようになるだろう。第Ⅱ章以降で導き出される結論はすべて、科学的方法と、今日得られる最善の医学研究に対する公正な分析にもとづいている。そこで、まずはじめに科学はいかにして行われるのかを説明しておけば、以降の各章で導かれる結論に対し、読者の信頼を高めることができるのではないかと考えたのである。

第Ⅱ章では、代替医療のなかでももっとも方法論が整備され、多くの検証を受け、広く利用されている鍼について、どうすれば科学的方法を適用することができるのかを示す。この章では、鍼に関して行われた多くの科学的検証を吟味するとともに、古代の東洋に起源をもつこの治療法が、いかにして西洋に広がり、今日いかに実践されているかにも目を向ける。

第Ⅲ章、第Ⅳ章、第Ⅴ章では、第Ⅱ章と同じ観点から、さらに三つの主要な代替療法、ホメオパシー、カイロプラクティック、ハーブ療法を吟味する。その他の代替療法については付録にまわすことにした。付録には、およそ三十の治療法についての分析結果を簡潔に示す。つまり本書には、あなたが日常のなかでおよそ出会いそうな代替療法について、科学的な評価が示されることになる。

最後の第Ⅵ章では、それまでの章で示した証拠にもとづいて、いくつかの結論を引き出すとともに、医療の未来を展望する。もしもある代替療法に効果がないことが、圧倒的な証拠にもとづいて示されたなら、その治療法は禁止されるべきなのだろうか？　それとも、患者の選択が優先されるべきなのだろうか？　逆に、もしも代替療法のなかに、たしかに有効なものがあるなら、その治療法を主流の医療に組み込むことは可能なのだろうか？　それとも、医療の体制派と代替療法のセラピストたちとは、どこまでも対立し合う関係なのだろうか？

六つの章すべてに通底する重要なテーマは、《真実》ということである。第Ⅰ章では、科学はいかにして真実を判定するのかについて論じる。第Ⅱ章から第Ⅴ章までは、科学的根拠にもとづき、いくつかの代替療法について真実を明らかにしていく。第Ⅵ章では、真実を知ることがなぜ重要なのか、そしてそのことを踏まえるとき、二十一世紀の医療という観点から、代替療法との向き合い方をどう変えていくべきかに目を向けよう。

もちろん真実は心強い共有財産だが、本書ではそれに「使用上の注意」が二ついている。第一に、著者たちはつつみ隠さず真実を示すつもりだということ。したがって、ある療法がある特定の病気に対してたしかに効果があるのなら（たとえばハーブのセントジョンズワートが適切に用いられれば、たしかに抗鬱効果がある。第Ⅴ章参照）、はっきりとそう言うだろう。しかし、ある療法に効果がない、それどころか有害でさえあることがわかれば、効果があった場合と同じく、効果がないとはっきり言うつもりである。あなたは真実を知りたくて本を購入されたのだろうから、ありのままを誠実に語ることが、われわれの義務だろう。

第二に、科学は知識を生むというヒポクラテスの言葉はまったくその通りなので、本書に述べる真実はすべて科学にもとづいているということだ。原子は何でできているのかということから、銀河はどれぐらいあるかということまで、この宇宙について私たちが知っていることはすべて、科学によって得られた知識である。また、消毒薬の開発から天然痘の撲滅まで、医療における大躍進は、科学の基礎のうえに打ち立てられている。もちろん、科学は完全ではない。科学にもわからないことはまだたくさんあるということを、科学者は一も二もなく認めるだろう。それでも科学的方法は、真実を知るための最善の方法であることは疑いえない。

もしもあなたが科学の力に懐疑的な人であっても、せめて第Ⅰ章は読んでみてもらいたい。第Ⅰ章を読み終えるまでには、科学的方法の価値に納得し、以降の章の結論を受け入れてもよいという気持ちになってもらえるはずである。

しかし第Ⅰ章を読んでもなお、科学が代替療法の効果を判定する最善の方法だとは思えないという人もいるだろう。そういう人は、科学が何を言おうと、自分の世界観を手放す気にはなれないのかもしれない。「代替医療はどれもこれもクズだ」という確固たる信念の持ち主もいるだろうし、逆に、「代替医療はあらゆる痛みや病気を癒(いや)してくれる万能薬だ」と言って譲らない人もいるだろう。本書はそういう人のための本ではない。科学的方法で真実を判定できると考えるつもりがまったくないのなら、第Ⅰ章を読むことにすら意味はない。実際、もしもあなたが代替医療について、すでに確固たる意見をもっているなら、本書を書店に返し、代金を払い戻してくれるよう頼んだほうがよいかもしれない。すでに答えをもっているなら、たとえ何千件という研究から引き出された結果であろうと、今さら聞く意味はないだろうからだ。

しかしもちろん、われわれの願いは、あなたが結論を急がず、本書を読み進めたいと思ってくれることである。

第Ⅰ章　いかにして真実を突き止めるか

真実はそこにある――作られるのはただ偽りのみ。

ジョルジュ・ブラック

本書の目的は、代替医療について確かな真実を明らかにすることである。どの治療法には効果があり、どれには効果がないのだろうか？ どの治療法は安全で、どれは危険なのだろう？

医師たちは何千年も昔から、およそ医療といえるものすべてについて、そう自問し続けてきた。しかし、効果のあるものとないもの、安全なものと危険なものとを判別するための方法論ができたのは、比較的最近のことである。《科学的根拠にもとづく医療》(エビデンス＝ベースト・メディシン)として知られるその方法は、医療の現場に革命を起こし、ニセ医者や藪(やぶ)医者の天下だった医療を、腎臓移植や白内障摘出を可能にし、こどもの病気と闘い、天然痘を撲滅し、毎年何百万もの生命を救うという、奇跡のようなことができるものにした。

本書では、《科学的根拠にもとづく医療》の基本的な考え方に沿って代替療法を検証していくことになるため、それはどういった考え方で、何をするものかをきちんと説明することが鍵(かぎ)になる。そこで、この方法に本来そなわる強さを実感できるよう、今日的な状況のなかで紹介するのではなく、それがいかにして誕生し、どのように発展したのかを、時間をさかのぼって見ていくことにしよう。とくに、この方法で《瀉血（しゃけつ）》の有効性が検証されたケースを取り上げよう。瀉血とは、皮膚に刃物を当てて血管を切開するという奇妙な治療法で、かつてはあらゆる病気を治す方法として広く行われていた。瀉血の流行は、古代ギリシャにはじまる。病気は四種類の《体液》のバランスが崩れるために起こるという、当時広く信じられていた説に、この治療法がよくなじんだためである。四種類の体液とは、血液、黄胆汁、黒胆汁、粘液のことで、四体液のバランスが崩れると健康を害するだけでなく、それぞれの体液に特徴的な気質が現れる。血液質は楽天的で、黄胆汁質は短気、黒胆汁質は憂鬱（ゆううつ）になりやすく、粘液質は鈍重だとされた。今日でも四体液説のなごりを耳にすることがある。たとえば、あの人は多血質（サングイン）（ほがらか）だとか、胆汁質（コレリック）（かんしゃくもち）だとか、黒胆汁質（メランコリック）（憂鬱症）だとか、粘液質（フレグマティック）（無気力）だ、などと。

　古代ギリシャの医者たちは、血液が体内を循環していることを知らなかったので、病気になるのは血液がよどむためだと信じていた。そこで彼らは、よどんだ血液を取り除かなければならないと主張し、病気に応じてその方法を示した。たとえば、肝臓の病気なら右手の血管を切り、脾臓（ひぞう）の病気なら左手の血管を切って瀉血した。

　ギリシャ伝来の医療はたいへんに尊ばれたため、瀉血はその後何百年間もヨーロッパ全域で広く行われることになった。中世の初期には、瀉血を受けられるほど裕福な者は、修道士にその処置をしてもらうことが多かったが、一一六三年にローマ教皇アレクサンデル三世は、修道士がこの血なまぐさい処置を手がけることを禁じた。そのため、床屋が地域の人びとの瀉血に携わるようになった。床屋たちはその仕事に本腰を入れ、技に磨きをかけたり、新開発の器具を採用したりした。単純なかみそりの刃を使う以外に、決まった深さに皮膚を切ることができるよう、バネを仕込んだ《瀉血刀》という道具も用いられた。この道具はのちに発展して、皮膚を切るためのバネ仕込みの刃が十枚以上もついた《乱切刀》となった。

　そうした最新の器具を用いるより、もっと自然な方法を好む床屋は、医療用のヒルを使った。この吸血寄生虫が瀉血のために使う道具は、三つの部分に分かれた顎である。それぞれの部分には、細かい歯が百個ほどもついている。患者の歯茎、唇、あるいは鼻から瀉血するには、ヒルの歯は理想的だった。それに加えてヒルは、痛みを和らげる麻酔効果のある物質や、血液の凝固を妨げて血を流れやすくする物質、そして患者の血管を膨らませることによって血流量を増やす血管拡張剤までも患者に与えてくれた。ヒルにたっぷりと血を吸わせるために、医師はたいてい《デラトミー》（ヒル切開）を行った。ヒルを切開して、吸盤からヒルの体内に入った血液がそのまま外に流れ出すようにすると、ヒルはいつまでも満腹にならないので、血を吸いつづけるのである。

今日、理髪店の看板になっている赤白の縞がらせん状に回転する筒は、床屋がかつて外科医の役割を果たしていたなごりだと言われることが多いが、実はこの看板は、床屋が瀉血を担っていたことと関係がある。赤は血液を、白は止血のための包帯を、円柱のてっぺんにある球は真鍮製のヒル盥を、そして円筒それ自体は、血流を増やすために患者に握らせた棒を象徴しているのである。

その間にも、ヨーロッパの指導的な医師の多くが、患者に瀉血を施し、研究を行っていた。そんな医師のひとりであるアンブロワーズ・パレは、十六世紀に四人のフランス王に仕えた王宮付き外科医である。パレは瀉血についても多くの著述を行い、有益な助言を数多く与えた。

> 素手で扱うとヒルは怒って食いつきが悪くなる。そこでヒルを扱うときには、白い清潔な亜麻布を用い、患者の皮膚のほうは軽く乱切しておくか、あるいは他の動物の血を塗りつけておくとよい。こうするとヒルは皮膚と肉にしっかり食いつく。ヒルを除去するには、ヒルの頭部にアロエの粉末か塩、あるいは灰を振り掛ける。除去された血液量を知りたければ、ヒルが離れたらすぐに、粉末状の塩を振り掛ければ、ヒルは吸った血を吐き出す。

ヨーロッパ人が新大陸を植民地化すると、瀉血の習慣もアメリカに渡った。アメリカの医師たちがヨーロッパの立派な病院や大学で教えられている技術に疑問を差し挟むはずもなく、瀉血はアメリカでもさまざまな症状に使える主流の治療法とみなされた。ところが一七九九年、アメリカの要人中の要人に施されたのがきっかけで、瀉血は突如として物議をかもす問題となったのである。瀉血は本当に命を救う医療介入なのだろうか？　それとも血液とともに患者の命を流し去る行為なのだろうか？

この論争の発端となる事件が起こったのは、一七九九年十二月十三日のことだった。その朝目覚めたジョージ・ワシントンに風邪の症状がみられたので、秘書はなにか薬を飲むよう勧めたが、ワシントンはこう答えた。「私は風邪ぐらいで薬など飲まないよ。引いたときと同じように自然に治るさ」

六十七歳の前大統領は、鼻がぐずついて喉が痛むぐらいでは心配するに及ばないと考えたのである。なにしろ彼はこれまでに、もっとずっと重い病も乗り越えてきたのだから。十代で天然痘にかかり、その後結核も患った。測量士だった青年期には、蚊がうようよいるヴァージニアの沼沢地で働いているときにマラリアにかかった。一七五五年にはモノンガヒーラの戦いで、彼を乗せた馬は二頭とも死に、マスケット銃の弾丸が四発も軍服を突き抜けたにもかかわらず、彼は奇跡的に生き延びた。肺炎にもかかったし、マラリアの発作にもたびたび襲われ、臀部にできたひどいおできのせいで六週間も身動きできなかったこともあった。しかし残念ながら、血まみれの戦場と重病を乗り越えてきたワシントンだったが、十三日の金曜日に引いたちょっとした風邪が命とりになったのである。

金曜の夜に彼の容態は悪化し、夜中に息苦しくなって目が醒めた。ワシントンの土地管理を任されていたアルビン・ローリンズという人物が、糖蜜と酢とバターを混ぜた飲み物を作ったが、病人はそれを飲むことさえできなかった。熟練の瀉血師でもあったローリンズは、何か手を打たなければと考えた。主人の苦痛を和らげようと、ローリンズは「ランセット」と呼ばれる外科用刃物で将軍の腕を小さく切開すると、三分の一リットルの血液を流させて陶製の容器に受けた。

十二月十四日の朝になっても容態に改善がみられなかったので、三人の医師が来てくれたときには、ワシントンの妻マーサは胸をなで下ろしたことだろう。将軍のかかりつけ医師ジェイムズ・クレークが、ガステイヴス・リチャード・ブラウン、イライシャ・カレン・ディックという二人の医師をともなって駆け付けたのである。三人の医師は、ワシントンの病状は《キナンケ・トラケアリス》（文字通りには「犬の絞殺」）であると正しく診断を下した。今風に言えば、喉頭が炎症を起こして腫れ上がった状態である。そのせいでワシントンの喉がふさがり、呼吸がしにくくなっていたのだろう。

クレーク医師は、カンタリデス（甲虫の一種を粉末にした製剤）をワシントンの喉に塗りつけた。しかし効果がみられなかったので、瀉血を施すことにし、二分の一リットルの血を抜いた。午前十一時、さらに同量の血液を抜いた。普通、人体には五リットルほどの血液しか存在していないため、そのつどワシントンの体から失われた血液はかなりの割合にのぼったことになる。クレーク医師はそのことをとくに気にかけなかったらしく、その日の午後にはまた血管を切り、一リットルの血液を抜き去った。

それから数時間ほどは、瀉血が功を奏したかに見えた。ワシントンは回復の兆しをみせ、しばらくは体を起こすこともできた。だがそれは一時的な軽快にすぎなかった。彼の病状はその日のうちにふたたび悪化し、医師たちはまたしても瀉血を行った。今回の処置では、血液はねっとりとして見え、ゆっくりと流れ出た。今日の目から見れば、これは多量の失血による脱水症状と、体液全般が失われたためだろう。

夜が深まり、度重なる瀉血と、さまざまな湿布によっても回復のきざしがないワシントンの容態を、医師たちは険しい表情で見つめるしかなかった。クレーク医師とディック医師は、のちにこのときの様子を次のように書いている。「もはや生命力が病気に打ち負かされたのは歴然としていた。塗れるかぎりの発疱剤を塗りつけ、フスマと酢をこねた湿布を喉に貼った」

今まさに死なんとする男の義理の孫にあたるジョージ・ワシントン・カーティスは、アメリカ初代大統領の最後のときを、次のように書き記した。

夜が更け、衰弱は見た目にも明らかとなり、彼は自らの寿命が尽きたことを十分に悟った様子だった。彼は時を尋ね、あと数分で十時になるとの返事を得た。彼はもう何も言わなかった――死の手は彼の上にあり、「最後の時が来た」ことを知ったのだ。驚くべき冷静さで、彼は死に備えた。身体を伸ばして横たわり、胸の上で手を組み、ため息も呻き声もあげず、自らの国の父である人物は死んだ。痛みも苦しみも口にせず、高貴なる精神は音もなく飛び去った。この雄々しい人物に、死の眠りはあまりにも静かに訪れたので、まわりにいた者はしばらくのあいだ、建国の父はもういないのだとは信じられないほどだった。

身長一九〇センチメートルの大男だったジョージ・ワシントンは、一日と経たないうちに血液の半分を失った。ワシントンの治療に当たった医師たちは、患者の生命を救うためには、それが最後の手段だったと主張し、仲間の医師たちも彼らの判断を支持した。だが医学界には、それとは異なる意見もあった。瀉血は何世紀ものあいだ広く行われてきた治療法だったが、一部の医師たちは、その有効性に疑問を抱きはじめていたのである。彼らは、身体のどこを切開しようが、流される血が二分の一リットルだろうが二リットルだろうが、瀉血は患者にとって有害だと論じた。その観点からすると、クレーク、ブラウン、ディックの三人の医師は、必要もなく血を流させたことで、事実上、前大統領を殺したことになる。

では、正しいのはどちらだろう？　ワシントンを救うために最善を尽くしたアメリカ最高の医師たちだろうか？　それとも、瀉血は馬鹿げた治療法であり、古代ギリシャの危険な遺産だと主張する反主流派の医者たちのほうだろうか？

偶然にもワシントンが亡くなった一七九九年十二月十四日には、瀉血は患者にとって有害なのか、それとも患者の病気を治す手段なのかという問題に、ひとつの法的判断が下された。その裁判のきっかけとなったのは、イギリスの著名なジャーナリスト、ウィリアム・コベットが書いた記事だった。当時フィラデルフィアに住んでいたコベットは、アメリカでもっとも名を知られ、もっとも声高に瀉血を奨励していたベンジャミン・ラッシュという医師の仕事ぶりに興味をもった。

ラッシュは医学、科学、政治の分野で輝かしい経歴をもち、アメリカ中で尊敬を受ける人物だった。彼は八十五篇の重要な本を著し、そのなかにはアメリカで最初の化学の教科書もあった。また、大陸軍（独立戦争の初期に、ジョージ・ワシントンが組織し指揮したアメリカ植民地の軍隊）の軍医総監を務め、独立宣言の記名調印にも名を連ねている。彼がわずか十四歳にして、のちにプリンストン大学となるカレッジ・オブ・ニュージャージーを卒業していることを思えば、それだけの業績を上げたのも意外ではなかったろう。

ラッシュはフィラデルフィアのペンシルヴェニア病院で患者の治療に当たり、付属の医学校で教鞭を執った。彼の在任中に、アメリカじゅうの医師の四分の三が、ここで教育を受けたことになる。ラッシュは「ペンシルヴェニアのヒポクラテス」として非常に尊敬され、今日に至るまで、アメリカ医師会が名誉を讃えてワシントンDCに像を建てた医師は彼ひとりだけである。多大な実績ゆえにラッシュの言葉には説得力があり、一世代の医師が全員、瀉血には効果があるものと信じ込んだ。ワシントン将軍の侍医となった三人の医師たちも例外ではなかった。なにしろ、クレーク医師はアメリカ独立戦争にラッシュとともに従軍し、ブラウン医師はエディンバラで彼とともに学び、ディック医師はペンシルヴェニアで彼に学んだのだから。

もちろんラッシュ医師は、自ら唱道する瀉血を実践してもいた。とくに一七九四年と一七九七年に黄熱病が流行した時期にフィラデルフィアで行われた瀉血については、克明な記録が残っている。ラッシュは一日に百人もの患者に瀉血をすることもあったため、病院には古くなった血液の悪臭が漂い、その匂いに引き寄せられてハエの大群がやってきたという。しかし、医療スキャンダルの報道に意欲的だったウィリアム・コベットは、ラッシュはそうとは知らずに、多くの患者を死に至らしめているにちがいないという確信を得た。そこでフィラデルフィアの死者数に関する記録を調べてみたところ、案の定、ラッシュの勧めに従って医師たちが瀉血を行うようになってから、死亡率が高まっていたのである。この事実に促されて、コベットは、ラッシュの治療法は、「地球の人口減少に寄与した」と述べた。

医療過誤の申し立てに対し、ラッシュ医師は一七九七年にフィラデルフィアで、コベットを名誉毀損（きそん）で訴えた。審理の遅れと中断のために、裁判には二年あまりもかかり、ようやく一七九九年の末に陪審は評決にこぎつけた。この裁判で争われたのは、ラッシュは瀉血によって患者を死なせているというコベットの主張が正しいのか、それともコベットの非難は根拠のない不当なものかという点だった。コベットは、自分の主張を裏づけるために死者数の記録を提出したが、それは瀉血の影響を調べたものとしては到底厳密とは言えなかった。さらに、あらゆる状況が彼に不利に働いた。

たとえば、裁判にはたった三人の証人しか召喚されず、三人ともラッシュ医師の治療法に賛同する医師たちだった。また、この裁判では七人もの弁護士が法廷に立ったことからも窺（うかが）えるように、証拠より弁論による説得のほうが力を発揮したようにみえる。富と名声のあるラッシュは、フィラデルフィアで最高の弁護士たちを雇ったので、コベットはつねに苦戦を強いられた。それに加え、おそらく陪審員たちは、コベットは医師ではないのに対し、ラッシュはアメリカ医療の父というべき人物のひとりであることにも影響されただろうから、ラッシュ医師の主張を支持するのは無理もなかったろう。

驚くにはあたらないが、この裁判に勝利したのはラッシュだった。コベットはラッシュに五千ドルの賠償金を支払うよう命じられたが、これはそれまでペンシルヴェニアで支払われた最高の賠償額である。かくして、ジョージ・ワシントンが度重なる瀉血(しゃけつ)を受けて死につつあるちょうどそのころ、瀉血は何の問題もない医療行為だとの判決が下されたのだった。

しかし今日の私たちは、瀉血という治療法の有効性が、あらゆる副作用の有害性を上まわるかどうかという判断を、十八世紀の裁判所にゆだねるわけにはいかない。それにこの判決が、多くの要因によりひどく歪(ゆが)められていたことは、すでにみた通りである。また、コベットは外国人なのに対し、ラッシュは国家的英雄だったため、ラッシュに不利な判決が出る可能性はほとんどなかったことも忘れてはならない。

医療界が瀉血の真価を判定できるようになるためには、もっと厳密な手続き——考えられるかぎりもっとも公正な法廷よりも、さらに公正な手続き——が開発されるのを待たなければならなかった。実は、ラッシュもコベットも知らぬことではあったが、二人が医療問題について論戦を交えているあいだにも、大西洋を挟んだヨーロッパでは、医療の事実を明らかにするのにうってつけの手続きが発見され、現場で用いられて絶大な影響を及ぼしつつあった。当初その手続きは、船員だけがかかる病気に対する新しい治療法をテストするために用いられたのだが、まもなく瀉血の有効性を評価するために使われることになり、やがては代替療法も含め、あらゆる医療介入に対して用いられるようになるのである。

◎壊血病、英国水兵、瀉血の臨床試験

一七四四年六月、ジョージ・アンソン提督という英国海軍の英雄が、およそ四年をかけた世界一周の航海を終えて祖国イギリスに帰還した。その航海の途中、アンソンはスペインのガリオン船コバドンガと戦ってこれを拿捕（だほ）したが、そのときの戦利品には、ペソ銀貨一三一万三八四三枚と、三万五六八二オンス（約一トン）の銀塊が含まれていた。これはイギリスがスペインと戦った十年のあいだに手に入れた、もっとも価値ある戦利品である。アンソンと部下たちがロンドンに凱旋（がいせん）した際、彼らの後ろには銀でいっぱいになった三十二台の荷馬車が続いた。だがアンソンは、この戦利品と引き替えに、高い代償を払っていた。乗組員が《壊血病》という病気にかかり、水夫の三人に二人以上がそのために死んだのである。具体的な数字でいえば、その間の海戦で死んだ者はわずか四人だったのに対し、壊血病で死んだ者は千人以上にのぼった。

壊血病は、船が二、三週間以上の長い航海に出るようになって以来、つねに船乗りに襲いかかってきた災いだった。海軍に壊血病が発生したというもっとも古い記録は、一四九七年、ヴァスコ・ダ・ガマが喜望峰を回ったときのものである。その後、勇敢な船

長たちが地球を股にかけるようになると、発生率は高まる一方だった。女王エリザベス一世の艦隊の船医を務めたイギリスの外科医ウィリアム・クルーズは、最終的には二百万人の水夫を殺すことになるすさまじい症状について、次のような克明な記録を残している。

> 歯肉は歯根のあたりまで腐り、ほおは硬く腫れ上がって、ぐらつく歯は今にも抜けそうになる。……息は臭く、足には力が入らず、体のいたるところが疼き、青や赤のあざができる。あざには大きいものもあれば、蚤の噛み痕程度の小さなものもある。

今日の私たちは、壊血病はビタミンＣの欠乏によって起こることを知っているので、そうした症状が起こるのもうなずける。人間の身体はビタミンＣを利用してコラーゲンを作り、コラーゲンは身体の筋肉や血管などの構造を結合させて、切り傷や打撲の修復を助ける。したがってビタミンＣが欠乏すると、出血が起こり、軟骨、靭帯、腱、骨、皮膚、歯肉、歯がだめになる。要するに壊血病の患者は、徐々に身体が崩れ、痛みに苦しみながら死に至るのである。

「ビタミン」という言葉は、生命維持に必要な有機栄養素を表しているが、人間の身体はこれを自分で作ることができない。ビタミンは、食物から補給しなければならないのである。普通、私たちは果物からビタミンCを摂っているが、残念ながら、平均的な水夫の食事には果物は含まれていなかった。水夫が食べていたのは、ビスケットや塩漬けの肉、干し魚などで、いずれにもビタミンCは含まれず、しかもたいがいはゾウムシの食害を受けていた。それどころか、虫がつくことは概してよい兆候とみなされていたのである。なぜなら、肉がいよいよ腐って、食べたら危険というほどになれば、虫もつかなくなったからだ。

壊血病の問題を解決するには、水夫の食事内容を変えればよかったわけだが、当時、科学者たちはまだビタミンCを発見しておらず、壊血病を予防するには加工していない果物を食べることが大事だとは気づかなかった。その代わりに医師たちは、さまざまな治療法を提案した。もちろん、瀉血は定石とされていたし、水銀剤、塩水、酢、硫酸、塩酸、モーゼル・ワインなどを使う方法が試みられた。そのほかにも、患者を首まで砂に埋めるという治療法があったが、太平洋のまんなかでは、その手も使えなかった。一番ひねった治療法は、重労働を課すというものだろう。なぜなら医師たちの見るところ、壊血病はなまけ者がかかる病気だったからだ。もちろん医師たちは、原因と結果を取り違えていたのである——水夫をなまけ者にしたのは壊血病であって、なまけ者だから壊血病にかかりやすいわけではなかったのだから。

こうして的はずれな治療法が次々と繰り出された結果、十七世紀から十八世紀にかけて、海事上の野心は、壊血病による死のために次つぎと挫かれていった。世界中の学者たちは壊血病の原因を説明するために難解な学説をこしらえ、さまざまな治療法の効き目について論じ合ったが、何万人もの水夫を死に追いやったこの腐敗病を食い止めることのできる者はいないようにみえた。しかし一七四六年になって、大きな突破口が切り開かれた。この年、ジェイムズ・リンドという若いスコットランド人海軍外科医が、英国軍艦ソールズベリーに乗り組んだのだ。リンドは、明晰な頭脳と几帳面な性格のおかげで、慣習や偏見、逸話や伝聞を捨て去り、その代わりに論理と合理性を武器として、壊血病という災いに立ち向かったのである。ジェイムズ・リンドは、世界ではじめて《対照比較試験》と呼べるものを行うことにより、他の人たちがなし遂げえなかった成功を収めたのである。

リンドが海軍医師として向かった先は、イギリス海峡と地中海だったため、英国軍艦ソールズベリーは海岸から遠く離れたことは一度もなかった。それでも一七四七年の春までには、十人に一人の水兵に壊血病の症状がみられた。リンドもはじめは、当時一般的だった治療法のどれかを使おうとしたのではないだろうか。しかしもっと良いアイディアが彼の脳裏をよぎった。水兵ごとに治療法を変えてみたらどうだろう? 誰が治癒し、誰が悪化したかを観察すれば、どの治療法には効果があり、どれにはないかがわかるのではないだろうか? 今日の私たちにとっては当たり前のことのように思われるが、そう考えてみたことこそが、従来の医療習慣からの抜本的脱却だったのである。
五月二十日にリンドが調べてみると、同程度の壊血病の症状を示す水兵が十二名いた。その全員が、「歯肉が腐敗し、斑点(はんてん)が現れ、だるさを訴え、膝(ひざ)がぐらついた」。そこで彼は、この水兵たちのハンモックを船内の同じ場所に移動させ、どの水兵にもまったく同じ朝食、昼食、夕食を与え、「全員が同じ食事をする」ようにした。リンドは、同じ病気の患者を、同じ環境に置き、同じ食事を与えることにより、試験の公正を期したのである。

それから彼は、水兵たちを二人ずつ六組に分け、組ごとに異なる治療を施した。第一組には、一クォート（約一・一四リットル）のリンゴ果汁を与え、第二組には、硫酸塩のアルコール溶液を一日三回二十五滴ずつ与えた。第三組には、スプーン二杯の酢を一日三回与え、第四組には、毎日二分の一パイント（約二八〇cc）の海水を与えた。第五組には、ニンニク、カラシ、ラディッシュ、ミルラの樹液からなる薬用ペーストを与え、第六組には、毎日オレンジ二個とレモン一個を与えた。また、病気にかかっても普通の海軍食を続けていた水兵のグループについても観察を続け、こちらは対照群として

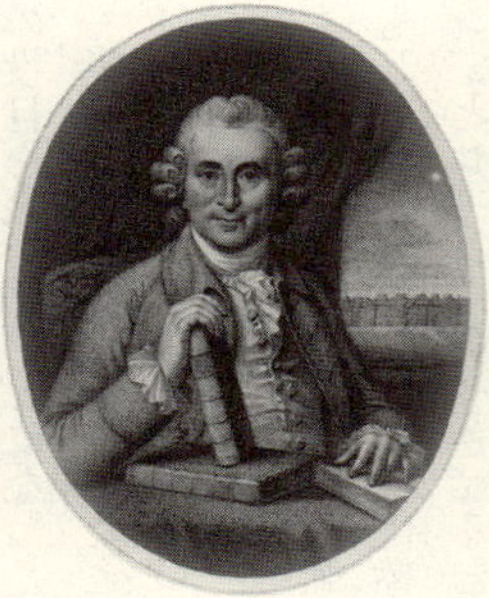

ジェイムズ・リンド

の役目を果たすことになった。

話を先に進める前に、ここで二つほどはっきりさせておくべき重要な点がある。第一に、オレンジとレモンを使ったのは、まったくの当てずっぽうだったということである。一六〇一年という早い時期に、レモンが壊血病の症状を緩和したとの報告が数件あったものの、十八世紀半ばの医師にとって、果物を与えるというのは奇妙な治療法だった。もしもリンドの時代に「代替医療」という言葉があったなら、当時の医師たちは、オレンジとレモンを食べさせるという彼の治療法に、代替医療のレッテルを貼ったかもしれない。それは信頼できる理論的裏づけのない自然療法であり、より確立された医療には対抗できそうになかったのである。

第二の重要な点は、リンドがこの試験に瀉血を含めなかったことだ。他の人たちは壊血病には瀉血を行うのが正しいと考えたかもしれないが、リンドはそれに懐疑的で、むしろこの病気を本当に治してくれるのは、食べ物ではないかと考えていた。瀉血の有効性を確かめるという問題については、このすぐ後に改めて論じることにしよう。

臨床試験が始まり、リンドは、これで回復する水兵がいるとして、はたしてどの水兵が回復するだろうかとなりゆきを見守った。試験は十四日間続ける予定だったが、六日後には柑橘類がなくなったため、リンドは早い段階で結果を評価しなければならなくなった。しかしさいわいにも、すでに結果は明白だった。オレンジとレモンを食べた水兵がめざましい回復を見せ、ほぼ完全に治っていたのである。他の水兵たちはすべて相変わらず壊血病に苦しんでいたが、リンゴ果汁を飲んだ者にはわずかながら改善の兆しが見られた。おそらく製造方法によっては、リンゴ果汁にも多少のビタミンCが残っていたのだろう。

リンドは環境と食事という変数を変えてみることにより、オレンジとレモンが壊血病を治療するための鍵になることを示した。この試験の対象となった患者の人数はごくわずかだったが、結果はあまりにも明白だったので、リンドはこの結果に確信をもった。もちろん彼は、オレンジとレモンにビタミンCが含まれていることも、ビタミンCがコラーゲンを作るために必要な成分であることも知らなかったが、それはここでは重要ではない。重要なのは、彼の治療によって患者が良くなったことである。医療においては、治療の有効性を示すことが最優先とされる。基礎となるメカニズムの解明は、のちの研究にゆだねればよいのだ。

もしもリンドが二十一世紀にこの試験を行ったのなら、彼は大きな国際会議で結果を発表し、それに続いて医学の専門誌に論文を発表しただろう。ほかの科学者たちは治療法が詳説された論文を読み、リンドの試験を同じ方法で追試して、一年か二年後には、オレンジとレモンを食べさせることで壊血病は治療できるという国際的なコンセンサスが形成されただろう。しかし残念ながら、十八世紀の医学界は、今日とは比べものにならないほど分断された状態にあり、新たな突破口が開かれても見逃されてしまうことが多かった。

　リンドの人柄も災いした――彼は内気な性格で、結果を発表もしなければ、自分の研究を宣伝したりもしなかったのである。最終的にはそれから六年も経(た)ってから、リンドは結果を書物にまとめ、臨床試験のわずか数年前に壊血病のために千人以上もの命を失って有名になっていたアンソン提督に捧(ささ)げた。『壊血病について』というその論考は、訥々(とつとつ)とした語り口の文章が四百ページも続く大著で、読むには覚悟の要りそうな代物(しろもの)だった。驚くにはあたらないが、それを読んで支持してくれた者は皆無に等しかった。

　さらに悪いことに、リンドは輸送と貯蔵に便利な濃縮レモンジュースを開発し、そのせいでこの治療法の信用を落としてしまった。「ロブ」と呼ばれたその飲み物は、レモン果汁を加熱し、蒸発させて作るのだが、リンドはこの加工の過程で、壊血病を治す成分であるビタミンCが破壊されてしまうことを知らなかった。レモン・ロブにはほとんど効果がなく、リンドの推奨する方法を試してみた者はみな、まもなく幻滅することになった。こうして、試験は成功だったにもかかわらず、レモンを食べるというごく簡単な治療法は誰にも相手にされず、壊血病はあいかわらず猛威を振るい、さらに多くの水兵たちが死んでいった。一七六三年に英仏七年戦争が終結するころまでには、軍事行動によって命を落としたイギリスの水兵は千五百十二名だったのに対し、壊血病で死んだ者は十万人にのぼった。

しかし最初の試験から三十三年を経た一七八〇年になって、リンドの仕事がギルバート・ブレーンという著名な医師の目に留まった。冷ややかな物腰から「冷たい頭脳(チル・ブレーン)」と渾名(あだな)されたブレーンは、カリブ海で英国艦隊に医師として勤務するための準備中に、たまたま壊血病に関するリンドの論文に出くわしたのだった。ブレーンは、「理論だけにもとづく提案はしない。あらゆることを経験と事実に照らして確かめる。経験と事実こそはもっとも確実で間違いの少ない指針である」というリンドの毅然(きぜん)とした宣言に感銘を受けた。リンドのアプローチに触発され、その結論に興味をもったブレーンは、水兵全員の食事にレモンを加えて調べてみようと考え、西インド諸島に派遣されているすべての英国艦隊について死亡率を克明に記録した。

ブレーンの研究は、リンドのものほど厳密に対照されてはいなかったが、調べた水兵の数ははるかに多く、結果はいっそう衝撃的だった。彼が西インド諸島に向かった一年目には、英国艦隊には一万二千十九人の水兵がいたが、そのうち戦闘で死んだ者はわずか六十人だったのに対し、千五百十八人が病気で死んでいた。病死した者のうち圧倒的多数は、壊血病が原因だった。ところが、ブレーンが食事にレモンを導入すると、死亡率は半分にまで激減したのである。のちにはレモンの代わりにしばしばライムが用いられたことから、英国水兵を指す「ライミー」という俗語ができ、この言葉はやがてイギリス人全般を指すようになった。

こうしてブレーンは、加熱しない果物が治療の鍵だとの確信を得た。それから十五年後に、海軍の医療に責任を負う「傷病委員会」(「疾病にかかったか、または負傷した水兵および戦争捕虜の看護に関する委員会」)のメンバーに任命されると、英国軍艦すべてに対して、壊血病の予防手段を講じられる立場になった。一七九五年三月五日、この委員会と海軍本部は、一日に四分の三オンス(約二〇cc)のレモン果汁を支給すれば水兵の命を救うことができるとの合意に達した。リンドはその前年に亡くなっていたが、英国の船舶から壊血病をなくすという彼の使命は、ブレーンによって立派に果たされたのである。

リンドの先駆的な試験からほぼ半世紀が過ぎており、イギリス人がレモン・セラピーを採用するまでには長い時間がかかったが、他の多くの国々ではさらに時間がかかった。そしてそれが、イギリスが遠方の土地を植民地化し、ヨーロッパの隣人たちとの海戦に勝利するうえで非常に有利に働いたのである。たとえば一八〇五年のトラファルガーの海戦に先立ち、ナポレオンはイギリスに侵攻する計画を立てたが、英国海軍による海上封鎖によってナポレオンの船は何カ月ものあいだ母港に足止めされ、計画は阻止された。フランス海軍を足止めさせることができたのは、英国の船では、乗組員に果物が支給されていたからだった。そのおかげで、壊血病で死んでいく水兵の代わりに、新たに健康な水兵を乗船させる必要がなく任務を中断せずにすんだのである。実際、リンドによる臨床試験の発明と、ブレーンによる壊血病治療法としてのレモンの奨励が、イギリスを救ったと言っても過言ではない。ナポレオンの陸軍は英国陸軍よりもずっと強かったから、海上封鎖に失敗していれば、おそらくフランスは侵攻に成功していただろう。

一国の命運は歴史として重要だが、臨床試験の応用は、その後何世紀にもわたっていっそう大きな意味をもつことになった。これ以降、医療研究に従事する者たちは、どの治療には効果があり、どれには効果がないかを判定するために臨床試験を使い続け、医師たちは、誤って効き目のない薬を勧める代わりに、効果の証明された薬を安心して使って病気を治せるようになり、世界中で何百万人もの命を救うことになったのである。瀉血は、医療において中心的な役割を果たしていたため、もっとも早い時期に対照比較試験によって検証されることになった。一八〇九年、ワシントンが死の床で瀉血の処置を受けてからちょうど十年後、アレクサンダー・ハミルトンというスコットランド人軍医が、患者に血を流させることが、はたして得策かどうかを明らかにする仕事に乗り出した。理想を言えば、たとえば淋病や発熱など、ひとつの病気や症状に対して、瀉血に効果があるかどうかを詳しく調べるのが望ましかったろう。「ひとつの病気に対するひとつの治療法」と的を絞れば絞るほど、臨床試験の結果は明白になる傾向があるからだ。ところがハミルトンの臨床試験は、ポルトガルでの半島戦争（ウェリントン率いる英軍がポルトガル・スペインと連合し、イ

（イベリア半島からナポレオン軍を駆逐した戦争）への従軍中に行われたため、理想的な試験を追求するという贅沢ができる状況にはなかった。そこで彼は、あらゆる症状に対して瀉血の影響を調べた。公正を期するために言っておくと、ハミルトンの臨床試験の場合、この試験デザインはそれほど不合理なものではない。なぜならその当時、瀉血は万能の治療法とされていたからである。瀉血はあらゆる病気を治してくれると医者たちが信じている以上、試験にはあらゆる病気の患者を含めるのが筋だったとも言えよう。

ハミルトンは試験を行うにあたり、さまざまな病気をもつ三百六十六人の兵士からなるサンプルを、三つのグループに分けた。第一、第二のグループに対しては、彼自身と同僚のひとり（アンダーソン）が瀉血を用いずに治療にあたり、第三のグループは、ある医師が、乱切刀を使って患者から血を流させるという普通の治療を行った。結果は明白だった。

各人が全体の三分の一を担当するように、この人数が順番に割り振られた。病人はみな、できるかぎり同じ看護、同じ快適さの居住条件で治療を受けた。……アンダーソン氏と私のどちらも、乱切刀は一度も使わなかった。アンダーソン氏は二人、私は四人の患者の命を失った。それに対して残る三分の一では、三十五人の患者が死亡した。

瀉血を受けた患者の死亡率は、瀉血を受けなかった患者のそれの十倍にのぼったのである。これは瀉血に対する激しい告発であり、患者に血を流させれば、命を救うよりもむしろ死なせてしまうことを明らかにするものだった。この臨床試験の結果に異議を唱えるのは難しかっただろう。臨床試験の質を決定する、次の二つの要因から考えて、ハミルトンのケースには高い得点が与えられるからである。

第一に、慎重な比較対照が行われたこと。具体的には、それぞれの患者グループは、瀉血というひとつの要因を別にして、まったく同じ看護を受けたことだ。ハミルトンはそうすることで、瀉血の影響だけを取り出して比較することができた。瀉血を受けたグループが劣悪な条件に置かれたり、食事内容が異なっていたりすれば、死亡率が高いのは環境や栄養状態のせいと考えることもできたろう。しかしハミルトンは、すべてのグループが「同じ看護」と「同じ快適さ」で治療を受けるようにした。したがって、第三のグループで死亡率が高かったのは、瀉血だけがその原因であると言えたのである。

第二に、ハミルトンは三つの患者グループに、平均してみれば同じような条件の患者を含めることにより、試験が公正になるように努めた。たとえば、年齢の高い兵士を故意に瀉血グループにまわしたりすれば、試験は瀉血に不利なバイアスをもつことになる。そこでハミルトンは、「順番に」、「分け隔てなく」、治療群と対照群に患者を割り振っていった。今日この方法は、治療方法の割り振りの《ランダム化》として知られている。もしも患者をランダムに各群に割り振れば、年齢、収入、性別、病状の重さなど、あらゆる要因について、各群はほぼ同じ条件になると考えられる。ランダム化を行えば、未知の要因さえも、どちらの群にも公平に分布させることができる。ランダム化して公正を期すことは、割り振る前の患者集団が大きいときにはとくに有効である。ハミルトンの試験の場合、患者数（三百六十六人）はかなり多かった。今日の医学研究ではこれを《ランダム化比較試験》または《ランダム化臨床試験》と呼び、治療法を試すもっとも信頼できる方法とされている。

瀉血の有効性について最初のランダム化臨床試験を成功させたハミルトンだったが、彼はその結果を発表しなかった。実はハミルトンの研究が世に知られたのは、ようやく一九八七年になって、エディンバラの英国内科医師会に預けられていたトランクのなかに、この試験に関する資料が、他の書類とともに入っているのが見つかったからなのだ。医学研究に携わるすべての者にとって、結果を発表しないことは重大な職務怠慢である。なぜなら情報の公開には、二つの点で大きな影響があるからだ。第一に、他の研究者に対し、結果の再現に取り組むよう促すことになる。第二に、新しく得られた結果を広く知らしめることで、その知識をみんなが利用できるようになる。そのためには、発表にまさる方法はないのである。

結果を発表しなかったせいで、ハミルトンの臨床試験は、瀉血が熱烈に支持されている状況を変える力にはならなかった。そのため、フランスの医師ピエール・ルイのような先駆者たちが独自に臨床試験を行い、ハミルトンの結果が正しいことを裏づけるまでに、さらに数年を要することになった。ルイやその他の人たちの結果は発表されて、多くの人の知るところとなり、瀉血は患者の命を救うのではなく、むしろ患者を殺しかねないことを繰り返し世に示した。こうして得られた知識に照らせば、ジョージ・ワシントンの死は主として瀉血が原因だった可能性がきわめて高そうである。

しかし残念ながら、瀉血に不利な結論は、当時広く信じられていた考えに反していたため、多くの医師はなかなかこれを受け入れようとせず、それどころか全力でそれを覆そうとさえした。たとえば一八二八年にピエール・ルイが結果を発表すると、多くの医師は、まさに多くの患者を分析して得たという理由によって、瀉血に否定的なその結果をしりぞけた。そういう医師たちは、自分が知りたいのは大勢の患者集団にどんな影響があるかではなく、目の前に横たわる一人の患者をどう治すかなのだと述べて、ルイのいわゆる「数量的方法」を激しく非難した。これに対してルイは、ある治療法の安全性と有効性は、大勢の患者に対して調べないかぎりわからないとして、次のように論じた。「類似のケース全般についてあらかじめ有効性が保証されていないかぎり、より良い治療法、すなわち成功率の高い治療法を用いることはできない。……統計の助けがなければ、真に効果のある治療はできないのである」

また、スコットランドの医師アレクサンダー・マクリーンが、一八一八年にインドで治療にあたっていたときに、治療法の有効性を調べるために臨床試験を行ったところ、患者を実験台にするのは間違っているとして批判された。マクリーンはそれに応えて、試験を行わずにすませようとすれば、医療はいつまでたっても、効果がなかったり、危険だったりする未検証の治療法の寄せ集めにとどまらざるをえないと論じ、科学的根拠なしに行われる医療行為はすべて、「われわれ人間の生命に対する、たえまない実験の連続である」と述べた。

臨床試験という検証方法が発明され、瀉血に反対する根拠が得られていたにもかかわらず、ヨーロッパではなおも多くの医師たちが患者の血を流し続け、一八三三年のフランスでは、四千二百万匹のヒルを輸入しなければならないほどだった。それでも十年が経つごとに、医師たちのあいだに合理的な考え方が広まり、臨床試験が徐々に行き渡って、瀉血のような危険で効果のない治療法は下火になった。

臨床試験が行われるようになる以前は、医師は自分の好みで採用した方法や、仲間の医師たちに教えてもらった方法や、似たような症状を示す少数の患者を扱った経験から正しいと思い込んだ方法などにもとづいて、どの治療法を使うかを決めていた。しかし臨床試験が登場してからは、医師たちは一人の患者に用いる治療法を、いくつかの臨床試験――たとえば数千人の患者を含む試験などから得られた科学的根拠にもとづいて決めることができるようになった。いくつもの臨床試験で成功した治療法だからといって、目の前の患者に効くという保証があるわけではないが、このアプローチをとった医師は誰でも、回復の可能性がもっとも高い治療を患者に施すことになったのである。
リンドによる臨床試験の発見が引き金となって起こった改革は、十九世紀を通じて徐々に勢いをつけていった。臨床試験は医療を、十八世紀の危険な賭けから、二十世紀の合理的学問へと変貌させた。私たちがより長く、より健康で、より幸せな人生を送れるようにしてくれた現代医学は、臨床試験のおかげで誕生したのである。

◇科学的根拠にもとづく医療

臨床試験は、患者にとって最善の治療法を判定する重要な要素なので、《科学的根拠にもとづく医療》として知られる運動のなかでも、とくに大きな役割を果たしている。《科学的根拠にもとづく医療》の中核となる考え方は、十八世紀にはジェイムズ・リンドが捉えていたともいえるが、この運動が本当の意味で足場を固めたのは、二十世紀も半ばのことだった。《科学的根拠にもとづく医療》という言葉自体が生まれたのはようやく一九九二年のことで、カナダ、オンタリオ州マクマスター大学のデーヴィッド・サケットの提案によるものである。サケットはこれを次のように定義した。「科学的根拠にもとづく医療とは、一人ひとりの患者の治療方針を決めるにあたり、現時点におけるもっとも優れた科学的根拠を、細心の注意を払いつつ、明示的に、分別をもって利用することである」

《科学的根拠にもとづく医療》は信頼性の高い情報を提供することによって医師を助け、最適な治療を受けられる可能性を高めて患者に利益を与える。二十一世紀の私たちにとって、医療についての決定を下す際、科学的根拠（普通はランダム化臨床試験で得られる根拠）を用いるのは当然のように思えるかもしれないが、《科学的根拠にもとづく医療》の出現は、医療の歴史における大きな転回点だったのである。

《科学的根拠にもとづく医療》というアプローチが生まれる以前、医師たちは驚くほど無力だった。病気から回復した患者は、治療のおかげで回復したのではなく、たいていは治療を受けたにもかかわらず治癒したのだった。しかし、医療の主流派が臨床試験というごくシンプルな考え方を採用してからは、進展は早かった。今日では、臨床試験は新しい治療法を開発する際には当然踏まなければならないステップであり、効果的な医療を行うための鍵だという点で、医療の専門家の意見は一致している。

しかし、医療の主流派の外部にいる人たちは、《科学的根拠にもとづく医療》というアプローチを、冷たくて難しげで威嚇的だと感じるようである。もしもあなたが多少ともそう感じているなら、《臨床試験》と《科学的根拠にもとづく医療》が登場する以前の世界が、どのようなものだったかを思い出してみよう。医師たちは、何百万人という人びとの血を流させることでどれほどの害をなしているかに――ジョージ・ワシントンをはじめ多くの患者を死に至らしめていることに――気づいてすらいなかった。しかしそれらの医師たちは、愚かだったわけでも、邪悪だったわけでもない。彼らには、臨床試験が盛んに行われるようになって得られた知識がなかっただけなのである。

たとえばベンジャミン・ラッシュのことを思い出そう。ラッシュは精力的に瀉血を行い、ワシントンが死んだまさにその日に、名誉毀損の裁判に勝訴した人物である。彼は聡明で、高い教育を受け、思いやりもあった。依存症は治療すべき病気であることを明らかにし、アルコール依存症になれば飲酒をやめられなくなることにも気づいた。また、女性の権利のために声を上げ、奴隷制廃絶のために戦い、死刑反対の運動をした。だが、知性があり、立派な人柄だというだけでは、何百人という患者を失血死させ、学生たちに瀉血を奨励するのをやめることはできなかったのである。

古代の哲学を重んじる気持ちと、瀉血の使用を正当化するためにひねりだした理屈のせいで、ラッシュは状況を見誤った。たとえば彼が、血液とともに患者の命まで流し去っているとは思わず、瀉血による鎮静作用を、まぎれもない改善のきざしと思い込むのも無理はなかったろう。おそらく彼は記憶を歪め、瀉血を受けたにもかかわらず生き延びた患者だけを記憶に残し、死んだ患者のことは都合よく忘れてしまったのではないだろうか。さらには、成功した例はすべて自分の治療のおかげであり、失敗したのは、その患者がどのみち死ぬ運命にあったからであって、治療のせいではないと思いたかったのかもしれない。

今日では、科学的根拠にもとづき、ラッシュがさかんに行ったような瀉血は間違った治療法であるとして否定されているが、《科学的根拠にもとづく医療》は、もしも新しい根拠が得られれば、ただちにそれを考慮に入れ、以前の結論を見直すという点は指摘しておかなければならない。たとえば、臨床試験で得られた最新の根拠にもとづき、ごく限られた場合について、瀉血はふたたび治療法として認められている。心不全による体液過剰を緩和するために、最後の手段としての瀉血が行われることがあるのだ。また、特定の外科手術後の回復を促すために、ヒルに新たな役割が与えられている。たとえば二〇〇七年には、ヨークシャーに住む女性が悪性腫瘍（しゅよう）を切除して舌を再建したのち、十日ほどのあいだ一日四回、ヒルを口の中に入れた。ヒルは、血流量を増やす化学物質を出すため、治りが早まるのである。

《科学的根拠にもとづく医療》の威力に疑問の余地はないにもかかわらず、この考え方に疑惑の目が向けられることがある。医療界の主流派が、派閥の構成員とその治療法を擁護し、代替医療に従事する部外者を排斥するための戦略だと考える人たちがいるのである。しかしすでに見たように、真実はその逆であることが多い。なぜなら、《科学的根拠にもとづく医療》は、部外者の意見に耳を傾けるものだからである。このアプローチは、効果があると判明した治療法は、それがどんなものであっても、その治療法を支持しているのが何者であっても、そしてその治療法がどれほど奇妙に見えようとも、それを認めて受け入れる。壊血病の治療としてレモン果汁を与えることは、およそ信じられないような治療法だったが、臨床試験によって科学的根拠を与えられたため、主流派はそれを認めざるをえなかった。一方、瀉血はごく普通に行われる治療法だったが、臨床試験によって科学的根拠を突き崩され、主流派はついに、自分たちの治療法である瀉血を捨てなければならなかった。

　科学的根拠を突き付けられれば、主流派は臨床試験から引き出された結果を認めざるをえないことを、とりわけ鮮やかに示すエピソードが医療史上にひとつある。「ランプの貴婦人」として知られるフローレンス・ナイチンゲールは、無名といってよい女性だったが、反論の余地のない、信頼性の高いデータで武装することにより、男性優位だった医療界の主流派を相手取った論戦で、からくも勝利することができた。実際、ナイチンゲールは、《科学的根拠にもとづく医療》というアプローチをごく初期に唱え、ヴィクトリア朝の医療を変革した人物とみることができるのである。

　フローレンスとその姉は、ウィリアム・ナイチンゲールとその妻フランシスの、二年に及ぶ実り多いイタリアでの新婚旅行中に生まれた。一八一九年生まれのフローレンスの姉は、出生地となったナポリにちなみ、同地のギリシャ語に由来するパーセノープという名前をもらった。そして翌一八二〇年の春、二番目の娘がフィレンツェで生まれ、やはり出生地にちなんでフローレンスと名づけられた。フローレンス・ナイチンゲールは、特権階級に属するヴィクトリア朝イギリスのレディーとして何不自由ない生涯を送るはずだった。ところが十代のときに、自分を導く神の声を聞いたとたびたび語るようになる。看護婦になりたいという彼女の願いは、まさしく「天命」だったのだろう。フローレンスの両親はそのことを深く悲しんだ。なぜならその当時は、看護婦はろくな教育も受けておらず、身持ちが悪く、酒浸りだというのが世間の通念だったからである。しかし、まさにそんな見方こそは、フローレンスがひっくり返してやろうと心に決めた社会的偏見にほかならなかった。

フローレンスがイギリスで看護婦になるというだけでもショックだった両親にとって、クリミア戦争の野戦病院で働くという彼女の決断は、二重に恐ろしいものだったろう。フローレンスは『タイムズ』紙などに掲載された悲惨なレポートを読み、多くの兵士たちがコレラとマラリアに倒れていることを知った。従軍看護婦を志願したナイチンゲールは、一八五四年の十一月までには、トルコのスクタリ病院の運営に携わるようになっていた。そこは、不潔きわまりない病室、不衛生なベッド、詰まった下水、腐りかけた食物などで悪名高い病院だった。まもなくナイチンゲールは、死人が出るのは兵士が受けた傷のせいではなく、不潔な環境にはびこる病気のせいであることに気がついた。当時の記事には、その病院の様子が次のように報じられている。「風でも吹けば、無数にある便所の排水管から下水の空気が上がってきて、病人の寝ている通路や病室に流れ込む」

ナイチンゲールは、まっとうな食事を出し、清潔なシーツを使い、排水管を掃除し、窓を開けてきれいな空気を部屋に入れるなどして、病院の環境改善を図った。彼女とそのチームはわずか一週間のうちに、手押し車二百十五台分の汚物を運び出し、十九回も下水道を洗い流し、病院の敷地内に転がっていた馬二頭、牛一頭、犬四匹の死骸を土に埋めた。それまで病院の運営にあたっていた将校や軍医たちは、こういうやり方に面目を潰されたように感じ、なにかにつけナイチンゲールの足を引っ張ったが、それでも彼女はがんばり抜いた。その結果は、彼女の正しさをみごとに証明するものだった。一八五五年二月の時点では、収容された兵士の死亡率は四十三パーセントに達していたが、改善が始まったのちの一八五五年の六月には、死亡率はわずか二パーセントにまで劇的に低下したのである。一八五六年の夏にイギリスに戻ったナイチンゲールは英雄として迎えられたが、そうなったのは主に『タイムズ』紙が、次のように報じて彼女を応援したからだった。

危険きわまりない病気にかかり、困難が目前に迫るとき、そこにはいつも比類なきこの女性の姿がある。慈悲深い彼女がいるだけで、今まさに息絶えなんとする苦闘のさなかにさえも安らぎがもたらされる。病院のなかで彼女が「救いの天使」と呼ばれることには何の誇張もなく、すらりとした姿が通路を行くのを見ると、誰もがよろこびに顔を和らげる。

それでも、疑いの目を向ける者は決して少なくなかった。陸軍の主任軍医官は、生存率が向上したのは、ナイチンゲールによる衛生状態の改善のおかげとはかぎらないと論じた。彼女が成功したように見えるのは、軽傷の兵士にまで手当てをしたり、気候の良い時期に治療したためかもしれず、他にも考慮すべき要因があるというのである。

さいわいナイチンゲールは、献身的な従軍看護婦であるだけでなく、優秀な統計学者でもあった。父親のウィリアム・ナイチンゲールは開けた人物で、女性も本格的な教育を受けるべきだと考えていたため、フローレンスはイタリア語、ラテン語、ギリシャ語、歴史、そしてとりわけ数学を学んでいたのである。実際彼女は、ジェイムズ・シルヴェスターやアーサー・ケイリーなど、イギリスでも第一級の数学者たちの指導を受けていたのだった。

そのおかげでナイチンゲールは、イギリスの体制派から事実関係を疑問視されたとき、衛生状態の改善によって生存率が向上したという自らの主張を裏づけるために、数学で身につけた力を発揮して、社会統計学を利用した。クリミア戦争時の患者たちについて克明な記録をつけていた彼女は、そのデータを活用し、治療にあたっては衛生が重要だという持論の正しさを立証する多くの根拠を得ることができたのである。

たとえば、兵士たちを死なせたのはスクタリ病院の劣悪な衛生状態だったことを証明するために、彼女は過去の記録を掘り起こして、衛生状態の悪かった時代にスクタリ病院で手当を受けた兵士たちのグループと、同時期に所属部隊に居続けた兵士たちとを比較した。もしも部隊に居続けた対照群のほうが、スクタリ病院の治療群よりも生存率が高ければ、来た当時に彼女が目にしたスクタリ病院は、たしかに有害無益だったということが示されるだろう。実際に調べてみると、戦場に残った兵士の死亡率は千人当たり二十七人だったのに対し、スクタリ病院の死亡率は千人当たり四百二十七人にものぼっていた。これは統計的数字にすぎないとはいえ、ほかの点での比較も組み合わせることで、衛生の重要性を説くナイチンゲールに勝利をもたらした。

ナイチンゲールは、医療上の重要な決定はすべて、同様の科学的根拠にもとづいて下されるべきだと確信していたので、陸軍の衛生問題に関する王立調査委員会の設立に向けて闘った。そして委員会が設立されると、自分の主張を裏づける詳細な統計的データ

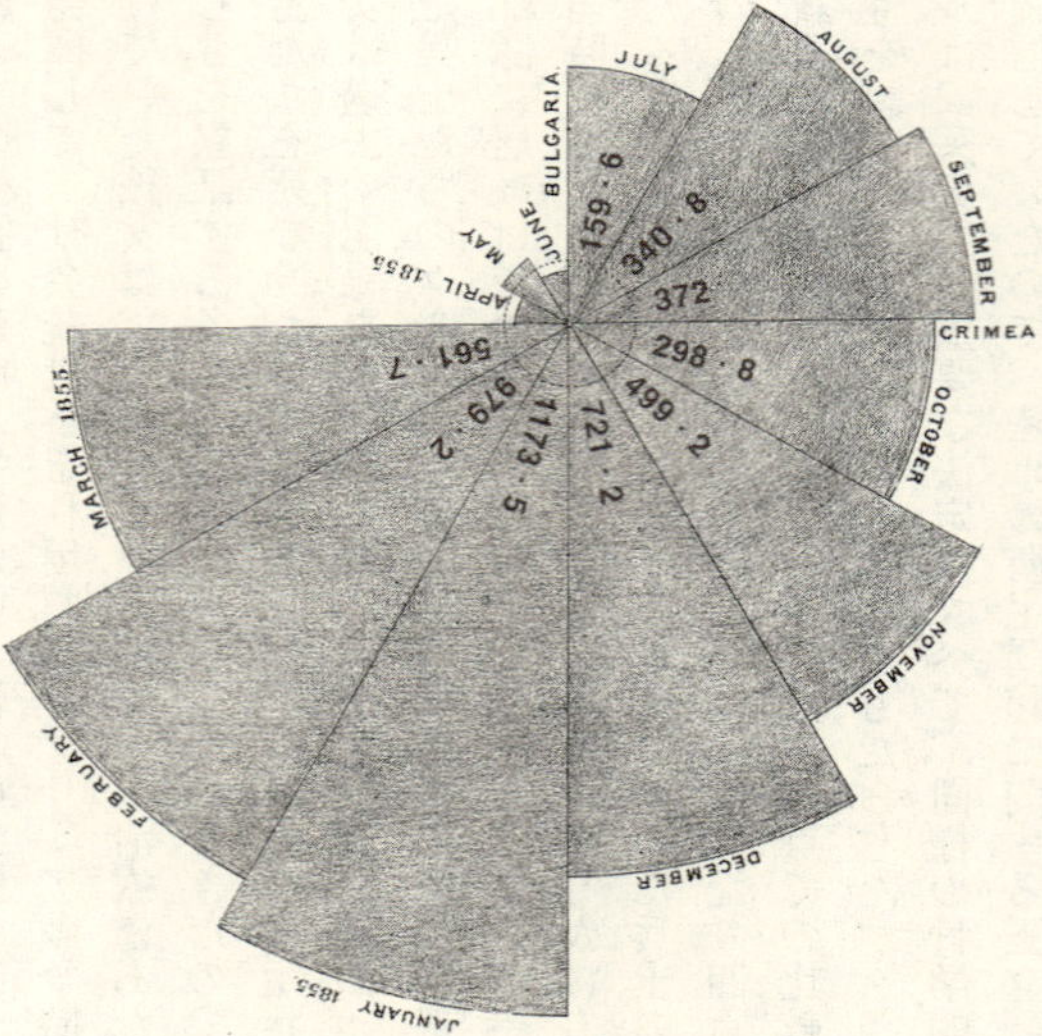

フローレンス・ナイチンゲールの円グラフ。
「東部戦線における陸軍将兵の死亡率　1854年4月～1855年3月」

を添えた数百ページに及ぶ証拠書類を提出した。データを表に仕立てるだけでもやりすぎだとみなされた時代に、彼女は、今日の企業の会議室で行われるプレゼンテーションとしても十分通用するような多色表示のグラフを取り入れている。また、データを示すために、極面グラフ（少し複雑な円グラフのようなもの）を発明した。こういったテクニックが、数学に疎(うと)いことの多い政治家たちに、内容を理解してもらうにはとても役立つことに気づいたのである。

ナイチンゲールの統計的研究がきっかけとなって、陸軍病院の改革が行われた。王立調査委員会の報告書に従って、陸軍医学校が設立され、治療記録の収集システムが確立された。そうして収集されたデータにもとづき、患者の役に立つことと立たないことを判別するために、継続的な監視システムが作られたのである。

今日、フローレンス・ナイチンゲールといえば、看護婦養成学校を設立し、看護学生のための教育課程の教科書を著した近代看護の創始者として知られている。しかし彼女はその生涯を通じ、統計に基礎づけられた衛生改革のために運動した人物でもあった。一八五八年、ナイチンゲールは女性としてはじめて王立統計協会の会員に選ばれ、のちにはアメリカ統計学会の名誉会員となった。

統計が得意だったおかげで、ナイチンゲールは政府を説得し、一連の医療改革がどれほど重要かをわからせることができた。たとえば、当時は多くの人が、看護婦の養成など時間の無駄だと論じていた。なぜなら、訓練を受けた看護婦の世話を受けた患者のほうが、訓練を受けていない者の世話を受けた患者よりも、死亡率は高かったからである。しかしナイチンゲールは、重篤な患者は、訓練を受けた看護婦のいる病棟に送られることが多いという点を指摘した。もしも二つのグループの結果を比較したいのなら、（すでに述べたように）患者は二つのグループにランダムに割り振られていなければならない。そこでナイチンゲールが、訓練を受けた看護婦と、そうではない看護婦に、患者をランダムに割り振って臨床試験を行ったところ、訓練された看護婦の世話を受けた患者のグループは、訓練されていない者の世話を受けたグループよりも、はるかに良い経過をたどることが判明したのである。またナイチンゲールは統計を使って、病院で出産するよりも、自宅で出産するほうが安全であることも示した。それはおそらく、当時のイギリスでは、家庭のほうが病院よりも清潔だったためだろう。彼女の関心は海外にも向けられた。インドの農村地帯における医療に、公衆衛生がどう影響するかを、やはり数学を用いて調べたのである。

ナイチンゲールはその長い経歴を通じて、兵士たちに関する研究の手もゆるめなかった。後年に行われたある研究では、平時にイギリスの基地にいる兵士たちについて調査を行った。その結果、兵士の年間死亡率は、千人あたり二十人であることがわかったが、これは一般市民の死亡率の二倍に近い数字だった。彼女はこれを、兵舎の環境が劣悪だからではないかと考えた。そして、英国陸軍全体について、劣悪な兵舎のせいで死亡する兵士の数をはじき出し、いかに多くの若い命が無駄に失われているかを強調するために、次のように述べた。「英国陸軍は、毎年千百人の兵士を選んでソールズベリー平原に立たせ、撃ち殺しているようなものである」

ナイチンゲールが医療において収めたこれらの大成功から学ぶべきは、科学的な臨床試験は、医療に関する事実を明らかにする最善の策であるばかりか、事実を認めてもらうための最善の策でもあるということだ。科学的な臨床試験から得られた結果は非常に強力なので、ナイチンゲールのように、さほど有名ではない人物であっても――彼女は主流派の外部にいる、大した名声があるわけでもない若き女性だった――自分の主張のほうが正しく、有力者のほうが間違っていることを示すことができるのである。臨床試験なしには、ナイチンゲールのような孤独な先覚者は無視されたにちがいない。そして医者たちは、伝統とドグマと流行と政治、そしてマーケティングと逸話だけにもとづく腐敗した医療体系によって治療を続けることになっていただろう。

◎天才の一打

科学的根拠にもとづいて代替医療を評価するに先立ち、この方法によれば、非常に強力かつ説得力のある結論が得られるという点を、再度強調しておきたい。実は《科学的根拠にもとづく医療》の前に屈するのは、医療界の主流派だけではないのである。なぜなら政府もしかるべき政策を立てざるをえなくなり、企業も、製品を変更する必要に迫られるだろうからだ。そこで本章のしめくくりとして、科学的根拠が世の耳目を引き、医療問題について必要な行動を起こさせるというみごとな実例を見ておくことにしよう。それは喫煙の危険性を劇的に暴露した研究の物語である。

その研究を行った、サー・オースティン・ブラッドフォード・ヒルと、サー・リチャード・ドールという二人の人物の生い立ちは、まるで鏡に映したかのように面白いほど対称的だ。ヒルは父親のあとを継いで医師になりたかったが、結核のためにその望みを断念し、数学寄りの道を歩むことにした。一方のドールは、ケンブリッジ大学で数学を学ぶつもりだったが、入学試験の前夜、アルコール度数八パーセントのトリニティー・オーディット・エールを一リットル半飲んだせいで成績が思わしくなく、結果として医学の道に進むことになった。こうして、医療と統計学の両方に強い関心を抱く二人組ができたのである。

ヒルはその経歴のなかで、実にさまざまな医療上の問題を扱った。たとえば一九四〇年代には、死亡証明書を調査して、ヒ素と化学工場労働者のガンとのあいだに関係があることを示したり、妊婦が風疹(ふうしん)にかかると、子どもに障害が生じる場合があることを示したりした。そのほかにも、結核――医師になるという彼の望みを挫いた病気――に抗生物質が効くかどうかを調べるという重要な研究も行っている。そして一九四八年、ヒルは肺ガンに興味をもった。それ以前のわずか二十年間で、肺ガンの発生率が六倍に跳ね上がっていたからだ。この健康上の脅威の背後に何があるのかについて、専門家の意見は分かれた。診断技術の向上にともなって発見件数が増えただけだと主張する者もいれば、産業公害や車の排気ガス、ひょっとすると喫煙が肺ガンを引き起こすのではないかと言う者もいた。

コンセンサスは得られそうになかったので、ヒルはドールと協力して、肺ガンの原因候補に挙がっていた喫煙の影響を調べてみることにした。しかしここで二人は出端を挫かれた――この場合、ランダム化臨床試験は行えなかったのである。たとえば、十代の若者百人のうち、その半数をどうにかして説得し、一週間タバコを吸い続けてもらったのち、肺ガンができたかどうか調べるといった方法は、倫理にもとるばかりか実際的でもない。

そこでヒルとドールは、喫煙と肺ガンとの関係を明らかにするためには、《前向きコホート研究》、または《観察的研究》と呼ばれているものを行う必要があると判断した。これは、健康であることがわかっている人たちを集めて、普通に暮らしてもらいながら健康状態をモニターするという方法だ。この方法は、ランダム化臨床試験にくらべて、被験者に対する介入の度合いがはるかに小さいので、長期的な健康にかかわる問題を調べるときには望ましいのである。

喫煙と肺ガンに関係があるかどうかを明らかにするための前向きコホート研究を始めるに先だち、ヒルとドールはまず、どんな条件のボランティアを募集すべきか考えた。その結果、参加者は次の三つの重要な基準を満たしている必要があることがわかった。第一に、参加者は喫煙習慣が確立しているか、あるいは徹底的な嫌煙主義者のどちらかでなければならない。そういう人たちなら、研究の継続期間中（この研究は結局七年間続いた）、行動パターンが変わらないと見てよいだろうからだ。第二に、このプロジェクトに参加して、前向きコホート研究が継続しているあいだは、健康状態と喫煙習慣に関する情報をきちんと提供してもらう必要があるため、参加者はその点で信頼が置け、研究に対して献身的でなければならない。そして第三に、他の要因をある程度把握するために、参加者全員がほぼ同じようなバックグラウンド――収入や労働状態など――をもつことが望ましい。また、より正確な結論を出すためには、参加者の人数は多くなければならず、数千人規模が必要とみられた。

これだけ厳しい条件を満たす参加者集団を見つけるのは容易ではなかったが、ヒルはゴルフをしている最中に、ある解決策がひらめいた。それについて、彼の友人であるウエイン・グリフィス医師はこう述べた。「彼がどれほどのゴルファーかは知らないが、そのアイディアを思いついたことは天才の一打だった」。ヒルの素晴らしいアイディアとは、医師にモルモットになってもらうというものだった。医師たちは先に挙げた条件を申し分なく満たしている。人数は多いし、多くはヘビー・スモーカーだし、健康状態をモニターしてレポートする能力には何の不足もないし、バックグラウンドも比較的よく似ている。

一九五一年に喫煙研究が始まった時点では、三万人のイギリス人医師を、五十年間にわたりモニターする計画だったが、早くも一九五四年にははっきりしたパターンが出はじめた。その時点で、三十七人が肺ガンで死んでおり、その全員が喫煙者だったのである。データが蓄積されるにつれ、喫煙は肺ガンのリスクを二十倍に高めること、さらには心臓発作をはじめ、さまざまな健康上の問題とも結びついていることが示された。「英国医師研究」として知られるようになったこの研究の結果はあまりにも衝撃的だったため、当初、医療研究者のなかにはこれを受け入れない者もいた。タバコ産業も、研究の進め方に問題があると主張し、情報を収集、解析する過程になんらかの欠陥があったにちがいないと論じた。さいわいイギリスの医師たちは、浮かび上がってきたヒルとドールの結論にそれほど懐疑的ではなかった。なにしろ彼ら自身がこの研究に関与していたからである。そのため、医師たちはすみやかに、一般の人びとに禁煙を勧めるようになった。

タバコと肺ガンに関係があるとなれば、世界中の喫煙者に影響が及ぶため、ヒルとドールの仕事を再現し、その結果を確かめることが重要な課題となった。一九五四年には、十九万人のアメリカ人を対象とした研究の結果が発表され、ヒルとドールと同様の結果が示された。その間にも、マウスを使った研究が行われ、タバコの煙から抽出したタールを皮膚に塗りつけると、半数のマウスにガンの病変ができ、タバコにはたしかに発ガン物質が含まれることが示された。最後の仕上げとなったのは、ヒルとドールが続けていた五十年計画の研究から得られたもうひとつのデータだった。そのデータは、タバコには致死的な影響がある可能性を、具体的に裏づけていたのである。たとえば英国医師研究を分析してみると、一九二〇年代に生まれた喫煙者は、非喫煙の同僚たちよりも中年で死亡することが三倍も多かった。数字を挙げれば、三十五歳から六十九歳までのあいだに死亡する者は、非喫煙者ではたった十五パーセントであるのに対し喫煙者では四十三パーセントだったのである。

ドールはほかのすべての人たちと同じく、喫煙はクロだという証拠にショックを受けた。のちに彼はこう述べている。「私自身、喫煙がそれほど大きな問題だとは思っていなかった。もしもあの当時、どちらかに金を賭け（か）なければならないとしたら、（肺ガンの発生率が増加しているのは）道路や車と関係があるという可能性に賭けただろう」。ドールとヒルは、喫煙はクロだという（あるいはシロだという）結果を出そうとして研究をはじめたわけではなく、単に真実を知りたかっただけだった。一般に、出したいと思う結果が出るように工夫された科学研究や臨床試験はうまく計画されているとは言えない。計画は明解かつ公正でなければならず、たとえどんな結果が出ようとも、研究者はそれを受け入れなければならない。

英国医師研究やそれと同様の研究に対して、タバコ産業から攻撃があったが、ドールとヒルをはじめ、医師たちはそれに対抗することができた。きちんとした科学的研究を行えば、信頼性の高い根拠を示すことができるため、どれほど強力な団体であっても、長期にわたってその事実を否定しつづけることはできないのである。喫煙と肺ガンとの関係は、独自に行われたいくつかの試験によって、相互に裏づけ合う証拠が得られたことにより、あらゆる合理的な疑いを越えて立証された。ここでもう一度、次のことをはっきりと述べておこう。医療が進展するためには、再現実験が行われる必要がある——すなわち、二つ以上の研究グループによって、同じ研究が行われ、同じ結果が得られなければならない。そうして得られたいくつもの科学的根拠から導き出された結論は、それがいかなる結論であっても、確かなものである可能性が高いのだ。

ヒルとドールの研究により、人びとに禁煙を勧めるための方策が多数考案され、先進世界の多くの地域で喫煙率は半減した。しかし残念ながら、発展途上国という新しい大きな市場が開けているせいで、世界全体では、喫煙はいまなお、予防可能な死因としては最大のものである。しかも喫煙者の多くは重い依存症になっているため、科学的な根拠を無視したり、否定したりする。ヒルとドールがこの結果を『ブリティッシュ・メディカル・ジャーナル』誌上にはじめて発表したとき、論文に付けられた編集人のコメントには、そうした事情を物語る興味深いエピソードが添えられていた。「アメリカの雑誌の読者は、〝喫煙とガン〟というテーマの記事を読むと不安になるため、そもそも記事を読もうとしないそうである」

著者たちがちょうど本書を執筆していた時期に、『ブリティッシュ・メディカル・ジャーナル』誌は、ヒルとドールの貢献を広く世界の人びとに思い出させてくれた。同誌の創刊以来百六十六年間に医療上の飛躍的前進をもたらした、もっとも偉大な十五の発明・発見のひとつとして、喫煙の危険性を明らかにしたこの研究を挙げたのである。同誌は購読者に対し、ちょうどポップ・アイドルに人気投票するように、自分の好きな発明・発見に投票してくれるよう求めた。人気コンテストのような浮ついたやり方を苦々しく思った学者もいただろうが、その企画は、とくに本章の内容との関係で、重要なことを二つ明らかにした。

まず第一に、十五位までに入った大躍進はすべて、科学には人びとの健康を改善し、命を救う力があることを示すものだった。たとえば経口補水もそのひとつである。これは下痢からの回復を助け、過去二十五年間に五千万人の子どもたちの命を救ってきた方法である。また、抗生物質、媒菌説（伝染病は微生物によって引き起こされるという説）、免疫学も入選したが、これらは互いに相補い合って、さまざまな病気の治療に役立ち、何億人もの命を救ってきた。もちろん、ワクチンも入選した。ワクチンのおかげで多くの病気を予防できるようになり、やはり何億人もの命が救われたからだ。そして喫煙の危険性が明らかにされたおかげで、おそらくはそれと同じぐらい多くの命が救われたことだろう。

第二に、《科学的根拠にもとづく医療》という考え方が、上位十五位に入る大躍進と認められたことである。なぜならこれもまた、真に偉大な医学上の功績だからだ。すでに述べたように、《科学的根拠にもとづく医療》とは、得られるかぎりもっとも確かな根拠にもとづいて最善の治療法を選ぶという、単にそれだけのことである。そこには、最終選考に残った他の候補がもっているような魅力や華やかさはないが、他の多くの候補の基礎となる考え方なのだから、最大の功績とも言えよう。たとえば、ワクチンと抗生物質は私たちを病気から守ってくれる安全な治療法であることがわかったのも、臨床試験やその他の科学的研究によって集められた証拠のおかげだった。《科学的根拠にもとづく医療》という考え方がなかったなら、私たちは効果のない治療法に効果があると思い込んだり、効果のある治療法に効果がないと考えたりする罠にはまっていたことだろう。《科学的根拠にもとづく医療》という考え方がなかったなら、最善の治療法に目をつぶり、毒にも薬にもならない治療法や、おそまつな治療法や、効果のない治療法、さらには危険な治療法に頼って、患者の苦しみをさらに大きくしていたかもしれない。《科学的根拠にもとづく医療》という考え方が確立される以前にも、リンド、ハミルトン、ルイ、ナイチンゲール、ヒルとドールをはじめ、何百人という医療の研究者たちが、どの治療法には効果があり（壊血病のためにはレモン）、どの治療法には効果がないのか（瀉血）、何が病気を予防し（衛生）、何が病気を引き起こすのか（喫煙）を明らかにするために、それと同様のアプローチをとってきた。現代医療の枠組み全体が、それらの医療研究者たちが、臨床試験その他の科学的方法を用いて、事実を知るために必要な証拠を集めてくれたおかげで成立しているのである。さて、以上で準備は整った。いよいよこのアプローチを代替医療にあてはめて、その結果何がわかるかを見ていこう。

　代替医療は、通常医療と同じ病気を治せると主張しているのだから、科学的根拠を調べれば、その主張の正否を検証することができる。そしてどれかの症状に効果があると判明したなら、その代替医療を通常医療と比較して、部分的または全面的に、通常医療の代わりに利用すべきかどうかを判定すればよい。

　すでに多くの研究者によって臨床試験が行われ、科学的根拠は集まっているので、さまざまな代替療法の有用性について、われわれは信頼に値する結論を引き出せるであろうことに自信をもっている。実際、代替療法の有効性を判定するというまさにその目的のために、すでに何千件もの臨床試験が行われているのである。なかには非常に多くの患者を対象とし、その後、別の臨床試験によって結果が再現されたきわめてレベルの高いものもあり、全体としての結論には信頼が置ける。第Ⅱ章以降は、さまざまな代替療法について、すでに行われた臨床試験の結果を分析することに費やされている。われわれの目標は、科学的根拠を吟味して、どの治療法には効果があり、どれには効果がないのか、どれは安全でどれは危険なのかを、読者に伝えることである。

本書のここまでの部分を読むかぎり、代替療法のセラピストの多くは、データが吟味されれば自分の治療法の有効性が示されるだろうと明るい展望をもったかもしれない。彼らはおそらく、本章に登場した反主流派の先人たちに自らを重ね合わせたのではないだろうか。

フローレンス・ナイチンゲールもはじめは反主流派と見られていたことだろう。なぜなら、医療関係者が外科治療と内服薬にばかり注目していたときに、彼女は衛生を優先事項として掲げたからである。しかしナイチンゲールは、自分の考えが正しく、主流派は間違っていることを示した。

ジェイムズ・リンドもはじめは反主流派だったが、最終的には彼の正しさが証明された。リンドは、医療界の主流派がさまざまな治療法を提唱していたときに、壊血病にはレモン療法が効くことを示したのだった。瀉血が標準的な治療法だった時代に、それに反対したアレクサンダー・ハミルトンもまた、主流派よりも優れた反主流派だった。ヒルとドールも反主流派だった。喫煙は驚くほど死を招きやすい嗜癖(しへき)であることを示し、タバコ産業の巨大な利益に反するデータを出したのだから。

医療の歴史にはこうした英雄的な反主流派がしばしば登場して、代替療法の唱道者を含む、今日の反主流派に有力な役割モデルとなっている。鍼(はり)やホメオパシーなどの施術者たちは、現代医学の知識に反する理論や方法を用いて主流派と対立し、主流派はわかっていないと強く主張する。そういうセラピストたちは、やがては主流派も、一見すると奇妙な彼らの治療法の正しさを認めることになるだろうと言う。彼らはいずれ自分たちも、ナイチンゲール、リンド、ハミルトン、ヒルとドールらと並び、歴史の本にしかるべき位置を与えられると信じているのである。しかし残念ながら、そうしたセラピストたちは、反主流派のなかで正しい道を歩んでいることが判明した者は、ごくわずかだという事実にも目を向けるべきだろう。反主流派の大半は、単に考え違いをし、間違っているだけなのである。

代替療法のセラピストなら、ジョージ・バーナード・ショーの戯曲『アナジャンスカ――ボルシェヴィキの女帝』のなかの次のくだりに我が意を得たりと思うだろう。大公妃はこう述べる。「偉大な真理はすべて、はじめは神をも畏(おそ)れぬ不遜(ふそん)な考えだったのです」。しかしこのセリフには、あまり嬉(うれ)しくない次の但(ただ)し書きをつけなければならない。

「神をも畏れぬ不遜な考えのすべてが、偉大な真理になるわけではない」と。

ある治療法が代替医療に分類される大きな理由のひとつは、主流派がそれを「不遜な考え」と見なすかどうかなのかもしれない。その観点から言うなら、本書の目的は、それぞれの代替療法についての科学的根拠を評価することにより、それが医療改革の途上にある「不遜な考え」なのか、それとも馬鹿(ばか)げた考えという袋小路に入り込んで終わる「不遜な考え」なのかを知ることである。

第Ⅱ章　鍼(はり)の真実

鍼にはきっと何かあるのだろう
――病気のヤマアラシなど聞いたことがないからだ。

ボブ・ゴダード

鍼

生命力（気）は、身体（からだ）のなかにある道（経絡）を流れ、健康と幸福は、気の流れ方に関係があるという思想にもとづく古代の医療体系。経絡に沿って存在する経穴（ツボ）の位置で、皮膚に細い鍼を打って、気の流れを妨げているものを取り除き、生命力の流れのバランスを取り戻すことにより広範な病気や症状を治療できるとする。

鍼、すなわち皮膚に細い針を打つことによって健康を改善するという治療法は、中国で生まれたと思っている人が多いが、この治療法が用いられたことを示す最古の証拠は、中部ヨーロッパで見つかっている。一九九一年のこと、二人のドイツ人旅行者、ヘルムート・ジーモンとその妻エリカが、イタリアとオーストリアの国境に近いエッツ谷の氷河を渡っていたときに、凍り付いた死体を発見した。はじめ二人はその遺体を、現代のハイカーのものだろうと考えた。その地方は天気が崩れやすく、大勢のハイカーが命を落としていたからだ。ところが実際には、二人が発見した遺体は、五千年前の人間のものだったのである。

発見されたエッツ谷にちなみ、〝アイスマン・エッツィー〟と名付けられたこの遺体は、寒冷な気候のおかげで驚くほど保存状態が良く、世界的に有名になった。今のところは他を大きく引き離して、ヨーロッパ最古の人間ミイラである。科学者たちがエッツィーを調べはじめるとまもなく、次つぎと驚くべき発見があった。たとえば、彼の胃の内容物から、死ぬ直前にシャモア（スイスカモシカ）とアカシカを食べていたことが判明した。また、その肉に混じっていた花粉を調べたところ、彼は春に死んだらしいこともわかった。エッツィーは、九十九・七パーセントという高純度の銅製の斧（おの）をもち、毛髪は高濃度の銅に汚染されていたことから、銅の精錬を生業（なりわい）としていた可能性がある。

　調査にはさまざまな方法が用いられたが、そのなかでもとくに異色なのは、ドイツ鍼耳介治療学校のフランク・バール医師によって提案された方法だろう。バールは、エッツィーの体のいろいろな場所にある入れ墨に興味をもった。それらの入れ墨は、何かを描写した絵ではなく、線と点をつないだようになっており、全体が十五のグループに分かれているように見えた。バールは、入れ墨の位置に見覚えがあった。「驚いたことに、入れ墨の点の八十パーセントは、今日の鍼で用いられる経穴に対応していた」とバールは述べた。

　バールがその画像を鍼の専門家たちに見せたところ、入れ墨の大半は、鍼で用いられる経穴から六ミリ以内の距離にあり、それ以外の入れ墨も、鍼にとって特別な意味をもつ場所のすぐそばにあるということで意見が一致した。過去五千年のあいだにはエッツィーの皮膚も変化したであろうことを考慮すれば、入れ墨のすべてが経穴に対応している可能性もないわけではなかった。バールは、エッツィーが入れ墨を目印として正しい位置に鍼を打ち、自分で治療できるよう、古代の鍼治療師が入れ墨を施したのだろうとの結論に達した。

それに批判的な人たちは、入れ墨の位置と、鍼で用いられる経穴との重なりは、とくに意味のない偶然の一致だろうと主張したが、エッツィーは先史時代の鍼治療を受けていたにちがいないとのバールの確信はゆるがなかった。彼は、入れ墨のパターンを見れば、どういう症状で治療したかもわかると述べた。入れ墨のほとんどすべては、今日では腰痛を治療するときに用いられる経穴の位置にあり、それ以外のものは腹部の疾患に関係しているというのである。バールと共同研究者たちは、一九九九年に、評価の高い医学専門誌『ランセット』に論文を発表し、次のように述べた。「鍼治療師の観点からすると、こうして選ばれた点の組み合せは、ある特定の症状に対する養生法を表している」。しかも、入れ墨のパターンに対応する養生法があるばかりか、推測された通りの診断までも下された。放射線を用いた研究から、エッツィーの腰骨に関節炎が認められ、また、腸には多数の鞭虫の卵が見つかったのだ――彼はこの寄生虫のために、腸の不調に悩まされていたにちがいない。

エッツィーは、世界最古の鍼治療患者だとの意見がある一方で、中国の人たちは、鍼は極東で生まれた治療法だと主張して譲らない。伝説によれば、鍼の効果は、紀元前二六〇〇年に、異民族との戦争に従軍した兵士が矢に当たったとき、たまたま発見されたのだという。さいわいその傷は致命傷にはならず、さらに幸運なことに、長らく患っていた病気が治ったというのである。鍼の起源に関するもっと具体的な証拠が、先史時代の墓で見つかっている。考古学者がその墓を掘り返したところ、鍼として使われたとみられる細く加工された石が見つかったのだ。古代中国では、あらゆる病気は、身体のなかに棲む悪鬼によって引き起こされると考えられていた。そこで、身体に鍼を打てば、悪鬼を殺したり、身体から追い出すことができるとされたのかもしれない。

鍼に関するまとまった記述としてもっとも古いのは、『黄帝内経』のものである。これは紀元前二世紀に編纂された書物で、複雑な哲学とともに、今日の鍼治療師ならたいてい聞き覚えのあることが書かれている。とくに重要なのは、活力、または生命力である「気」が、「経絡」という道を通って、身体のなかを流れているという思想である。病気になるのは、気の流れのバランスが崩れたり、流れが滞ったりするためで、鍼治療の目標は、経穴の位置で経絡に鍼を打つことにより、気の流れのバランスを取り戻し、滞りを解消することにある。

気は鍼の中心概念だが、体内での気の流れ方に関しては、長い歴史のなかでさまざまな学派が独自の解釈を作り上げてきた。たとえば、主要な経絡は十四だとする鍼治療師もいるが、圧倒的多数は、主要な経絡は十二だとする説を支持している。また、学派によっては、陰陽などの説を取り入れてさまざまな解釈を行うものもある。陰と陽をそれぞれ三つに分類する学派もあれば、四つに分類する学派もある。学派はあまりに多いため個々に詳しい説明をすることはできないが、すべての学派に共通する重要な考え方として、次のものを挙げることができる。

・それぞれの経絡は、主要な臓器のどれかに関係している。
・それぞれの経絡には、内経と外経がある。内経は体内の深いところにあるが、外経は体表近くにあるため、鍼を打つことによって働きかけることができる。
・経絡に沿って数百の経穴がある。
・どの経絡のどの経穴に鍼を打つかは、学派や患者の症状によって異なる。
・鍼を打つ深さは、一センチメートルから十センチメートル以上までさまざまあり、実際の治療では、皮膚に刺したまま鍼を回すことが多い。
・鍼を皮膚に刺したままにする時間は、数秒から数時間までいろいろある。

鍼をどの経穴に打ち、どれぐらいそのままにしておくかを決める前に、鍼治療師はまず患者に診断を下さなければならない。診断は、《視診》《聴診》《嗅診（きゅうしん）》《触診》《問診》という五つの技法によって行われる。視診は、身体や顔をよく見ることによって行われ、舌の色や舌苔（ぜったい）の状態なども観察する。聴診や嗅診では、身体の音を聞き、匂（にお）いを嗅（か）ぐことにより、ぜいぜいする息の音や、異様な悪臭などがないかを調べる。触診では、患者の脈を診る――鍼治療師たちは、脈を診ることにより、通常医療のどんな医師よりずっと多くの情報が得られるという重大な主張をしている。問診とは、その名の通り、患者に身体の状態を問うことである。

鍼治療によって、さまざまな病気に診断を下し、奇跡のように治すことができるという中国人の主張は、当然ながら、世界中に大きな関心を巻き起こした。ヨーロッパ人による鍼に関する詳しい解説としてもっとも古いのは、オランダ東インド会社のウィレム・テン・ライネが一六八三年に書いたもので、ライネはラテン語の論文『鍼について(De Acupunctura)』で、鍼(acupuncture)という言葉を考案した。その数年後、ドイツ人の医師で旅行家でもあったエンゲルベルト・ケンプファーが、日本で見聞した鍼治療のようすを書き留め、母国に持ち帰った。日本では、専門の鍼治療師でなくても鍼を打つことができた。「一般の人たちまでもが、自らの経験だけにもとづいて鍼を打っている。……鍼を打つときは、神経や腱(けん)、そして多数ある血管に当たらないよう注意しなければならない」

やがてヨーロッパの医師のなかにも鍼を打つ者が現れたが、その場合は、この治療法の基礎となる考え方を、当時最新の科学上の発見に合わせて解釈する傾向があった。たとえば十九世紀のはじめには、有名な作曲家の父であるルイ・ベルリオーズが鍼による治療を行ったところ、この治療法には筋肉痛や神経過敏をやわらげる効果がありそうに思われた。そこでベルリオーズは、これらの症状がやわらぐメカニズムは、ルイジ・ガルヴァーニの発見と関係しているのだろうと考えた。ガルヴァーニはその少し前に、カエルの脚に電気的な刺激を与えると、脚がぴくぴくと動くことを発見していたのである。そこでベルリオーズは、鍼は人間の体内の電気の流れを妨げたり、流れを促したりすると考え、気や経絡という抽象的な概念を、電気と神経という、より具体的な概念で置き換えた。ベルリオーズはそこからさらに、鍼に電池をつなげば、治療の効果を高めることができるという説を提唱した。

同じころ、アメリカでも鍼の人気が高まり、それに促されるように数名の医師が鍼の有効性を調べるために検証に取り組んだ。たとえば一八二六年には、フィラデルフィア

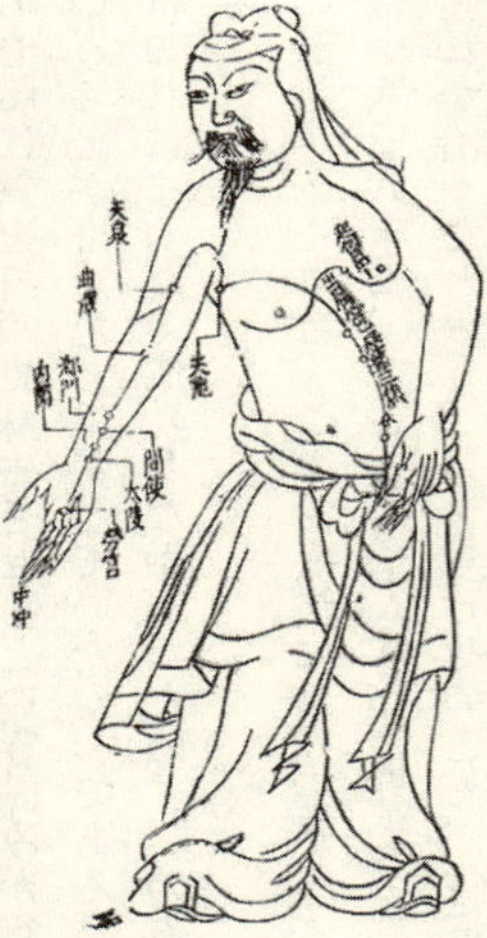

明（みん）時代の図解。気の通り道とされる経絡が示されている。

で、水に溺れた子猫の心臓に鍼を打って蘇生させるという試みが行われた。ヨーロッパの医師たちが、そういうことが可能だと主張していたからである。しかし残念ながら、アメリカの医師たちはこれにまったく成功しなかったため、この方法に「愛想を尽かした」と記録されている。

一方、ヨーロッパの鍼治療師たちは、この治療法には効果があるとする論文を次つぎに発表した。たとえば一八三六年に、『ランセット』誌に掲載されたある論文によれば、鍼を打ったら陰嚢の腫れが治ったという。ちょうどそのころ、鍼療法のおかげで座骨神経痛がよくなった第三代エグリモント伯ジョージ・オブライエンらの後押しがあったために、上流階級のあいだでこの治療法の人気が急上昇した。オブライエンは鍼にいたく感心し、所有するお気に入りの競走馬の名前を、この驚異の治療法への感謝をこめて、「アキュパンクチャー（鍼）」と改名したほどだった。

こうして、主流の西洋医学に定着するかにみえた鍼だったが、一八四〇年代に入ると、裕福なエリート層は新しく流行りだした別の治療法に興味を移したため、鍼治療師の数は減っていった。ヨーロッパが鍼を捨てた大きな要因は、イギリスと中国との第一次、第二次アヘン戦争などにより、中国の伝統を見下す気運が生じたことだった。もはや鍼は、神秘の東洋からもたらされた効果的な治療法ではなく、邪悪な極東からやってきた不吉な儀式とみなされるようになったのだ。同じころ、中国でも鍼は衰退しつつあった。

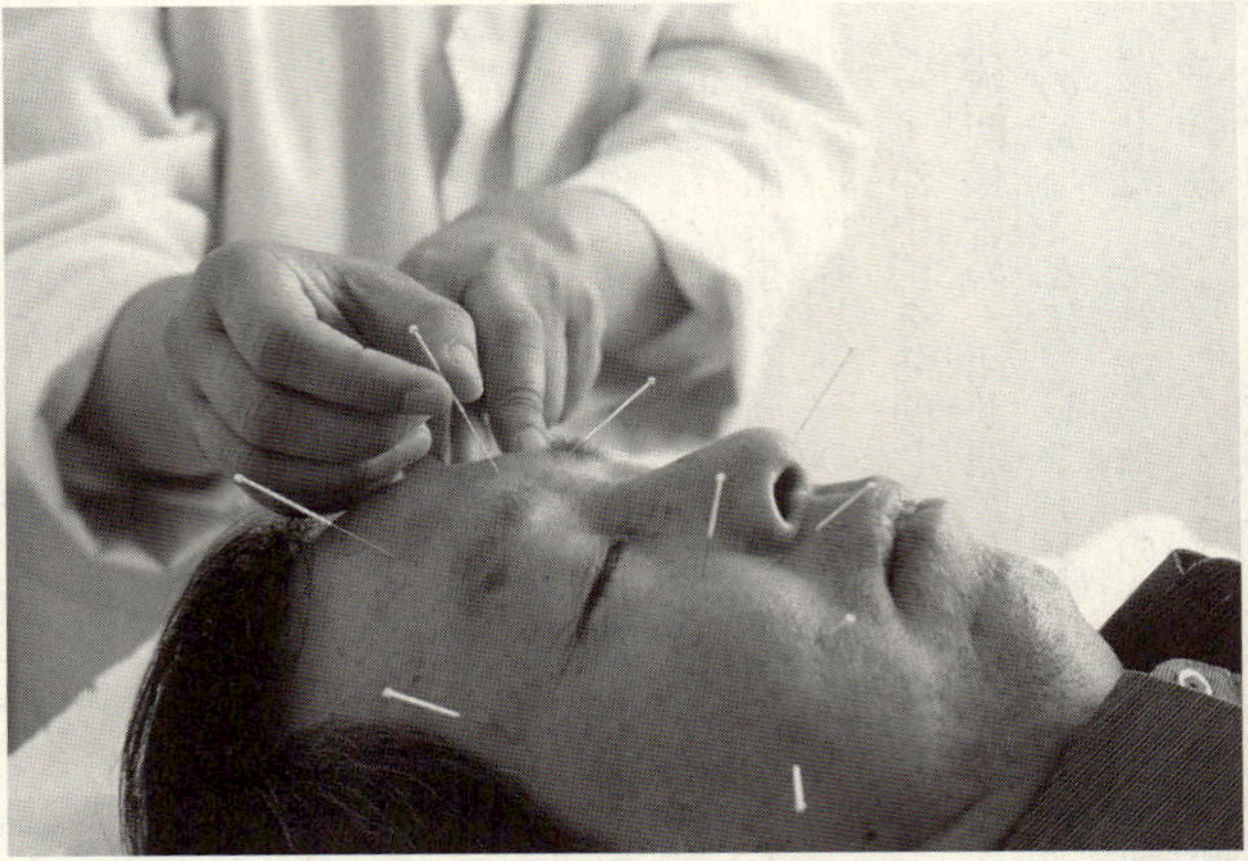

顔の経穴に鍼を打ってもらう患者。顔からは、陽の経穴が三つ出ているとされる。

清の道光帝（一七八二〜一八五〇年）が、この治療法は医療の進歩を妨げると考えて、帝国医学研究所のカリキュラムからはずしたのである。

鍼は、二十世紀に入るまでには、西洋では廃（すた）れ、東洋では休眠状態に入っていた。そのまま永久に廃れても不思議はなかったが、一九四九年に共産主義革命が起こり、中華人民共和国が建国されたことが直接の原因となって、鍼は突如として蘇（よみがえ）った。毛沢東主席は、中国伝統医療を復活させるべく計画を練ったが、その計画には鍼だけでなく、薬草を用いる漢方や、その他の伝統療法も含まれていた。毛沢東の動機は、ひとつにはイデオロギー的なものだった。中国の伝統医療を復活させることにより、国家としての誇りを高めようとしたのである。しかしそれだけでなく、彼は必要にも迫られていた。都会であれ農村地帯であれ、人民が手頃な料金で医療を受けられるようにするという公約を果たすためには、伝統的な医者、いわゆる「はだしの医者」のネットワークを生かすしかなかった。毛沢東にとって、大衆を満足させることさえできれば、中国伝統医療に効果があるかどうかはどうでもよかったのである。実際、彼の主治医だった李志綏（リー・ジースイ）は、『毛沢東の私生活』という回想録のなかで、「漢方医療を奨励するべきだということは確信しているが、個人的には漢方を信用していない。私は漢方の治療は受けない」という毛自身の言葉を紹介している。

中国は孤立していたため、西洋はこの国で鍼に対して新たな関心が生まれていることをほとんど知らずにいた。その状況が変化したのは、一九七二年にニクソン訪中という歴史的出来事が計画されたときのことである。アメリカの大統領がはじめて中華人民共和国を訪れるというので、その準備として、まず一九七一年七月にヘンリー・キッシンジャーが中国を訪問した。キッシンジャーの訪中はそれ自体大きな出来事だったので、報道関係者の一団が随行した。そのなかに、ジェイムズ・レストンという記者がいた。気の毒なことに、レストンは中国に到着するとまもなく、鼠蹊部（そけいぶ）に突き刺すような痛みを感じた。それから数日のうちに状態が悪化したようすを、彼はのちに次のように回想している。「熱は夕方までに三十九・四度にまで上がり、意識は朦朧（もうろう）として、天井を見上げると、そこには屋根付き人力車に乗ったキッシンジャー氏がふわふわと浮かんで、笑いながらこちらを見ているのだった」

まもなくレストンは虫垂炎であることが判明し、反帝国主義病院に緊急入院した。手術は滞りなくすんだが、二日後、腹部に激しい痛みがあったため、レストンは鍼治療を受けることになった。彼の治療を担当したのは、李占元（リー・ジャンユァン）という医師で、医学校には行かず、熟練の鍼治療師に弟子入りして学んだという人物だった。李は、自分を練習台にして十分に訓練を積んできたと言い、「他人を一度でも傷つけるぐらいなら、自分を千回傷つけたほうがましです」とレストンに語った。

ジェイムズ・レストンは、鍼は衝撃的であるばかりか、きわめて効果的だと考え、そのときの経験を記事にして、一九七一年七月二十六日の『ニューヨークタイムズ』紙に発表した。「北京（ペキン）での手術体験」と題する記事のなかで、レストンはその鍼治療師が、彼の右の肘（ひじ）や、両方の膝（ひざ）のすぐ下などに鍼を打ったときの様子を記した。記事を読んだアメリカ人は、鍼を打つことにより、「腸が刺激され、腹部の膨満がおさまり、胃の腫れがやわらいだ」という話に驚いたにちがいない。中国伝統の技術によって苦痛がやわらいだことを賞賛するレストンの記事は、医療の専門家のあいだに絶大な関心を呼び起こした。実際、その後まもなく、ホワイトハウスの医師団をはじめアメリカの医師たちが中国を訪れ、鍼の威力をその目で見ることになったのである。

一九七〇年代はじめにはこのような人たちが、驚くべき中国鍼の実態を目のあたりにした。デモンストレーションとしてとりわけ華々しかったのは、大がかりな外科手術で鍼が用いられた例だった。たとえば、上海大学の付属病院を訪れたイザドア・ローゼンフェルドという医師は、二十八歳の女性患者が心臓を切開し、僧帽弁を修復するという手術を受けたときの状況を報告した。驚いたことに、手術を行った外科医たちは、普通の麻酔ではなく、その女性の左の耳たぶに鍼を打った。ひとりの外科医が電気のこぎりで患者の胸骨を切開し、胸を広げて心臓を露わにした。ローゼンフェルド医師は、その女性患者がしっかりと目を覚ましたまま、一部始終を見ている様子を次のように書いた。「その女性は一度たりともたじろがなかった。……女性の顔は何にも覆われず、腕に静脈注射の針も刺されていなかった。……忘れられないこのシーンを、私はカラー写真で撮影した。開かれた胸、微笑む患者、患者の心臓をつかむ外科医の手。私はこの写真を、鍼を嘲るすべての人に見せてやりたい」

アメリカの令名高い医師が、驚異的な例を詳しく紹介したことの効果は絶大だった。医師たちは上を下への大騒ぎとなり、アメリカと中国の双方で行われていた三日間の鍼速習コースに詰めかけた。それにともない、アメリカに輸入される鍼治療の針の数は激増した。アメリカの連邦議会議員たちは、新たに見出されたこの驚くべき治療法を、どう受け止めるべきかを決定する必要に迫られた。というのも、鍼が本当に効くかどうか性について、まだ正式な評価はなかったからである。同様に、鍼治療のための器具の安全性も調べられていなかった。そのため、米食品医薬品局（FDA）は、アメリカ合衆国に鍼治療の針が輸入されるのを阻止しようとした。しかし結局、FDAは態度を和らげ、実験装置として輸入することを認めた。カリフォルニア州知事のロナルド・レーガンはそれと同じ立場から、一九七二年八月には鍼を許可する法律に署名したが、鍼を打ってよいのは、認可された医学校だけに限るものとした。認可することで、科学者たちがこの治療法の安全性と有効性を検証できるようにしたのである。

今から振り返れば、鍼に警戒を呼びかけた人たちは、おそらくは正しかったことがわかる。というのも、中国側の外科手術デモンストレーションは、鍼だけでなく局所麻酔や鎮静剤などによる鎮痛処置がなされていたという意味において、まやかしだった可能性がきわめて高いからだ。実際、二〇〇六年というごく最近になって、BBCテレビは「代替医療」というシリーズを放映したが、そのなかに三十年前にローゼンフェルド医師が見たのとほとんど同じ手術の映像があった。この番組はイギリス中で話題になったが、実はその映像はやらせだったのである。この場合もやはり二十代の女性患者に鍼が打たれ、手術は外科的な心臓切開で、行われた場所も上海だった。

BBCの番組では、プレゼンターが次のように説明した。「この女性は意識を保っています。なぜなら、この二十一世紀の外科チームは、全身麻酔の代わりに、痛みをコントロールする二千年来の方法である鍼を用いているからです」。イギリスのジャーナリストや一般大衆は、この異様な映像に驚愕(きょうがく)したが、英王立麻酔科医協会によるレポートは、手術に別の角度から光を当てた。

女性の様子からして、すでに鎮静剤を投与されているのは明らかであり、ある情報筋によれば、ミダゾラム、ドロペリドール、フェンタニールが使われたという。それぞれの薬品の使用量はわずかだが、これらの薬剤には相乗効果があるため、全体としての効果は大きい。フェンタニールは厳密な意味での鎮静剤ではないが、モルヒネよりも相当強力な鎮痛剤である。麻酔の三つ目の要素は、映像からも見て取れるように、外科的な切開が行われる胸の前面の組織に、大量の局所麻酔薬が浸潤法で投与されていることだ。

要するに患者には、普通の麻酔薬が大量に投与されており、鍼は見せかけで、おそらくは見た目の心理効果に一役買っただけだろう。

一九七〇年代のはじめに中国を訪問したアメリカの医師たちは、こうした手管や政治工作には慣れていなかったため、彼らが鍼に対して抱いた素朴な情熱が懐疑に変わるまでには二年ほどかかった。しかし、一九七〇年代の半ばになって、それまで信じていた人たちにも、中国の外科手術で麻酔として使われる鍼は疑問視しなければならないことが明白になった。上海電影製片廠（上海映画製作所）が製作したみごとな治療映像は、かつてはアメリカの医学校でも上映されていたが、プロパガンダであったと見なされるようになったのである。しかしその間にも中国当局は、鍼についてあきれるようなことを言い続けた。たとえばあるパンフレットには次のようにある。「《液門》に深く鍼を刺せば、聾唖者の耳が聞こえ、話ができるようになります。……悪鬼が追い出されて、唖者が口をきくようになったので、多くの人がたいへん驚きました」

西洋における鍼の評判は、十年も経たないうちに上がって落ちた。ニクソン大統領の訪中後には手放しの賞賛を受けたのち、医療の主流派から懐疑の目を向けられたのである。とはいえ、西洋の医師たちは、鍼を頭から否定したわけではない。驚異的な主張には根拠がなかったかもしれないが、鍼にはそれ以外にも効果があるとされており、その多くは、本物である可能性もあったのだ。それを明らかにするためには、あらゆる新治療が通らなければならない関門を通るしかない。そんな当時の状況をよく伝えているのが、米国麻酔科学会が一九七三年に発表した報告書だろう。同学会は注意を呼びかけながらも、前向きな提案をしているのである。

アメリカにおける医療の安全性は、医療現場で広く受け入れられた概念となる前に、それぞれの技術を科学的に評価するという伝統の上に築き上げられてきた。今この時点で、合衆国において時期尚早にも鍼を用いることは、この伝統あるアプローチからの逸脱にほかならない。鍼は、中国で数千年をかけて発展してきた貴重な技術である可能性はあるが、安全策や危険性を顧慮することなく性急に用いられている。考えられる危険性のひとつは、心理的な面がきちんと評価されていない患者に対して用いることである。もしも誰かれかまわず鍼を打てば、患者によっては重い心理的トラウマを残しかねない。別の危険性として、ニセ医者がガンや関節炎を含む広範な病気を治療しようとして濫用（らんよう）すれば、患者は確立された治療法を受けなくなるかもしれない。鍼が宣伝され、大衆はこの治療法がどんな病気にでも効くかのような幻想を抱く恐れもある。鍼には実際に大きな価値があり、いずれアメリカの医療のなかで大きな役割を果たすようになるかもしれない。それがどんな役割かを決められるのは、長い時間をかけた客観的な評価だけである。

米国麻酔科学会は、鍼の使用を認めたわけでも、それを否定したわけでもなく、ただ単に、厳密な検証が必要だと述べたのである。冷静な専門家は逸話には取り合わず、多くの患者に対して検証された「客観的評価」を求めた。つまり、第I章で説明したような臨床試験を行って、鍼の有効性がきちんと検証されるところを見てみたいというのである。鍼は、瀉血と同様に効果がないことが示されるかもしれないし、レモン療法のように効果が立証されるかもしれない。そのどちらになるかを知るためには、適切な方法で調べるしかない。

一九七〇年代には、アメリカ中の大学や病院で、鍼に関する臨床試験が行われた。どの試験も、鍼がさまざまな症状にどんな影響を及ぼすかを明らかにするという、大きな努力の一環だった。臨床試験のなかには、少数の患者しか含まないものもあれば、数十人の患者を含む大規模なものもあった。治療が行われてから数時間程度で現れる効果を調べるものもあれば、数週間から数カ月ほどかけて患者の状態の変化をモニターし、長期的な治療効果を調べるものもあった。腰痛から喉の痛みまで、偏頭痛から関節炎まで、幅広い症状が研究の対象となった。実にさまざまな臨床試験が行われたが、いずれもジェイムズ・リンドによって基礎の敷かれた方針に沿っていた。すなわち、患者たちを同じ条件下に置き、鍼による治療を受ける治療群と、受けない対照群とにランダムに割り振り、治療群のほうが対照群よりも症状が改善するかどうかを調べようというのである。

一九七〇年代の末までには多くの臨床試験が行われたため、一九七九年に開催された世界保健機関（ＷＨＯ）の国際セミナーでは、Ｒ・Ｈ・バナーマンが、鍼の是非についての科学的根拠をまとめるよう依頼された。バナーマンが出した結論は、懐疑派にはショックなことに、中国側の主張を擁護するものだった。バナーマンは、『鍼――ＷＨＯ

の見解』と題した報告書のなかで、鼻炎、風邪、扁桃炎、気管支炎、喘息、十二指腸潰瘍、赤痢、便秘、下痢、頭痛、偏頭痛、五十肩、テニス肘、座骨神経痛、腰痛、骨関節症など、二十種類以上もの身体症状が、「鍼に適している」と結論したのである。

このWHO文書の他にも、鍼には効果があるとする報告書がいくつか出たことは、西洋における鍼の信用という点で分水嶺となる出来事だった。鍼治療師を志す人たちは、鍼にはたしかに効果があるのだと確信をもって学校に入学できるようになった。患者のほうも、鍼にはたしかに効果があると考えるようになり、順番待ちをしてでも治療を受けようという患者が急増した。一九九〇年までには、ヨーロッパだけでも鍼治療師の数は八万八千人にまで増え、二千万人の患者がその治療を受けた。鍼治療師の多くは治療院を自営していたが、しだいに主流の医療に組み込まれていった。その状況は、二〇〇二年に行われた英国医師会の調査にはっきりと現れている。それによれば、開業医の約半数は、患者のために鍼による治療を手配したことがあるという。

残る謎はただひとつ、鍼はいったいどんなメカニズムでそれほどの効果をあげているのかという点だけであるように見えた。こうなると西洋の医師たちも、身体の特定の位置に鍼を打てば、健康状態が劇的に変わるという考え方に理解を示すようになったが、その一方で、「経絡」や「気の流れ」の存在に対してはきわめて懐疑的だった。経絡にせよ、気の流れにせよ、生物学、化学、物理学の観点からは理解できない古い伝統にもとづく概念である。気に対する西洋の不信と東洋の自信という鮮明な対立が生じた理由を探っていくと、これらふたつの伝統が、それぞれどんな道のりをたどってきたか、そしてとくに解剖というテーマが、西洋と東洋とでどのように扱われてきたかという問題に行き当たる。

中国の医療は、人体の解剖を許さない社会のなかで生まれた。人体の内部を見ることができなかったため、中国の人びとは、自分たちを取り巻く世界の様子にもとづき、おおむね想像によって、人体の解剖学的構造についてのモデルを作り上げた。たとえば人体には三百六十五の部分があるとされていたが、それは一年が三百六十五日であるからにすぎない。また経絡が十二あるとされるのは、中国には十二の大河があることに由来するという。要するに、人体は、それ自体の実在性という観点からではなく、宇宙というマクロコスモスに照応するミクロコスモスという観点から捉(とら)えられたのである。

古代ギリシャの人びとも、医療研究のために人体を用いることはなかったが、著名な医師のなかには、人間の身体を知るためにはその伝統を破らなければならないと考える人たちも多かった。たとえば紀元前三世紀にはアレクサンドリアのヘロフィロスが、脳それ自体と、脳と神経系とのつながり方を探った。彼はまた、卵巣(らんそう)と輸卵管の存在を明らかにし、子宮は女性の体内のいろいろな場所に移動するという、それまで広く信じられていた奇妙な考えは間違いであることを示した。中国の人びととは異なり、ヨーロッパの科学者たちは、医学研究のためには人体を解剖してみる必要があるという考えを徐々に受け入れ、人体の解剖学的構造についてたしかな知識を得る方向で、着実に進歩を重ねた。

十三世紀までには死体解剖が普通に行われるようになり、十四世紀の末にはヨーロッパ全域で、解剖教育のための公開解剖が行われるようになった。十六世紀の半ばには、近代解剖学の父とされるヴェサリウスらの尽力によって、医学教育のために解剖を行うのはごく普通のこととなった。ヴェサリウスは、医師たるもの、人体の構造を知らずして人体を治療するわけにはいかないと論じたが、残念ながら、死体を入手するのは容易ではなかった。このためヴェサリウスはやむなく、一五三六年に、絞首台に吊(つる)されたままになっていた犯罪者の死体を盗んだ。その目的は、研究のための骨格を手に入れることだった。さいわい、肉はほとんど腐れ落ちるか、動物に喰われてなくなっていたので、骨は「靭帯(じんたい)だけによって繋(つな)がっていた」という。こうして一五四三年には、ヴェサリウスの主著『人体の構造について』が刊行された。

ヨーロッパで初期に解剖に取り組んだ人たちは、人体についてごく基本的なことがわかるだけでも、その機能に関して重要な知識が得られることを知った。たとえば十六世紀には、ヒエロニムス・ファブリキウスという解剖学者が、血管に弁がついていることを発見した。となると、血流は一方向にしか流れないはずだ。ウィリアム・ハーヴェイはこの知識にもとづいて、血液は人体内を循環しているという説を唱え、そこから最終的には、酸素、栄養素、そして病気が体内に広がるメカニズムについての明確な知識がもたらされたのである。現代科学は解剖のために次つぎと精巧な道具を開発し、顕微鏡の倍率をどんどん上げて、人体を細かく調べることを可能にした。さらに今日では、内視鏡、X線、MRIスキャン、CATスキャンなどを用いて、ダイナミックに機能する人体を生きたまま見られるようになった――ところがそうなってもなお、科学者たちは、経絡や気が存在するという証拠のかけらさえ見つけられずにいるのである。

では、もしも経絡や気が想像上のものであって実在しないのなら、鍼の効能とされるものは、いったいどんなメカニズムに基礎づけられているのだろうか？　ニクソン訪中から二十年を経てふたたび西洋にもち込まれた鍼だったが、科学者たちは、鍼が鼻炎から歯肉炎、性交不能から赤痢まで、これほど多くの症状に効く理由はわからないと認めざるをえなかった。しかし鍼の鎮痛効果に関しては、いくつか信頼できそうな仮説があった。

第一の仮説は、科学者たちが鍼について考えだすより十年ほど前の一九六〇年代はじめに立てられた、痛みの《ゲートコントロール説》である。カナダ人のロナルド・メルザックとイギリス人のパトリック・ウォールが共同研究を行い、皮膚に与えられた刺激は、ある種の神経繊維によって神経中枢の接合部に伝えられるが、単にそれだけでなく、

「ゲート」を閉じることもできると主張したのである。もしも皮膚に与えられた刺激によってゲートが閉じれば、他の刺激、たとえば痛みなどは脳にたどり着くことができず、痛みとしてはほとんど認知されなくなる。そうだとすると、皮膚に小さな刺激を与えてゲートを閉ざし、大きな痛みの刺激が脳に届かないようにすれば、ほかの理由によって生じた大きな痛みを抑え込めるだろう。痛みのゲートコントロール説は、痛む手足をさすると痛みがやわらぐ理由を説明する説として広く受け入れられている。では、鍼の鎮痛効果は、ゲートコントロール説によって説明できるのだろうか？　西洋の鍼治療師の多くは、鍼を刺すときの小さな痛みによってゲートが閉ざされ、大きな痛みをブロックするのだと主張するが、懐疑的な人たちは、その主張の正しさを裏づけるたしかな証拠はないと指摘する。痛みのゲートコントロール説は、ほかの状況はうまく説明したかもしれないが、鍼の効果がこのメカニズムにもとづくものかどうかは未証明なのである。

鍼の効果を説明する第二の仮説は、強力な天然鎮痛剤として作用する《オピオイド》という化学物質の存在にもとづいている。オピオイドのなかでもとくに重要なものに、エンドルフィンの名前で知られる物質がある。いくつかの研究から、鍼の刺激によって、脳内で実際にこのような化学物質が放出されることが実際に示されている。当然、鍼治療師はこうした研究を歓迎したが、やはり懐疑的な人たちはいた。そういう人たちは、鍼を打つことで鎮痛効果が得られるほどのオピオイドが放出されるかどうかはわからないと言い、また、エンドルフィンと鍼のあいだに何の関係も示せなかった研究もあることを指摘する。

つまり、鍼の効果を説明してくれそうな仮説は二つあるが、どちらについても医療の主流派を納得させるほどの裏付けは得られていないということだ。そのため科学者たちは、どちらかの説を受け入れるのではなく、さらに研究を進める必要があると考えた。その間にも科学者たちは、鍼の鎮痛効果を説明するまったく別の説を提唱しはじめた。実際、もしもその第三の説が正しければ、鎮痛効果のみならず、鍼の利益とされるものすべてが説明できてしまう可能性があった。鍼治療師には気の毒だが、その第三の説によれば、鍼の影響とされているものはすべて、論争にまみれた長い歴史をもつ《プラセボ効果》という医療上の現象だということになってしまうのである。

ある意味では、プラセボ効果に頼る治療法はすべて、医療として不正である。実は十九世紀にあったインチキ療法の多くは、プラセボ効果をうまく利用した治療法だった。そこで次の節では、プラセボ効果とは何かを探り、鍼もこれと関係があるのかどうかを見ていくことにしよう。もしも鍼の効果のように見えるものが、プラセボ効果によってすっかり説明されてしまうなら、二千年の歴史をもつ中国の医療技術は水の泡となる。一方、もしもプラセボ効果によっては鍼の効果を説明できないのなら、医療の主流派は、鍼をまじめに受け止めなければならない。

◎プラセボの威力

アメリカ合衆国憲法の制定後、医療の分野ではじめての特許が、一七九六年にイライシャ・パーキンスという医師に与えられた。その発明は、患者から痛みを取り除いてくれるという、二本の金属棒だった。《引っ張るもの(トラクター)》と名づけられたその棒は、患者の体内に挿入するのではなく、痛む部分を数分間ほどこするようにして用いる。こすっているあいだに、棒が「苦痛の根源である有害な電気の流れを取り除く」とされた。その少し前に、ルイジ・ガルヴァーニが、生物の神経は「動物電気」に応答することを示したため、「電気の原理にもとづく医療」が流行し、パーキンスのトラクターはそんな流行に乗った道具のひとつだった。

トラクターを使えばさまざまな痛みが取れるのみならず、この装置は、リウマチ、痛風、麻痺(まひ)、筋力低下にも効果があるとパーキンスは主張した。まもなく彼は、治療に満足した患者は五千人にのぼると大言壮語するようになり、いくつかの医学校やジョージ・ワシントンら著名人の支持も得て、その名声はうなぎ登りに高まった。たとえばワシントンは、大枚をはたいて一組のトラクターを購入している。その後、パーキンスの息子ベンジャミンがロンドンに移り住んだため、トラクターはヨーロッパに持ち込まれ、ベンジャミンはロンドンで『人体に対する金属トラクターの影響』という本を出版した。パーキンス父子はこの装置のおかげで一財産を築いた——トラクター療法で患者から高額の医療費を受け取ったばかりか、ほかの医師たちに、一組あたりギニー金貨五枚でこれを販売したのである。またパーキンス父子は、トラクターが高額なのは稀少な合金でできているからだと言い、その合金が病気を癒す鍵とみられた。

しかし、すでに引退していたジョン・ヘイガースというイギリスの医師が、トラクターの奇跡的治療効果に疑問を抱いた。ヘイガースは、当時貴族に人気の健康リゾートだったバースに住んでいたので、パーキンスのトラクターのおかげで病気が治ったという話を年中耳にしていた。当時はそれほどまでに、この治療法が大流行していたのである。ヘイガースは、パーキンスのトラクター療法を受けた人たちの体調がたしかに改善していることは認めたが、装置そのものについては、早い話がイカサマで、治療効果は心理的なものではないかと考えた。信じやすい患者たちは、評判も高く、費用も高額なパーキンスのトラクターには効き目があるにちがいないと信じ切っていたので、体調が良くなったと思い込んだだけではないのだろうか？ この説を検証するために、彼はある仲間の医師に手紙を書き、次のような提案をした。

もしもその効果にしっかりした基礎があるなら、この治療法の評判を支持するために、そしてもしもその効果が単なる思い違いなら、人びとの考えを正すために、公正に調べてみようではありませんか。……本物のトラクターとまったく区別がつかないように、偽(にせ)のトラクターを作ってください。そして秘密は厳守してください。患者に対してだけでなく、すべての人に対して秘密にするのです。両者の効き目を公正に試し、本物と偽物のトラクターによる効果を、患者が言ったとおりの表現でしっかりと書き留めてください。

つまりヘイガースは、パーキンスの特殊合金でできたトラクターと、ありふれた金属で作った偽のトラクターとで患者を治療して、結果に何か違いがあるかどうかをみてみようと提案したのである。一七九九年、バースの鉱水病院とブリストル診療所で臨床試験が行われ、まさにヘイガースの予想したとおりの結果になった。本物のトラクターで治療を受けた患者と、偽のトラクターで治療を受けた患者は、まったく同じことを言ったのである。偽の——しかし効き目のある——トラクターのなかには、骨やスレートで作ったものもあれば、喫煙パイプに色を塗っただけのものまであった。これらの材質は電気を通さないため、パーキンスのトラクターの基礎は根底から崩れた。その代わりにヘイガースは、見かけ上のこの効果に別の説明を与えた。「想像するだけで、病気に対して多大な影響が及ぶ」と。

ヘイガースは、もしも医師が治療の効果を患者に信じ込ませることができれば、それだけでも症状は改善する——あるいは少なくとも、改善したと患者に思い込ませることができると論じた。あるとき彼は、肘の関節が動かなくなった女性を、トラクターを使って治療してみた。するとその女性は、治療のおかげで肘が少し動くようになったと言った。しかしよく観察すると、肘は相変わらず動いていないのだが、女性は肩と手首を大きく捻っていたのだった。ヘイガースは一八〇〇年に、『身体疾患の原因と治癒における想像力について』という著作を出版し、パーキンスのトラクターは単なるインチキ療法であり、患者に効果があったとすれば、それは心理的なものであると論じた。今日「プラセボ効果」と呼ばれているものが、はじめて調査の対象になったのである。

《プラセボ》という言葉は、「私は喜ばせるであろう」という意味のラテン語で、チョーサーらの作家は、本心とは裏腹に気休めを言うという意味で用いた。たとえばチョーサーは、「甘言を用いる者は、いつも甘言の歌を歌っている悪魔の司祭なのです」と書いている。プラセボという言葉が、医療上の特殊な意味、すなわち、「偽の治療や、効果のない治療であっても、気休めにはなる場合がある」という意味で使われるようになったのは、ようやく一八三二年のことである。

ここで重要なのは、ヘイガースがプラセボ効果は単なるみせかけにとどまらないことに気づき、本物の治療効果として一役演じていると論じたことである。たとえば、患者がアスピリンを飲むことによって得られる効き目の大半は、この薬の生化学的な効果によるものだが、患者がアスピリンの効果に信頼を置いているか、またはアスピリンを処方した医師を信頼している場合には、おまけとしてプラセボ効果がついてくる。換言すれば、本物の薬によって得られる効き目の大半は薬自体の効果であって、プラセボ効果によるものは一部分にすぎないのに対し、みせかけの薬による効き目は、全面的にプラセボ効果だけからもたらされるということだ。

プラセボ効果が得られるのは、患者がその治療法を信頼している場合だけなので、ヘイガースは、どういう要素がプラセボ効果を大きくするだろうかと考えてみた。そして彼は、医師の評判が高いこと、治療費が高いこと、治療法が目新しいことという三つの要素が、とくにプラセボ効果を高めると結論した。古来、多くの医師たちが、自分の評判を高めることに熱心で、治療費が高いのはそれだけの効果があるからだと主張し、治療法の新しさを力説していることから考えて、医師たちはきっとプラセボ効果の存在に気づいていたのだろう。実際、ヘイガースがこの実験を行う前から、医師たちは何世紀にもわたり、こっそりとプラセボ効果を利用していたとみてまず間違いない。それでも、プラセボ効果についてはじめて本を著し、その秘密を明かしたことはヘイガースの功績である。

十九世紀を通じてプラセボ効果への関心は高まったが、その底力を厳密に調べるためのプログラムがアメリカの麻酔科医ヘンリー・ビーチャーによって作られたのは、ようやく一九四〇年代のことだった。ビーチャーがプラセボ効果に興味をもったのは、第二次世界大戦の末期に野戦病院でモルヒネが足りなくなったときに、せっぱ詰まって恐るべき実験を行わざるをえなくなったことがきっかけだった。ビーチャーは、傷ついた兵士にモルヒネを与えないまま治療する代わりに、生理的食塩水を注射して、強力な鎮痛剤を与えたかのように思い込ませた。すると驚いたことに、患者はすぐさま緊張を和らげ、痛みや苦痛や不安のそぶりをみせなくなったのだ。しかも、その後またモルヒネが不足し、この腕利き（うでき）の医師はたびたびその手を使わざるをえなかったのだが、そのつど同じ効果が得られた。信じられないことに、プラセボ効果は激烈な痛みさえも押え込むらしかった。戦後、ビーチャーはハーバード大学医学部でプラセボ効果に関する大規模な研究プログラムを立ち上げた。彼のプログラムは世界中の何百人という研究者を奮い立たせ、奇跡のようなこの効果の研究に向かわせた。

二十世紀には、プラセボ反応の詳しい研究から、かなり衝撃的な結果も飛び出してきた。とくに、それまでごく普通に用いられていた治療法のなかにも、患者の得る利益はほとんどすべてプラセボ効果だったという場合があることが、まもなく明らかになったのである。たとえば一九八六年には、抜歯後に、超音波による顎（あご）のマッサージを受けていた患者に対し、次のような実験が行われた。超音波は周波数が高いため人間の耳には聞こえないが、抜歯後の腫れや痛みを和らげてくれるらしかった。そこで研究者たちは、患者と医師のどちらにも知らせないまま、その装置を改造し、半数の治療では超音波が出ないようにした。超音波はどのみち人間の耳には聞こえないので、超音波が出ていなくても患者は異変に気づかなかった。すると驚くべきことに、超音波が出ていようといまいと、患者はまったく同じように痛みが和らいだと言ったのだ。つまり、超音波治療による効果は、すべて、もしくはかなりの程度まで、プラセボ効果によるものであって、超音波が出ているかどうかとは関係がなかったのである。ここでヘイガースによる「プラセボ効果を大きくする条件」を思い出して、今の場合に当てはめてみると、超音波装置はたしかに条件を満たしていることがわかる。まず第一に、歯科医がその治療法には効果があるとして患者に勧めたこと、第二に、高価そうな装置に見えたこと。第三に、目新しい治療法であることだ。

いっそう驚くべきは、内胸結紮（けっさつ）という手術の例だろう。これは狭心症の痛みを軽減するために行われていた手術である。その痛みは、酸素が欠乏するために起こる。そして酸素が欠乏するのは、冠動脈が細くなり、十分な量の血液が流れないからである。問題の手術は、内胸動脈をブロックすることにより、冠動脈に流れる血液を増やすというものだった。何千人もの患者がこの手術を受け、術後に痛みが軽減され、以前より激しい運動にも耐えられるようになったと言った。しかし心臓病専門家のなかには、これに懐疑的な人たちがいた。というのも、最終的に死亡した患者を解剖してみると、冠動脈の血流量が増えたことを示す徴候は何も見られなかったからである。もしも血流量がとくに増えなかったのなら、患者の症状はなぜ改善したのだろうか？ プラセボ効果だけによって、それほどの症状緩和が起こりうるのだろうか？ 一九五〇年代の末に、この謎を解明しようと、レナード・コブという心臓の専門家が、今日の目には衝撃的な臨床試験を行った。

コブは、狭心症の患者を二つのグループに分け、一方のグループには通常の内胸結紮を行い、他方に対しては偽の手術を行った――つまり、皮膚を切開して、動脈を露出させたのち、何もせずに元に戻したのである。ここで重要なのは、患者は自分が本物の手術を受けたのか、偽の手術を受けたのかをまったく知らず、手術ではどちらのグループの患者にも同じ傷ができたことだ。手術を受けたのち、どちらのグループでも、患者の四分の三は、痛みが大幅に緩和し、以前より激しい運動にも耐えられるようになったと報告した。信じがたいことだが、本物の手術も偽の手術も、同程度の成功を収めたのだから、手術そのものには効果がなく、患者に及ぼす効き目はすべて、強力なプラセボ効果によるものだったということになる。実際、この手術のプラセボ効果はきわめて大きかったために、どちらのグループに属する患者も、その後薬の使用量を減らすことができた。

この例からするとプラセボ効果は有益そうだが、プラセボ効果が悪影響を及ぼす可能性もあることを忘れてはいけない。たとえば、プラセボ反応だけの効果で具合が良くなったかに感じている患者がいるとしよう。根本的な問題は何も変わっておらず、治療を続ける必要があるにもかかわらず、一時的に症状が改善した患者は、治療を受けようとはしなくなる可能性が高まる。内胸結紮の場合であれば、冠動脈が狭くなっているせいで、酸素の供給量が不足しているという状況は変わっていないのに、患者は偽の安心感を得てしまうだろう。

ここまでの話からすると、プラセボ効果は鎮痛効果だけに限られるのだろうと思うかもしれない——偽の治療のおかげで患者に気力が湧き、痛みを感じにくくなるのだろう、と。しかしそう考えたのでは、プラセボ効果の威力と、それが及ぶ範囲を過小評価することになる。プラセボ効果は、不眠症、吐き気、抑鬱症状をはじめ、実にさまざまな症状に影響を及ぼす。それどころか科学者たちは、身体にまぎれもない生理学的変化が起こることを実際に確かめており、プラセボ効果は、生理機能に直接影響を及ぼすことにより、単なる気の持ちようといったレベルにとどまらない、はるかに広範なものであることが示唆されるのである。

プラセボ効果はときに劇的なものになるため、科学者たちは、実際どういうメカニズムで患者の健康に影響が出るのかを明らかにしようと努めてきた。一説によれば、プラセボ効果は、イワン・パブロフにちなんで「パブロフ反応」と呼ばれる無意識の《条件付け》と関係があるという。パブロフは一八九〇年代に、犬はエサを見てよだれを垂らすだけでなく、いつもエサをくれる人を見ただけでもよだれを垂らすことに気がついた。そこで彼は、エサを見てよだれを垂らすのは自然な反応（無条件の反応）だが、エサをくれる人を見ただけでよだれを垂らすのは、不自然な反応（条件づけられた反応）であり、犬がエサをくれる人物と、エサがもらえることとを結びつけなければ起こらないと考えた。そしてパブロフは、犬にエサを与える前にベルを鳴らすなどすれば、条件付けられた反応を引き起こせるという仮説を立てた。実際にやってみると、条件付けられた犬は、ベルを鳴らしただけでよだれを垂らすようになったのである。これがいかに重要な発見だったかは、パブロフがこの仕事により、一九〇四年のノーベル生理学医学賞を受賞したことからもわかるだろう。

よだれの条件付けは、医療上のプラセボ効果とはおよそ関係なさそうに思えるかもしれないが、その後、やはりロシアの別の科学者たちが、動物の免疫反応も条件付けできることを示した。その研究で使われたのは、弱い毒性をもつ特殊な物質を注射すると湿疹が出るモルモットだった。湿疹を条件付けできるかどうか調べるために、注射をする前に、モルモットを軽く掻いてやることを習慣づけた。すると予想された通り、注射をしなくても皮膚を掻いてやっただけで、注射したときとまったく同じく、モルモットの皮膚が赤く腫れ上がることがわかったのだ。これは実に驚くべきことだった。掻かれることと注射とを強く結びつけるように条件付けされたモルモットは、皮膚を掻かれただけで、あたかも毒を注射されたかのような反応を示したのである。

とすると、もしも人間のプラセボ効果も条件付け反応なら、プラセボ効果が起こるのは、「患者は、医者に診察してもらったり薬を飲んだりすることを、病気が良くなることと結びつけているからだ」ということになる。なんといっても患者たちは、子どものころから、医者にかかって薬をもらえば病気が治るという経験を重ねている。医者が有効成分をまったく含まない薬――いわゆる偽薬――を処方しても、条件付けのおかげで患者に効果が現れることには何の不思議もないだろう。

プラセボ効果に対する別の説明として、《期待説》がある。この説は、治療を受ければ効果があると期待したほうが、治療の効果が上がる可能性は高まるというものだ。条件付け反応説では、プラセボ反応は無意識の心の働きによって起こると考えられるのに対し、期待説では、意識的な心の働きもプラセボ反応に一役買っていることを示唆する。期待説は、さまざまな研究から得られた多くのデータによって支持されているが、そのメカニズムはまだほとんど解明されていない。ひとつ考えられるのは、私たちの期待が、身体の《急性期反応》となんらかの相互作用をする可能性だ。

急性期反応には、痛み、腫れ、熱、昏睡（こんすい）、食欲不振など、さまざまな身体反応が含まれる。かいつまんで言うと、急性期反応とは、怪我をしたときに起こる緊急防御反応をひっくるめて指す言葉である。たとえば、私たちが痛みを感じるのは、体が傷ついているということ、そして傷ついた部分を保護して養生する必要があるということを、体が私たちに教えているからなのである。腫れも私たちの役に立つ。なぜなら、腫れが生じるのは、怪我をした部分に向かう血液の流れが増えるためであり、血流が増えれば傷の治りも早まるからだ。熱が出るのも、体内に侵入した細菌を殺し、体の免疫細胞が働きやすくするのに役立つ。同様に、昏睡に陥るのは、緊急に必要な休養を取らせ、回復を早めるのに役立つし、食欲不振になれば、食べ物を探して歩き回ることもないので、さらに休養を取りやすい。興味深いことに、プラセボ効果がとくに起こりやすいのは、痛み、腫れ、熱、昏睡、食欲不振といった症状に対してなのである。おそらくプラセボ効果は、より基礎的なレベルで私たちの身体にそなわる急性期反応を、「この治療をすれば回復できる」と期待することで抑え込むために、生まれながらにもつ能力なのだろう。

プラセボ効果は、条件付け説と期待説のどちらか一方、またはその両方と結びついているのかもしれない。あるいは、未知の重要なメカニズムが存在する可能性もあるし、既知のメカニズムではあっても、十分に解明されていないものがあるかもしれない。科学者たちは、プラセボ効果の科学的基礎はまだ解明していないが、ヘイガースの初期の仕事にもとづいて、プラセボ効果をできるだけ大きくするにはどうすればよいかは突き止めた。たとえば、患者に薬を投与するときは、錠剤よりも注射のほうがプラセボ効果は大きく、患者が薬を飲むときには、一錠よりも二錠のほうがプラセボ効果が大きい。さらに驚いたことに、不安を和らげるためには、錠剤が緑色のときにプラセボ効果は最大になり、抑鬱を改善するためには、錠剤が黄色いときに最大になる。また、錠剤をもらう相手は、白衣を着た医師のときにプラセボ効果は最大になり、Tシャツを着た医師からもらうとこの効果は小さくなり、看護師からもらえばいっそう小さくなる。大きな錠剤は小さな錠剤よりもプラセボ効果が大きい——ただし、非常に小さい錠剤はそのかぎりではない。また、予想されるように、高級感のある箱に入った錠剤のほうが、質素な箱に入った錠剤よりもプラセボ効果が大きいことがわかっている。

もちろん、今述べたようなことはすべて、平均的な患者の場合である。一人ひとりの患者に実際に現れるプラセボ効果は、当然ながら、その人の信念体系や、それまでの経験に応じてまったく違ったものになる。この効果の出方は患者ごとに異なり、しかもそれによって回復の見込みが大きく変わるため、治療法の有効性を評価するとき、プラセボ効果は見込み違いのもとになる。実際、プラセボ効果の出方は予測不可能なため、臨床試験の結果を容易にゆがめてしまう。したがって、鍼（はり）の（そして医療全般の）真価を明らかにするためには、でたらめな現れ方をし、ときには非常に強力なものにもなるこの不思議な効果の影響を考慮に入れなければならない。研究者たちはそれを達成するために、誰が行っても結果が変わらない臨床試験を開発することになる。

◎盲検法と二重盲検法

臨床試験のなかでも一番単純なのは、新しい治療を受ける患者のグループ（治療群）と、同様の症状で治療を受けない患者のグループ（対照群）とを比較するというものである。理想を言えば、どちらの群にも多数の患者が含まれ、グループへの割り振りはランダムに行われなければならない。そして平均したときに、対照群より治療群のほうで回復の兆しが見えるなら、その新しい治療法にはまちがいなく効果がある……のだろうか？

ここで、臨床試験で効果があるように見えても、それは単なるプラセボ効果である可能性も考慮に入れなければならない。つまり、積極的治療を受けた患者たちは、医療介入を受けているというだけで回復を期待するため、効果があったかのようなプラセボ反応を起こす可能性があるのだ。そのため、右に述べたような素朴な臨床試験のデザインでは、効果のない治療法でも、あたかも効果があるような間違った結果を出しかねない。では、プラセボ効果のせいで混乱が生じる可能性をあらかじめ考慮に入れるには、どんな臨床試験をデザインすればいいのだろうか？

この問いに対するひとつの答えは、その起源を十八世紀のフランスまでさかのぼることができる。当時フランツ・メスマーという人物が驚くべき主張をしたのである。今日では、メスマーといえば催眠術（メスメリズム）を連想するが、彼の存命中は、磁気は健康に良いとする説を提唱したことで有名だった。メスマーは、患者の「動物磁気」を操作すれば、さまざまな病気を治すことができると主張した。たとえば、磁気的な処理を施した水を患者に与えるという方法があった。その治療はまさしく効果絶大だった。磁気的に処理されたという水を飲んだ患者は、ひきつけや失神まで起こし、それが治癒（ちゆ）への一歩だとされた。しかし、いったいどうすれば水を磁化できるのか、磁気がなぜ人間の健康に影響するのかが不明であるとして、この説を批判する人たちもいた。批判的な人たちは、メスマーの患者たちの反応は、彼の言葉を信じているから引き起こされただけだと考えた。今日的な表現をすれば、メスマーの治療法は、プラセボ効果を利用しているというのである。

一七八五年には、ルイ十六世の命により、メスマーの主張の正否を調べるための調査委員会が組織された。ベンジャミン・フランクリンも参加したその委員会は一連の実験を行った。ある実験では、メスマーの磁化水を入れたコップがひとつ、ただの水を入れたコップが四つ用意された――どのコップも見た目はまったく同じだった。そして、どのコップに何が入っているかを知らないボランティアの被験者が、五つのうちから適当にコップを取って中身を飲んだ。ある女性被験者は、コップの中身を少し飲むなり失神したが、実はその女性が飲んだのはただの水だった。失神した女性は、自分は磁化水を飲んだものと思い、それを飲めばどうなるかを知っていたため、体がそれにふさわしい反応をしたとみて間違いなさそうだった。

実験がすべて終わってから調査委員会が結果を調べてみると、ただの水か磁化水かによらず、被験者はまったく同じ反応をしたことが明らかになった。そこで調査委員会は、磁化水はただの水と同じであると結論した。磁化水には効果がなかったのである。またこの委員会は、磁化水の効果といわれるものは、被験者の期待によって引き起こされたものだと述べた。今日なら、磁化水の効果はプラセボ効果だと言うところだろう。要するに、この調査委員会は、メスマーの治療法は医療として不正であると結論したのである。

しかしこの調査委員会は、プラセボ効果が医療全般に広がっているとまでは考えなかったため、この十四年後に行われたヘイガースによるトラクターに関する研究が、医療におけるプラセボ効果の役割を公式に認めた最初の研究とされている。とはいえ、ルイ十六世の調査委員会は、まったく新しいタイプの臨床試験をデザインすることにより、医療の歴史に大きな足跡を残した。この実験で切り開かれた突破口は、磁化水と普通の水とを、まったく区別のつかないコップに入れて、被験者には、自分の受けている治療が本物なのか偽物（にせもの）なのかわからないようにしたことだった。被験者たちは《目隠しされている（ブラインド）》と言われた。

ブラインドの考え方は臨床試験全体にあてはめることができ、この手続きに従った試験を《盲検（ブラインド・テスト）》と言う。たとえば、新しい錠剤の試験を行う場合なら、治療群の患者にはその錠剤が与えられ、対照群の患者には、見かけは同じだが有効成分を含まない錠剤（いわゆる偽薬（プラセボ））が与えられる。ここで重要なのは、患者は自分が治療群に入っているのか対照群に入っているのかを知らず、治療を受けているかどうかという情報に関して、目隠しされているということだ。患者が、治療群と対照群のどちらに含まれているかによらず、本物の錠剤を与えられている可能性だけでプラセボ反応が起これば、両群ともに改善の兆しが認められるだろう。しかし、本物の錠剤にプラセボ効果だけにとどまらない真の効果があれば、治療群では対照群よりも大きな改善の兆しが認められるはずだ。

盲検では、対照群と治療群のどちらの患者にも、まったく同じ対応をすることが決定的に重要になる。どんな小さな違いでも、患者の回復に影響を及ぼし、試験の結果が不公正になりかねないからである。そのため、見かけ上区別できない薬を与えるのはもちろんのこと、どちらの群も、同じ場所で治療し、同じ水準の看護を受けなければならない。そうした要因のすべてが、いわゆる《非特異的効果》に関与する。非特異的効果は、治療の状況によって引き起こされる効果で、治療そのものによって直接的に引き起こされる効果ではない。非特異的効果は、プラセボ効果までも含む包括的な用語である。

どちらの群も、観察のされ方まで含めて、まったく同等の扱いを受けなければならない。なぜなら一般に、詳細に観察されると、観察される人物の健康状態や成績に良い変化が起こることがわかっているからだ。この効果は、米国のウェスタン・エレクトリック社のイリノイ州ホーソン工場で行われた研究にちなんで、ホーソン効果として知られている。労働環境が工場の生産性に及ぼす影響を調べたいと考えた研究者たちは、一九二七年から一九三二年にかけて、この工場の人工照明を増やしたり減らしたり、室内の温度を上げたり下げたりしてみた。すると驚いたことに、何をどう変化させても、工場の生産性は上がったのである。その理由のひとつは、何が変化したにせよ、ともかくも状況が改善されたのだろうと労働者が期待したためだった。また別の理由として、クリップボードをもった専門家に観察されているのを労働者が知っていたこともある。臨床試験からホーソン効果を完全に取り除くのは難しいが、公正な比較をするためには、少なくとも、ホーソン効果が治療群と対照群とで同じになるようにしなければならない。

対照群と治療群の条件をまったく同じにすれば、患者が本物の治療を受けているのか偽の治療を受けているのかわからないように、目隠しをしたことになる。しかしそれだけでなく、治療（または偽治療）を行う側にも目隠しをすることが重要だ。つまり、治療にあたる医師たちにも、自分が投与しているのは偽薬なのか、それとも有効成分を含む薬なのか知らせないようにする必要がある。なぜなら、自分の施している治療が偽物だとわかっていれば、医師のしぐさや熱意、声の調子などに影響が出て、知らず知らずのうちに、患者にその薬は偽物だと気づかれる恐れがあるからだ。当然、情報が漏れれば患者の目隠しがはずれ、臨床試験そのものの信頼性も崩れる。対照群の患者は、自分がもらっている薬は偽物だと勘づき、プラセボ反応を示さなくなるだろう。逆に、本物の治療を受けている患者はそんな疑いをもたず、プラセボ反応を示すだろう。こうして試験は不公正なものになってしまう。

しかし、もしも患者と医師の両方が、投与されている薬は偽物か、効果の期待される本物の薬かを知らなければ、試験の結果には、どちらの期待も影響しない。このタイプの公正な試験は、《二重盲検法（ダブルブラインド・テスト）》と呼ばれている。ここで、第I章で述べたいくつかの点を含めて、理想的には臨床試験はどのように行われるべきかをまとめておこう。

1　対照群と治療群とが比較されること。
2　どちらの群にも、十分に多くの患者が含まれること。
3　群への割り振りは、ランダムに行われること。
4　対照群には偽薬を与えること。

5 対照群と治療群とを同じ条件下に置くこと。

6 患者には、自分がどちらの群に属しているかわからないようにすること（患者に目隠しをする）。

7 医師が患者に施す治療が、本物か偽物かを、医師も知らないようにすること（医師に目隠しをする）。

以上の条件をすべて満たすものは、ランダム化プラセボ対照二重盲検試験と呼ばれ、医療に関して考えられるかぎりもっとも信頼できる臨床試験とみなされている。今日多くの国々で新しい治療法の認可に責任をもつ組織は、この方法で行われた研究結果にもとづいて判断を下すのが普通である。

しかし、これと密接に関係しているが、偽薬を使わずに行われる臨床試験がある。たとえば、一定の効果をもつ薬剤がすでに治療に使われている症状に対し、研究者が新薬を試験したい場合などがそれである。4の条件を満たそうとすれば、対照群の患者には偽薬しか与えられないため、一定の効果をもつ既存薬さえも投与できなくなり、倫理に反する。そこでこうした場合には、対照群には既存薬を投与し、そうして得られた結果と、新薬を投与した治療群の結果とを比較する。つまり、対照のために、偽薬ではなく既存薬を使うのである。その場合にも、ランダム化や二重盲検化など、他の要件はやはりり満たさなければならない。

医療研究において、このタイプの試験がもつ価値は計り知れない。これとは異なるタイプの試験で得られた結果を考慮に入れる場合もあるが、「これこれの症状に対し、この治療法に効果はあるのか？」という、決定的に重要な問いに答えるための証拠としての信頼性は低いとみなされるのが普通だ。

さて、鍼に話を戻して、一九七〇年代から一九八〇年代にかけて行われた臨床試験を改めて吟味してみよう。それらはどんな水準の臨床試験だったのだろうか？ きちんと盲検化されていたのだろうか？ 報告された鍼の効果は、単なるプラセボ効果ではなかったのだろうか？

当時行われた鍼の臨床試験がどういったタイプのものだったかを知るための好例として、一九八二年にリチャード・コアン医師とそのチームによって行われたものを取り上げよう。彼らは、鍼が頸部痛（けいぶつう）に効くかどうかを調べたいと考えた。この研究では、治療群は鍼による治療を受けている十五人の患者、対照群は、治療の順番待ちをしている十五人の患者だった。試験の結果は、鍼の支持者にとっては明々白々たるものに見えたことだろう。鍼の治療群では、八十パーセントの患者が症状が改善したと報告したのに対し、対照群では、良くなったという患者はわずか十三パーセントにとどまったのだ。治療群の改善は著しく、摂取する鎮痛剤が半減したのに対し、対照群では、鎮痛剤の減り方はわずか十分の一にとどまった。

鍼治療群と対照群の結果を比べれば、鍼治療群の改善の程度は、いかなる自然治癒によっても説明できないほど大きい。しかし鍼の効果は心理的な要因によるものなのか、生理学的なものなのか、あるいはその両方が関係しているのだろうか？ 鍼を打つことが引き金となって、まぎれもない治癒のメカニズムが働いたのだろうか？ それとも、鍼はプラセボ反応を引き起こしただけなのだろうか？ 後者の可能性は、まじめに取り上げてみなければならない。なぜなら鍼には、尖（とが）った針、軽い痛み、軽度の侵襲性（身体を傷つけること）、異国情緒があること、古代の知恵にもとづく治療法であること、派手なメディアの報道など、プラセボ効果が起こるために理想的な条件がそろっているからだ。

そのためコアン医師の臨床試験には、一九七〇年代から一九八〇年代にかけて行われたその他多くの臨床試験と同じく、鍼の効果は本物なのか、それともプラセボ効果にすぎないのかを確定できないという問題があった。鍼が本当に有効なのかどうかを知るためには、対照群の患者に偽の鍼を打てれば理想的である。その偽の鍼は、本物の鍼とまったく同じに見え、なおかつ効果のないものでなければならない。ところが残念なことに、偽の鍼を用意することは非常に難しいのである。鍼のように見えて、鍼ではない治療法などあり得るだろうか。患者が鍼を打たれているかどうかわからないようにするには、どうすればいいのだろう？

普通の薬の臨床試験なら、プラセボ対照群はすぐに用意できる。治療群には薬効のある薬を投与し、プラセボ対照群には、見かけは同じだが薬効のない偽薬を投与すればよいからだ。治療群には有効成分を含む薬を注射し、プラセボ対照群には生理的食塩水を注射してもよい。しかしあいにく鍼(はり)の場合には、それに相当するものがなかったのだ。

しかし、やがて研究者たちは、本物の鍼を打たれているように患者に信じ込ませる方法が二つあることに気がついた。ひとつは、多くの鍼治療師がやるように一センチメートル以上の深さに鍼を打つのではなく、ごく浅く打つことだ。そうすれば、鍼を打ってもらった経験のない患者には、本物の鍼を打たれているように見えるが、中国の理論によれば、鍼が経絡に届かなければ治療効果はない。そこで研究者たちは、対照群では鍼を浅く打ち、治療群では正しい深さに鍼を打つという試験方法を提案した。治療群も対照群も、プラセボ効果は等しく効き目を現わすが、もしも本物の鍼にまぎれもない生理学的効果があるなら、治療群には対照群よりも相当大きな効果が現われるはずだ。

もうひとつは、経穴をはずして鍼を打つという方法である。中国の伝統理論によれば、経穴をはずして鍼を打っても、患者の健康には影響がない。的はずれなところに打った鍼は、経験のない患者には本物の鍼のように見えても、中国の理論によれば、経絡に触れなければ医療としての効果はない。こうして、対照群には経穴をはずして鍼を打ち、治療群には正しい位置に鍼を打つという臨床試験がいくつか計画された。治療群も対照群も、プラセボ効果はまったく同じように効き目を現わすが、もしも治療群にそれを上まわる改善が認められれば、それは鍼のおかげだと言えるはずである。

こうして二種類の偽鍼——経穴をはずして鍼を打つものと、ごく浅く鍼を打つもの——が考案された。一九九〇年代には、鍼に懐疑的な人たちが、偽鍼を使ったプラセボ対照比較試験によって大がかりな再調査を進めた。多くの鍼治療師にとって、そんな研究はするまでもなかった。なぜなら彼らの見るところ、患者に治療効果があるのは明白だったからである。そのため鍼治療師たちは、鍼はすでに十分な根拠に支えられていると主張した。それでもなんとかプラセボ対照比較試験に参加してくれるように求めると、鍼治療師たちは、溺れる者は藁にもすがるとはこのことだとか、代替医療に対して良くない偏見をもっているなどと言って、懐疑的な人たちをなじった。しかし、プラセボ対照比較試験の確かさを信じる研究者たちは引き下がらなかった。彼らは疑いを表明し続け、信頼性の高い臨床試験を行って自らその有効性を証明しないかぎり、鍼療法はいつまで経っても怪しい治療のままに留まるだろうと論じた。

鍼をきちんと臨床試験にかけることを求める人たちの願いは、一九九〇年代に欧米で行われた何十件ものプラセボ対照比較試験によってついに叶えられた。誰が正しく、誰が間違っているのかを解明すべく、臨床試験は厳密に遂行された。はたして鍼は、色覚障害から百日咳まで、あらゆる病気を治すことのできる奇跡の治療法なのだろうか?

それともプラセボ効果だけに頼った治療法にすぎないのだろうか？

◎試験される鍼療法

二十世紀中には、鍼に関する新しい臨床試験の結果が出はじめた。これらの臨床試験は、それまでのものとくらべて全般にレベルが高く、なかには従来試されたことのない条件下で鍼の効果を調べるものもあった。こうして多くの新知識が得られたため、WHOは、すべての研究を総括して、なんらかの結論を示すという困難な仕事に着手した。先述のように（九三―九四ページ参照）WHOはすでに一九七九年の段階で、二十種類以上の症状について、鍼には効果があるとする非常に肯定的な評価を出していたが、次つぎと出はじめた新しいデータに照らして状況を見直す必要に迫られたのである。結局、WHOチームは二百九十三の研究論文から得られたデータを検討し、二〇〇三年にはその結果を、『鍼――対照臨床実験に関するレビューと分析』と題する報告書として発表した。この新しい報告書では、さまざまな症状について鍼を支持する根拠の質と量を評価したうえで、病気や障害を四つのカテゴリーに分けて結論がまとめられた。第一のカテゴリーには、鍼を支持する科学的根拠として、もっとも説得力のあるものが得られた症状が、第四のカテゴリーには、もっとも説得力のない科学的根拠しか得られなかった症状が集められた。

1 「対照試験により鍼の効果が証明された症状」
つわりや脳卒中など二十八の症状がこれに含まれる。

2 「鍼には効果があることが示されているが、さらなる証明が必要とされた症状」
腹痛や百日咳など、六十三の症状がこれに含まれる。

3 「治療効果があることを示した対照試験が存在するというだけにとどまるが、通常医療による治療が難しいため、鍼を試みる価値がある症状」
色覚障害や難聴など、九つの症状がこれに含まれる。

4 「鍼治療を行う者が、特殊な現代医療の知識をもつ場合にかぎり、鍼が試されてもよい症状」
幼児の引きつけや昏睡（こんすい）など、七つの症状がこれに含まれる。

つまり二〇〇三年のWHO報告書は、鍼は九十一の症状について治療効果のあることが「証明された」、または「示されている」と結論し、さらに十六の症状については、控えめな肯定、あるいはどちらとも言えないという結論を示したのである。また、この報告書では、鍼を用いるべきではないとされた症状はひとつもなかった。WHOは鍼に対し、一九七九年の報告書をいっそう強化するような、誰の目にも明らかな承認を与えたのである。

この報告書をもって、鍼をめぐる論争は終わったと考えた人がいたのも当然だったろう。なんといっても、WHOは医療に関する国際的権威である。鍼は、きわめて効果的な医療であることが立証されたかに思われたことだろう。しかし実を言えば、状況はそれほど単純ではなかった。残念ながら、以下で見ていくように、二〇〇三年のWHO報告書には、衝撃的なまでの虚偽誇張があったのである。

WHOは、鍼の有効性を判定するにあたって二つの大きな過ち(あやま)を犯した。第一の過ちは、臨床試験から得られた結果はすべて考慮に入れたことである。このように言うと、批判せんがために屁理屈(へりくつ)をこねているように聞こえるかもしれない。なぜなら、一般には、大勢の患者が参加した多数の臨床試験から得られた結果をたくさん考慮に入れたほうが、より正確な判定が下せるものと思われているからだ——「人多ければ楽しみ多し」と諺(ことわざ)にも言うように。しかし、ずさんな臨床試験を考慮に入れれば、その試験から得られた結果は事実とは異なるため、最終的な結論を歪め(ゆが)てしまう。そんなわけで、W

HOが求めたような総合報告を得るためには、厳格に行われた臨床試験だけを取り上げるなど、一定の水準を課したほうが、信頼性の高い報告が得られただろう。ところが、WHOは、臨床試験に課すべき水準を低く設定し、その時点までに行われた臨床試験のほとんどすべてを取り上げた。そのため最終的に得られた結論は、信頼するに足りない結果の影響を大きく受けてしまったのである。

第二の過ちは、中国で行われた多数の臨床試験を考慮に入れたことである――それらは除外したほうがよいような質のものだった。ちょっと考えると、中国の臨床試験を除外するのは不公正だし、差別ではないかと思われるかもしれない。しかし中国の鍼研究をめぐっては、大きな疑惑があるのだ。一例として、麻薬やアルコールなどの依存症に対する鍼の効果についての研究を挙げよう。西洋で行われた臨床試験では、わずかに肯定的なものと、どちらともいえないもの、そして否定的なものが混在し、全体としては否定的な結果となっている。それに対して、中国で同様の医療介入に関して行われた臨床試験では、いつも決まって肯定的な結果が得られているのである。鍼の有効性が洋の東西で変わったりはしないだろうから、こうした食い違いが生じるのはおかしい。西洋の研究者、または東洋の研究者の、どちらかが間違っているにちがいない。実は、東洋の研究者のほうに問題があると考えるだけの理由がある。それをひとことで言えば、彼らの得た結果は、真実であるにしてはあまりにも良すぎるのである。この批判は、中国で得られたあらゆる結果を、注意深く統計的に調べた結果からも裏づけられている。その統計的調査によると、あらゆる合理的な疑問を超えて、中国の研究者たちは、いわゆる《発表バイアス》の問題を抱えているのである。

発表バイアスとはどういうものかを説明するに先だち、それは必ずしも故意に詐欺を働いたということではないという点を力説しておかなければならない。なぜなら、ある結果を出さなければと、知らず知らずのうちにプレッシャーを受けているせいで発表バイアスがかかるような状況は、容易に想像できるからだ。鍼の臨床試験で、鍼には効果があるという肯定的な結果を出した中国人研究者がいるとしよう。鍼は中国にとって大きな威信の源だから、その研究者は胸を張って、すぐさまその結果を専門誌に発表するだろう。その研究のおかげで昇進するかもしれない。ところがその一年後に別の臨床試験を行ったところ、今度は、鍼には効果がないという、その研究者にとっては明らかに残念な結果になったとしよう。重要なのは、この第二の研究結果は、さまざまな理由から、発表されずに終わる可能性があるということだ。その研究者は、すぐに結果を発表しなければとまでは思わないかもしれないし、否定的な結果を発表したところで、そんな論文は誰も読んでくれないと思うかもしれない。また、その臨床試験は失敗だったのだと自分に言い聞かせようとするかもしれないし、こんな結果を出しては、同僚たちをがっかりさせてしまうと思うかもしれない。理由はどうであれ、最終的にその研究者は、第一の臨床試験で得られた肯定的な結果だけを発表し、第二の臨床試験で得られた否定的な結果は引き出しにしまい込んでしまう。これが発表バイアスである。

このようなことが中国全土で起これば、発表された肯定的な臨床試験は何十件にものぼり、発表されなかった否定的な臨床試験もやはり何十件にものぼるだろう。WHOは中国での研究を多数含む文献にもとづいて総合報告を行ったために、結果を歪めてしまった。その総合報告には、発表されなかった否定的な臨床試験の存在が、まったく考慮されていなかったのである。

WHOの報告書には、バイアスのせいで事実とは異なるものになってしまったこと以外にも問題がある。この報告書は、冠動脈疾患のような重い病気をはじめ、あらゆる症状に対して鍼の有効性を認めたという点で、危険でさえあるということだ。では、WHOはいったいどういうわけで、そんな無責任な報告書を作ってしまったのだろうか？

WHOは、これまで通常医療に関しては立派な取り組みをしてきたが、こと代替医療に関するかぎりは、真実よりも政治的公正を重んじているようにみえる。その背景として、まず第一に、鍼を批判すれば、中国や、古代の叡智（えいち）や、東洋の文化全般を批判したと受け取られかねないという事情がある。それに加えて、科学研究について総合報告を行うために専門家委員会を組織するときには、普通は、その分野に精通しているというだけでなく、さまざまに異なる意見をもつ専門家に入ってもらうのがルールである。そして決定的に重要なのは、批判的に考えることのできる人物――審議の全プロセスに疑いの目を向け、疑問を発することのできる人物――が含まれていなければならない。そうでなければ、委員会の審議などは、時間と金の無駄遣いだろう。ところがWHOの鍼調査委員会には、鍼に批判的な人物はただの一人も含まれず、鍼の効果を信じる人たちだけで構成されていたのである。そういう人たちに客観的な評価ができなくても驚くにはあたらないだろう。とくに懸念されるのは、その報告書の起草および改訂にあたったのは、さまざまな病気の治療に鍼を用いることを全面的に認めている、北京大学統合医療研究所名誉所長、謝竹藩医師だったことだ。一般論としても、医療上の総合報告の執筆者に、これほど重大な利害関係のある人物をあてるべきではない。

しかし、鍼についての膨大な臨床試験を適切に評価したいときに、WHOが信用できないというなら、いったい私たちは誰を信用すればいいのだろうか？　さいわい、世界各地に散らばる研究者たちが独自の調査結果を示し、WHOの失敗を補うという仕事に乗り出してくれた。これらの研究者グループのおかげで、私たちはついに、これまで引きずってきた次の疑問に答えられるようになったのだ。

鍼に効果はあるのだろうか？

◎コクラン共同計画

医師たちは、臨床試験で得られた新しい結果を年間何百件も突き付けられる。その内容は、主流の治療法を再検討するものから、議論のある代替医療の検証にはじめて取り組むものまでさまざまだ。ある病気に対するどれかの治療法に的を絞った臨床試験が複数あることも多く、結果の解釈が難しいこともあれば、結果が互いに矛盾することもある。患者の治療には時間がいくらあっても足りないから、医師がすべての研究論文に目を通し、自分なりの結論を出そうとするのは非現実的で無理というものだろう。その代わりに、医師たちが厚い信頼を置いているのが、医療に関するあらゆる研究を理解することに力を尽くし、医師たちが患者に最善の治療法をアドバイスするために役立つ論文を発表している学者たちだ。

そのなかでも、もっとも有名でもっとも信頼されているのが、オックスフォード大学に本部を置くコクラン共同計画である。コクラン共同計画は、《科学的根拠にもとづく医療》という考え方に忠実に従い、臨床試験やその他の医療研究を調査し、どの症状にはどの治療が間違いなく効くのかという情報を提供することを目標にしている。鍼に関するコクラン共同計画の調査結果を紹介するに先立ち、この組織がいかにして誕生したのか、そして、なぜそれほどまでに高い評価を得ているのかをざっと見ておくことにしよう。コクラン共同計画はたしかに高い評価に値するとわかれば、読者のみなさんにとって、本章でこれから明らかにされる鍼についての結論も受け入れやすくなるだろうと思うからである。

　コクラン共同計画という名称は、スコットランド人のアーチボルド（アーチー）・コクランに由来する。コクランは一九三六年に、ユニヴァーシティー・カレッジ・ロンドン病院で行っていた医学研究を中断し、野戦救急部隊の一員としてスペイン内戦に従軍した。その後、第二次世界大戦では、英国陸軍衛生隊の大尉としてエジプトに向かったが、一九四一年に捕虜になり、戦争が終わるまで、仲間の捕虜たちの治療に当たることになった。彼が《科学的根拠にもとづく医療》の重要性に気づいたのは、このときのことである。のちにコクランは、捕虜収容所の当局は、患者をどう治療するかはきみに任せると言って励ましてくれたと、次のように述べた。「どの治療法を使うかについては、かなりの程度まで自由に決めることができた。ところが私は、どんな治療法をどんなときに使えばいいのか知らなかった。私は自分の無知のせいで、せっかくの自由をむざむざ無駄にすることになった」。もっと知識を得て力をつけようと、彼は仲間の捕虜たちに相談して、独自に臨床試験を行うことにした――壊血病にはどの治療法が最善かを知るためにジェイムズ・リンドが行った臨床試験のことを話して、仲間たちの支持を得たのである。

コクランは科学的方法と臨床試験の重要性を熱く説いたが、それと同時に、人間的な思いやりが医療においてどれほど大切かを知り抜いていたということは言っておかなければならない。彼の生涯を通じてそれを示す例は枚挙にいとまがないが、とくに胸を打つのは、戦争捕虜としてドイツのエルステルホルストにいたときのエピソードだ。このとき彼は、「瀕死（ひんし）の状態で泣き叫んでいた」ひとりのソヴィエト兵士を治療するという絶望的な立場に立たされた。コクランにできたのは、アスピリンを与えることぐらいだった。のちに彼はこのときを振り返って、次のように書いた。

とうとう私はたまらなくなってベッドに腰を下ろすと、両腕でその男を抱きしめた。そのとたん、叫び声がぴたりと止（や）んだ。それから数時間ほどして、彼は私の腕のなかで静かに息をひきとった。彼が泣き叫んでいたのは胸膜炎のせいではなく、孤独のせいだったのである。私はこのとき、死にゆく人の看護について、かけがえのない勉強をさせてもらった。

戦後、コクランは医学研究において優れた業績を上げた。たとえば南ウェールズの炭鉱労働者の塵肺（じんぱい）を研究し、一九六〇年には、ウェルシュ・ナショナル・スクール・オブ・メディシン（現カーディフ大学医学部）の結核および胸部疾患部門の教授に迎えられた。医学研究者として実績を積むなかで、彼は《科学的根拠にもとづく医療》の大切さと、どの治療法がもっとも効果的かを医師たちに伝えていくことの必要性をますます痛感するようになった。それと同時に、医師たちも、世界中で行われている臨床試験の結果を理解しようと努力してはいるのだが、なかなか思うにまかせないことも知った。そこでコクランは、数多い研究プロジェクトから明確な結論を引き出すことを任務とする組織を設立すれば、医療の進展のためにはなにより役立つだろうと論じた。一九七九年に、コクランは次のように述べた。「意味のあるランダム化比較試験のすべてについて、専門家、またはそれに準じる者によって批判的概要を作成し、その内容を定期的に更新するという作業が組織的に行われていないことは、医療界の大きな問題点として批判されてしかるべきである」

コクランのこの文章のなかでとくに重要なのは、「批判的概要」という言葉である。これは、誰が概要を作成するにせよ、ある治療法がどれかの症状に効くかどうかを判定するためには、個々の臨床試験をどの程度考慮に入れるかを判断する必要があり、その際には、それぞれの臨床試験の重みを批判的に検証しなければならないという意味である。言い換えれば、多数の患者を含み、注意深く行われた臨床試験には重みがあるが、少数の患者しか含まず、あまり注意深く行われていない臨床試験にはあまり重みがなく、ずさんな臨床試験は取り上げてはならない、ということになる。この方法は、今日では

《系統的レビュー》と呼ばれている。系統的レビューは、ある治療法について行われた臨床試験を、厳密な科学的方法によって評価したものである——それとは対極的なのが、WHOが鍼に関して発表したような、無批判に全体を眺めただけの報告書だ。

すでに述べたように、《科学的根拠にもとづく医療》は、臨床試験やその他の情報源から得られる科学的根拠を調べることで、最良の治療法を知ろうとする医療へのアプローチである。系統的レビューは、その時点で得られるかぎりの科学的根拠から結論を導き出すという作業なので、しばしば《科学的根拠にもとづく医療》というアプローチの最終段階として位置づけられる。アーチー・コクランが一九八八年に亡くなったときにはすでに、《科学的根拠にもとづく医療》という考え方と、《系統的レビュー》の方法は、医療界に広く行き渡っていた。しかし、コクランのビジョンが十分に実現されたのは、一九九三年にコクラン共同計画が設立されたときのことである。今日、世界中で十二のセンターがあり、九十以上の国の一万人以上の医療専門家がボランティアとしてこれに参加し、「あらゆる医療領域において、医療介入の有効性について系統的レビューを用意し、それを維持、推進することによって、医師が十分な情報にもとづいて判断を

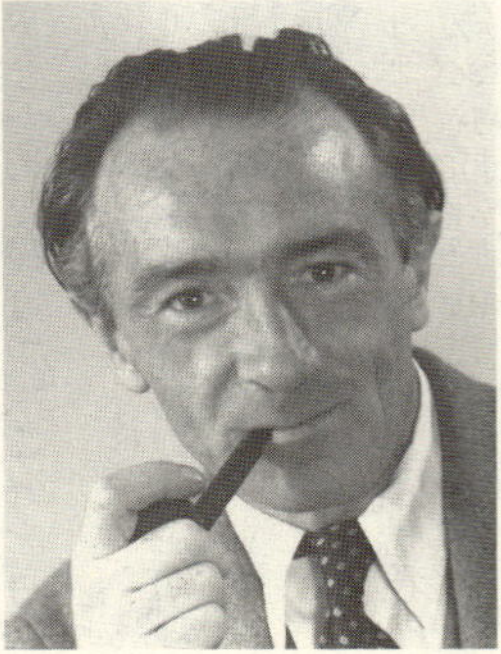
アーチー・コクラン

下すために役立つ」ことを目指して、怒濤のように流れ込んでくる臨床試験の結果に対処している。

コクラン共同計画の発足から十年あまりを経た今日、ライブラリには何千という臨床試験の結果が蓄積され、すでに何百もの系統的レビューが行われている。系統的レビューでは、薬の効果だけでなく、あらゆる治療法の有効性が評価され、予防措置やスクリーニングの価値や、生活態度や食生活が健康に及ぼす影響までも検討されている。コクラン共同計画は、関連企業からは一ポンドたりとも金はもらっていないので、何の有効性に関してであれ、系統的レビューの結論は公表されている。

コクラン共同計画について以上の予備知識を得たことで、利害関係のなさ、厳密さ、研究の質の高さにおいて、この組織がなぜそれほど高い評価を得ているのか理解してもらえたことと思う。以上のことを踏まえれば、鍼に関するコクラン共同計画の系統的レビューで得られた結論は、真相に近いと考えてまず間違いないと言ってよいだろう。コクラン共同計画は、さまざまな症状に対する鍼の効果について、主としてプラセボ対照比較試験で得られた科学的根拠に絞って調査を行い、すでにいくつかの系統的レビューを公表している。

はじめに、鍼治療師にとって悪い知らせから見ていこう。コクラン共同計画の系統的レビューによると、次に挙げる症状のどれについても、鍼の有効性を示す根拠はない。

タバコ中毒、コカイン依存症、分娩誘発、ベル麻痺（顔面神経麻痺）、慢性喘息、心臓発作のリハビリテーション、逆子、鬱病、てんかん、手根管症候群、過敏性腸症候群、統合失調症、関節リウマチ、不眠症、非特異的腰痛、上腕骨外上顆炎、肩痛、柔組織肩損傷、つわり、採卵（体外受精の成功率を高めるために鍼療法が行われている）、緑内障、血管性認知症、月経痛、むち打ち症、脳卒中。コクラン共同計画のレビューは、数十件の臨床試験を調べた結果、これらの症状に対する鍼の効果は単なるプラセボ効果であると結論している。レビューの「まとめ」の部分から、いくつか結論を引用しておこう。

・禁煙を試みる人にとって、鍼およびそれに関連する治療法は役に立たないようだ
・現状では、コカイン依存症に耳鍼が有効だとする根拠はない
・分娩促進のために鍼が有効だとする根拠は不十分である
・これまでに得られた根拠からは、てんかんの治療で鍼を用いることは支持されない

また、鍼に関するコクラン共同計画のレビューでは、これまでに行われた研究の質もたびたび批判されている。たとえば、「ここに含まれる臨床試験の質が水準に達していないため、いかなる結論も引き出すことはできない」などと。しかしいずれにせよ、最終的な結果は変わらない。中国で数千年にわたり使用され、多くの国々で何十年ものあ

いだ科学的に研究されてきたにもかかわらず、右に挙げた病気のどれに対しても、鍼の使用を支持する確固とした科学的根拠はないということだ。

今日、多くの鍼治療院でどんな治療が行われているかを知れば、これは非常に気がかりな結果である。たとえば、イギリス国内の鍼治療師をウェブで検索してすぐに出てきた宣伝文句を見るかぎり、ロンドン中心部にある某鍼治療院では、次の症状のすべてに対して治療が行われている。依存症、不安、循環器系疾患、鬱病、糖尿病、顔のアンチエイジング、疲労、胃腸障害、花粉症、心臓疾患、高血圧、六種類の不妊症、不眠症、腎臓病、肝臓病、更年期障害、月経不順、妊婦の健康管理、陣痛誘発、つわり、逆子、呼吸器障害、リウマチ、性機能障害、副鼻腔炎、皮膚病、ストレス障害、泌尿器障害、減量。これらの症状はいずれも、次の三つのカテゴリーのいずれかに当てはまる。

1　コクラン・レビューによれば、鍼の有効性は臨床試験から得られた科学的根拠によっては支持されない。

2　コクラン・レビューによれば、臨床試験がずさんであるため、鍼の有効性について確かなことは何も言えない。

3　研究方法がずさんで件数も少ないため、コクラン共同計画は系統的レビューを行うことさえできない。

さらに、他の研究機関や大学で行われた系統的レビューでも、コクラン共同計画とまったく同じ結論が得られている。つまり、右に挙げた症状のどれについても、鍼治療にはプラセボを上まわる効果があると考える理由はないにもかかわらず、欧米にある何千もの鍼治療院で、広範な病気の治療法として鍼が勧められているのである。

次に、鍼治療師にとって良いニュースをみていこう。症状によっては、コクラン・レビューで多少肯定的な結果が得られているものがある。妊娠中の背中から腰にかけての痛み、腰痛、頭痛、手術後の吐き気および嘔吐（おうと）、化学療法により引き起こされた吐き気および嘔吐、首の疾患、夜尿症がそれだ。これらの症状については、コクラン・レビューは慎重ながらも楽観的である。要するに、鍼について肯定的な結論が出ているのは、夜尿症を別にすれば、ある種の痛みと吐き気だけだということになる。

これらの症状は、鍼の効果に関するコクラン・レビューのなかでも、とくに肯定的な部類に属するが、コクラン・レビューがこれらに対して鍼で治療することを強く支持しているわけではないということに注意しよう。たとえば、特発性（とくはっせい）の頭痛、つまりこれといった理由もなく起こる頭痛については、コクラン・レビューは次のように述べている。

「これまでに得られた根拠は、特発性頭痛に対する鍼の価値をおおむね支持している。しかし根拠の質と量は不十分である」

科学的根拠は、痛みや吐き気についてさえ、ぎりぎり肯定的なレベルにとどまり、十分な説得力はないため、研究者はもっと明確な結論を得ようと、根拠の質と量を改善することに努力を集中した。実は、本書の著者のひとりであるエッァート・エルンストも、そのために力を尽くしてきた研究者である。エクセター大学の補完代替医療研究グループを率いるエルンストは、医学校時代に鍼を学んで興味をもった。それ以来、彼は中国に鍼治療師たちを訪ね、独自に十件にのぼる臨床試験を行い、他の研究者による鍼の臨床試験を調べて四十件以上のレビューを発表し、このテーマで本を執筆し、現在はいくつかの鍼専門誌の編集委員を務めている。その経歴からも明らかなとおり、エルンストは、鍼という治療法の価値について、公正な立場から自ら調査を行うとともに、批判的な観点から、鍼に関する臨床試験の質を改善するために貢献しようとしている。

臨床試験の質を向上させるためにエルンストがなした最大の貢献は、経穴をはずして鍼を打ったり、浅く鍼を打ったりするより優れた偽鍼を開発したことである。八五ページの写真を見てもらえばわかるように、鍼はたいへん細く、鍼治療師は少し太くなった上部を手で持つ。そこでエルンストとその共同研究者たちは、伸縮式の鍼を提案した。ちょうど芝居で用いる小道具の短剣のように、その鍼は皮膚に突き刺さるように見えて、実は、上部の太くなった部分に引っ込むのである。

エルンストのグループのメンバーである韓国人の朴鐘培（パク・ジョンベ）博士は、伸縮鍼の改良型を提案していくつもの困難を克服した。たとえば、普通の鍼は皮膚に刺さったままその場に立っているが、伸縮式の鍼は、皮膚に突き刺さるように見せかけているだけなので、その場に立たせておくことはできない。この問題を解決するためには、鍼を正しい位置に打ちやすくするために鍼治療師がしばしば用いるプラスチック製の鍼管を利用すればよい。普通は、鍼を刺したあとで鍼管は取り除かれるが、朴は、鍼管の一端を粘着性にして皮膚にくっつけ、鍼を支えるという方法を提案した。また彼は、鍼がそれ自身の内部に引っ込むときに、皮膚に軽く刺激を与えるように伸縮鍼を設計した。こうすると、皮膚に軽い痛みがあるため、患者に普通の鍼が打たれているかのように思わせることができる。

エクセター大学の研究グループがこの伸縮鍼を使ってプラセボ鍼治療を行ったところ、患者は本物の鍼を打たれているものと思い込んだ。患者は、長い鍼を見て、皮膚に軽い衝撃を覚え、鍼が皮膚に突き刺さっているのを目にし、皮膚のその部分にかすかな痛みを感じ、数分ほど鍼を放置され、その後取り除かれるという経験をする。皮膚に浅く打つ鍼も、経穴をはずして打つ鍼も、十分に偽鍼（にせ）とみなせるが、理想を言えば、鍼は実際に皮膚に突き刺さるべきではない。その点において、伸縮鍼のほうが優れた偽鍼といえる。このチームは、鍼の臨床試験で使える申し分のない偽鍼をはじめて開発し、その有効性を立証できたと喜んだが、実は、ドイツの二つのチーム――ハイデルベルク大学とハノーファー大学のチーム——も、それぞれ非常によく似たアイディアを得ていたことがわかり、嬉しさもいくらか割引かれることになった。優れた頭脳は同じようなことを考えていたのである。

伸縮鍼をデザインし、開発し、検証するまでには数年を要した。その伸縮鍼による臨床試験を計画して実施するまでに、さらに数年が経過した。しかしついに、かつて行われたなかでもっとも質の高い鍼の臨床試験の結果が出はじめた。

初期の結論は、鍼治療師にとってはおおむね残念なものだった。慢性的な緊張性頭痛、化学療法による吐き気、手術後の吐き気、偏頭痛の予防などの治療について、本物の鍼のほうが、偽鍼よりも効果があるという説得力のある根拠はただのひとつも得られなかったのである。つまり、これら最新の結果は、より肯定的なコクラン・レビューの結論と矛盾するということだ。もしもその結果が、他の臨床試験でも裏づけられれば、コクラン共同計画も以前の結論を見直して、それほど肯定的ではないものに修正するだろう。この展開はそれほど意外なものではない。かつて臨床試験のやり方がずさんだったときには、鍼に肯定的な結果が得られていたが、臨床試験の質が高まるにつれて、鍼の効果のように見えていたものは消えていった。研究者たちが過去の臨床試験からバイアスを取り除けば取り除くほど、鍼はプラセボにすぎないことが示唆されるようになったのである。もしも研究者が完全無欠な臨床試験を行えるようになれば、そして、もしも臨床試験の質が上がるにつれて鍼の効果が消えるという傾向がこのまま続くなら、最終的には、実は鍼にはほとんど効果がないということになる可能性が高そうだ。

しかし残念ながら、完璧（かんぺき）な鍼の臨床試験を行うことはけっしてできないだろう。なぜなら、理想的な臨床試験は、二重盲検でなければならないからだ。つまり、治療を受ける患者も、治療を行う鍼治療師も、その治療が本物なのか偽物なのかを知らないという状況を作らなければならないのである。そんなことは重要ではないと思うかもしれないが、鍼治療師が患者に対し、おそらくは身振りや声の調子によって、偽鍼による治療が行われていることを無意識のうちに伝えてしまうかもしれない。鍼の鎮痛効果や吐き気を抑える効果について、いくつかの臨床試験から得られているわずかに肯定的な結果は、患者だけしか「目隠し」されていないせいで、わずかに残ったバイアスのために生じた効果かもしれないのである。将来的にこの問題をできるかぎり小さくするためには、臨床試験に参加する鍼治療師に対し、偽鍼が使われていることをうっかり患者に気づかれないよう、明確かつ強力な指導をするしかない。

結論の精度を上げるために、臨床試験で偽鍼を使うことに焦点を合わせる科学者たちがいる一方、ドイツの研究者たちは、試験に参加する患者数を増やすことに焦点を合わせた。ドイツ人が鍼の検証に興味をもつようになったのは、一九九〇年代の末に、ドイツの政府当局が鍼そのものに大きな疑念を表明したためだった。当局は、信頼するに足る科学的根拠がないことから、鍼に対して金を支払い続けることに疑問を投げかけたのである。科学的根拠が得られていないという状況を改善するために、ドイツの連邦医師・社会保険組合委員会は、質の高い鍼の臨床試験を八件行うという劇的な決断を下した。そして、偏頭痛、緊張性の頭痛、慢性腰痛、膝（ひざ）の骨関節症の四つの症状に対して鍼の効果が検証されることになった。これらの臨床試験は、それまでのいかなる鍼の臨床試験よりも多くの患者を含むため、《メガ・トライアル》と呼ばれている。

メガ・トライアルに参加する患者の数は、試験によって二百人から千人以上までの幅がある。どの試験でも、患者は三つのグループに分けられた。第一のグループは鍼による治療を受けず、第二のグループは本物の鍼を打ってもらい、第三の（プラセボ）グループは偽鍼による治療を受けた。この研究者たちは、芝居の小道具の短剣のように伸縮する新開発の偽鍼は使わなかった。このタイプの偽鍼は開発されてまもないため、まだ適切な評価がされていなかったからである。その代わりに、経穴をはずして鍼を打つか、ごく浅く打つ方法が採用された。

メガ・トライアルはなにしろ規模が大きいため、実施にも長い年数を要した。実験が終了したのはごく最近で、得られたデータは今も解析中である。しかし二〇〇七年には、メガ・トライアルのそれぞれの試験から結論が出はじめた。それによると、本物の鍼による治療のほうが、偽鍼よりもごくわずかに成績が良いか、または同じだった。どのレポートにもほぼ次のような文言が含まれている。「偏頭痛の改善に関しては、鍼には偽鍼と同程度の効果しかなかった」。つまり、それまでの傾向が続いたということだ。臨床試験の精度が上がり、信頼性が高まるにつれて、鍼の効果はプラセボにすぎないようにみえてくるのである。

◇結論

鍼に関する研究の歴史は、過去三十年にわたって紆余曲折（うよきょくせつ）があり、今後も研究論文は出続けることだろう。とくに、最近開発された伸縮型偽鍼による臨床試験の結果や、ドイツのメガ・トライアルの結果がより完全な形で報じられるはずだ。しかし、研究の結果はすでに高い水準で矛盾なく合致している。したがって、鍼について現時点でわかっていることは、真実にかなり近いとみてよさそうだ。そこで本章のしめくくりとして、膨大な数の研究から得られた知識をまとめておくことにしよう。

1　気や経絡が実在することを示す科学的根拠はないため、伝統的な鍼の基本的思想は大きな難点をかかえている。

2 過去三十年間にわたり膨大な数の臨床試験が行われ、広範な病気に対する治療としての鍼の有効性が検証されてきた。臨床試験のなかには鍼の有効性を支持するものもあった。しかし残念ながら、そうした臨床試験の多くは、適切なプラセボ対照群を用いておらず、質的にレベルの低いものだった。つまり、肯定的な結果を出した臨床試験のほとんどは、信頼できないのである。

3 質の高い研究だけに絞って行われた信頼できる系統的レビューから、あらゆる種類の病気について、鍼にはプラセボを上まわる効果がないことが示された。したがって、鍼治療院の宣伝を目にしても、いくつかの種類の痛みや吐き気には効く可能性があることを別にすれば実際には効果はないと思ってよい。

4 いくつかのタイプの痛みや吐き気について、鍼を支持する質の高い臨床試験もあるが、質の高い臨床試験で、それとは逆の結論を出しているものもある。要するに、その科学的根拠には一貫性も説得力もなく、どちらとも言いかねる状況である。

この四つのまとめは、指圧（鍼の代わりに指、または棒を使って押す）、灸（ヨモギを挽きつぶしたものを皮膚の上で燃やし、経穴を加熱する）、電気、レーザー、音波による振動を使うものなど、さまざまタイプの治療にもあてはまる。そうした治療法は、基本的に同じ思想に立脚しており、違いはただ、経穴に鍼を刺すか、圧力をかけるか、温めるか、電気を通すか、光を当てるか、振動させるかという点だけである。こういう新型の鍼治療は、旧来の鍼ほど厳密には検証されていないが、全般として、鍼と同様に残念な結果となっている。

以上のことから、もしも鍼が新開発の鎮痛剤と同じように検証を受けたとすれば、有効性が示されず、医療市場への参入は認められないだろう。それにもかかわらず、鍼はおおむね主流医療の外側で、全世界で年間何十億ポンドものビジネスに成長している。鍼治療師は、鍼の有効性を示す根拠もあるのだから、このビジネスは違法ではないと主張するだろう。しかし、これに批判的な人たちは、大半の鍼治療師が、はっきりとした科学的根拠がないまま、病気の治療を行っているのは問題だと言うだろう。また鍼に批判的な人たちは、たとえ治療をするのが痛みや吐き気だけに限られていたとしても、鍼の効果は（効果があったとして）小さいという点も指摘する。もしも鍼の効果が小さくなかったならば、すでに臨床試験ではっきりとそのことが示されているだろう。それに加えて、安定した効き目のある鎮痛剤が売られており、鍼治療を受けるよりもはるかに安価に手に入る。なにしろ鍼は、一回の治療で少なくとも二十五ポンドかかり、ひと通りの治療が終わるまでに何十回も行う必要があることもあるのだから。

医学の研究者たちが、科学的根拠からみて、鍼にはほとんど効果がなさそうだと言うと、鍼治療師たちは、主として次の五つの点を挙げて反論する。これらの論点は、一見すると説得力がありそうだが、実は、その論拠は薄弱である。以下では一つひとつそれを説明していこう。

1　鍼治療師は、ランダム化プラセボ対照比較試験のなかには鍼の有効性を示しているものがあるのだから、そういう結論を無視してよいはずがないと言う。もちろん、そういう根拠は無視されるべきではないが、反対の結果を示す根拠と重みを比較して、裁判で陪審が行うように、どちらの論証がより説得的かを判断しなければならない。そこで両方の根拠の重みを比べてみよう。鍼は、合理的なあらゆる疑問を越えて、広範な病気に効くのだろうか？　答えは「ノー」である。鍼は、合理的なあらゆる疑問を越えて、痛みや吐き気に効くのだろうか？　答えはやはり「ノー」である。鍼は、あらゆる可能性を比較検討したときに、痛みや吐き気に効くと言えるのだろうか？　この問いに関しては、陪審はまだ結論に達していないけれども、時間が経(た)って科学的厳密性が高まるにつれて、科学的根拠の天秤(てんびん)は、しだいに鍼に不利なほうに傾いている。たとえば、本書が印刷所にまわされようという時点で、慢性の腰痛(ようつう)に関して、六百四十人の患者を含む臨床試験の結果が出た。アメリカの国立衛生研究所から研究資金を受けて、ダニエル・チャーキンが進めているその研究によれば、偽鍼には本物の鍼とまったく変わらない効果があるという。この結果は、鍼療法は強力なプラセボにすぎないという見解を支持するものである。

2

鍼治療師は、鍼はさまざまな代替医療と同じく、一人ひとりの患者に合わせた（個別化された）複雑な治療法なので、臨床試験のような大規模な検証にはなじまないと言う。しかしこの意見は、臨床試験に対する誤解――臨床試験では患者一人ひとりに合わせることはしないとか、状況の複雑さは考慮に入れないといった誤解――にもとづいている。実際には、患者一人ひとりの特徴や状況の複雑さは、臨床試験のデザインに組み込むことができるのである（現に組み込まれていることが多い）。また、通常医療のほとんどは、鍼と同様、一人ひとりの患者に合わせた複雑な治療過程であるばかりか、臨床試験によって治療法が進歩する。たとえば、医師は患者に対して、病歴、年齢、全般的な健康状態、最近起こった食事習慣の変化や生活習慣の変化などを尋ねるのが普通だ。こうした要因をすべて考慮に入れた上で、医師は一人ひとりの患者に合った治療を行う――そしてその治療法は、ランダム化臨床試験により、すでに有効性が確かめられている可能性が高いのである。

3 鍼治療師の多くは、鍼の基礎にある哲学は通常科学とは相容れないので、臨床試験で鍼の有効性を検証するのは不適切だと言う。しかしこの非難は的はずれだろう。なぜなら、臨床試験は哲学とは関係がないからだ。臨床試験で試されるのは、その治療が効くかどうかだけなのである。

4 鍼治療師は、代替医療の効果はきわめてデリケートなので、臨床試験にはなじまないと言う。しかし、もしも鍼の効果が検証できないほどデリケートなら、それは行うに値する治療なのだろうか？　現代の臨床試験は、どんな治療法の有効性も評価できるほど高度に洗練され、状況に柔軟に対処できるので、むしろデリケートな効果を検証するのに適している。臨床試験では、患者の血液検査もすれば、患者に健康状態について尋ねもするし、ありとあらゆる方法を取り入れることができる。臨床試験のなかには、十分に検討された質問用紙を用いて、患者に体の痛み、情緒的な問題、全般的な体調、生活の質について答えてもらうものもある。

5 最後に、鍼治療師のなかにはこう論じる人たちがいる。なるほど本物の鍼も偽鍼と同程度の成績しか出せないかもしれないが、偽鍼が患者に医療効果を及ぼすならそれでよいではないか、と。これまで本書のなかでは、偽鍼にはプラセボ効果を上まわる効果はないと仮定してきたが、鍼を浅く打ったり、経穴をはずして打ったりしても、経絡になんらかの影響が及ぶとしたらどうだろう？　だが、もしもそんな影響が現実にあるなら、鍼の哲学そのものが崩壊する。なぜならその場合、どの位置にどんな深さで鍼を打っても治療効果があることになるからである。しかし、そんなことは到底ありそうにない。それに伸縮鍼が開発されたことで、この問題は解消した。伸縮鍼は皮膚に刺さらないため、経絡にはつながりようがないからだ。鍼治療師は、伸縮鍼は皮膚に圧力をかけるので治療効果が上がるのだと言うかもしれないが、もしそうなら、握手をしたり、背中を叩（たた）いたり、耳を掻（か）いたりしても治療効果があることになってしまう。逆に、皮膚にそうした圧力が加わったせいで気の流れに劇的な影響が出て、具合が悪くなることもあるかもしれない。

つまりどの批判も、厳密な吟味には耐えないのである。職業としても心情面でも大きくコミットしている治療法を守りたいと思わずにはいられない治療師ならば、こうした根拠薄弱なことを言ってしまうかもしれない。鍼治療師たちは、臨床試験こそは、今あるなかでもっともバイアスを小さくできる方法だということを認めたくないのだろう。しかし臨床試験は、決して完璧ではなくとも、私たちを真実にもっとも近づけてくれる方法なのである。

実際、バイアスを極力小さくするという点で臨床試験はきわめて有効なので、通常医療の研究においても重要な役割を果たしているということは覚えておいてほしい。イギリスの科学者で、ノーベル賞受賞者でもあるサー・ピーター・メダワーは、それを次のように明解に語った。

薬の効能を大げさに言い立てる者が、人を騙そうとしてやっていることはまずめったにない。そういう大げさな言葉は、思いやりあふれる共謀の結果として、よかれと思う気持ちとともに出てくるのが常である。患者はよくなりたいし、医者は患者を治したいし、製薬会社は医師の力になって患者の役に立ちたいのだ。対照比較試験は、そうした〝よかれと思う心〟の共謀に取り込まれないための試みなのである。

本章では、鍼はプラセボにすぎないという可能性がきわめて高いことを明らかにしたが、ひとつの問題を提起せずに本章を終えるわけにはいかない――そしてその問題に対する答えいかんによっては、鍼が現代の医療システムのなかで一役演じる可能性が出てくるのである。すでに見たように、医療におけるプラセボ効果はきわめて強力であり、疑いようもない影響を及ぼし、鍼という治療法はきわめてプラセボ反応を引き出しやすいらしい。そうだとすれば、鍼治療師はプラセボ医療、つまり本質的には偽の治療を行って患者の役に立つことにより、その存在を正当化できるのではないだろうか？

たとえば少し前で述べたように、ドイツのメガ・トライアルでは、患者は三つのグループに分けられた。あるグループでは本物の鍼を打ち、あるグループでは偽鍼を打ち、またあるグループは鍼を打たない。結果をひとことでまとめれば次のようになるだろう。本物の鍼では、患者の約半数に著しい鎮痛効果がみられた。偽鍼でも、それと同程度の鎮痛効果がみられた。しかし第三のグループでは、改善の程度はほかの二つのグループよりも著しく低かった。本物の鍼と偽鍼の両方で同程度の効果がみられるということは、本物の鍼の効果は、単にプラセボ効果だということを意味する。しかし、患者に効き目があるのなら、プラセボでもよいのではないか？　効き目が現実のものなら、治療が偽物でもかまわないのではないか？

プラセボ効果に大きく頼った治療法は、早い話が中身はなく、メスマーの磁化水やパーキンスのトラクターに通じる。鍼は、患者が信じなければ効果がないので、もしも最新の研究結果が広く知れわたるようになれば、鍼を信じられなくなり、プラセボ効果がほとんど消えてしまう患者も出てくるだろう。そうなっては困るから、鍼がまとっている神秘的な雰囲気が消えないよう、そしてその威力が失われないよう、みんなで共謀して事実に口をつぐみ、患者がこれからも鍼の効果を得られるようにすべきだ、と主張する人もいるかもしれない。一方、患者に間違った考えをもたせておくことは根本的に誤りであり、プラセボ治療を行うことは倫理にもとると考える人もいるだろう。

プラセボ治療を認めるかどうかは、ほかのいくつかの代替医療でも問題になる点なので、この問題は最終章で改めて大きく取り上げることにしよう。当面の大きな問題は次のことだ。ほかの主要な代替療法のうち、どの治療法は間違いなく有効で、どれがプラセボにすぎないのだろうか？

第Ⅲ章　ホメオパシーの真実

真実は頑丈にできている。ちょっとつつかれたぐらいで、あぶくのようにはじけたりはしない。それどころか、蹴球のボールのように朝から蹴り回されて夕方になっても、相変わらずまん丸のままだろう。

オリヴァー・ウェンデル・ホームズ（父）

ホメオパシー

「類が類を治療する」を理論的基礎とする病気の治療体系。ある症状を治療するためには、健康な人に大量に与えたときにそれと同じ症状を引き起こす物質を、ごく微量含むか、あるいは含まない薬剤を用いる。一人ひとりの患者に合わせた個別化治療を重視し、風邪から心臓病まで、たいていの病気は治せると主張する。

ホメオパシーはここ数十年間でもっとも成長著しい代替医療のひとつであり、とくにヨーロッパでの成長ぶりがめざましい。フランスでは一九八二年から一九九二年までの十年間に、ホメオパシーの利用者数は総人口の十六パーセントから三十六パーセントに急増し、ベルギーでは人口の約半数が日常的にホメオパシーに頼っている。こうした需要の増大にともない、ホメオパシーの施療者（「ホメオパス」と言う）を志望する人も増加し、通常医療に携わる医師たちのなかにさえ、ホメオパシーを学んで患者に施術しようと考える人たちがでてきた。イギリスに本部を置くホメオパシー医師会には、そんな医師がすでに千四百人も登録されている。しかしなんといっても、ホメオパスがもっとも多いのはインドである。三十万人がホメオパスの資格をもち、百八十二の単科大学でホメオパシーが講じられ、三百の病院でホメオパシーによる治療が行われている。アメリカは、ホメオパスの人数こそインドよりはるかに少ないものの、収益ははるかに多い。アメリカのホメオパシー業界の年間総売り上げは、一九八七年から二〇〇〇年までのあいだに、三億ドルから十五億ドルへと五倍に増加した。

これほど多くのホメオパスがいて、これほど儲かっている以上、ホメオパシーにはきっと効果があるにちがいないと思うのは当然だろう。もしもまったく効果がなければ、なぜ何百万人もの人たちが――教育のある人もない人も、富める者も貧しい者も、東洋人も西洋人も――ホメオパシーに頼るだろうか？

しかし、医学と科学の主流派は概してホメオパシーに対してきわめて懐疑的であり、ホメオパシーの治療剤は長らく熱い論争の的になってきた。本章では、科学的根拠に目を向け、ホメオパシーは驚異の治療法なのか、それともホメオパシーはいかさま療法だと決めつける人たちが正しいのかを見ていくことにしよう。

◎ホメオパシーの起源

鍼の場合とは異なり、ホメオパシーの起源は時間という霧の向こうにかすんでいるわけではなく、十八世紀末のドイツにおける、ザムエル・ハーネマンという医師の仕事にそのルーツを求めることができる。ライプツィヒ、ウィーン、エルランゲンで医学を学んだハーネマンは、ヨーロッパ最高の知識人のひとりと評されていた。彼は医学と化学というふたつの分野に多数の著作があり、英語、フランス語、イタリア語、ギリシャ語、ラテン語、アラビア語、シリア語、カルデア語、ヘブライ語の知識を駆使して、数え切れないほど多くの学術論文を翻訳した。

医者として順風満帆の船出をしたかに思われたハーネマンだったが、一七八〇年代になって、そのころ一般的だった医療のありかたに疑問を抱くようになった。たとえば、仲間の医師たちはさかんに瀉血（しゃけつ）を行ったのに対し、ハーネマンが患者に瀉血を施すことはまずなかった。また彼は、神聖ローマ帝国の皇帝レオポルト二世の治療にあたった医師たちを、歯に衣（きぬ）を着せずに批判した。レオポルト二世は一七九二年に死んだが、その直前の二十四時間で四回の瀉血を受けたのである。ハーネマンの見るところ、レオポルトの高熱と腹部膨満には、そんな危険な治療をする必要はなかった。今日の私たちは、瀉血は危険な医療介入であることを知っている。しかし、宮廷付きの医師たちはハーネマンの批判に対抗して、瀉血という重要な治療を患者に行わないハーネマンは人殺しだと非難した。

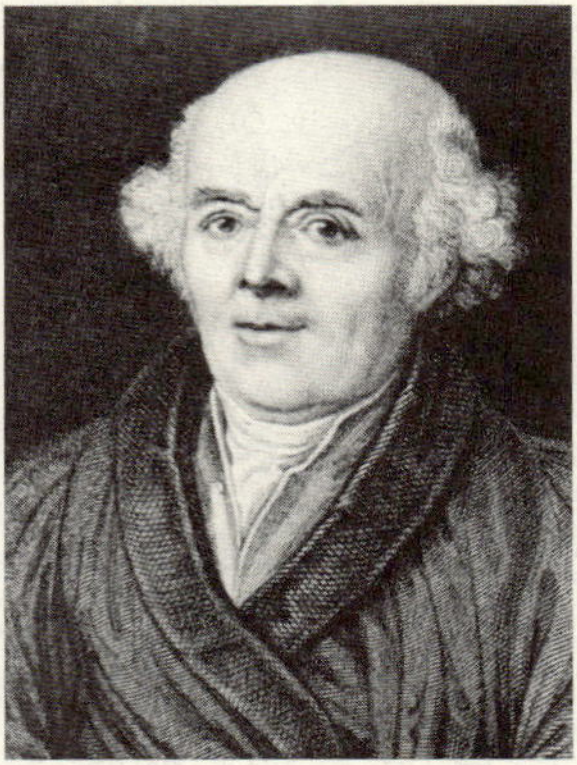
ザムエル・ハーネマン

ハーネマンは知識と高潔さを合わせもつ善良な人物だった。彼はしだいに、同業者たちは患者に対してきちんと診断を下すすべを知らないばかりか、自分たちの治療法が患者にどんな影響を及ぼすかについてはさらに何も知らず、結果として医師たちは、治療を施すことで、おそらくは善よりも害をなしているということに気づきはじめた。とうとうハーネマンは、そんな医療を続けることはできないと考えるに至った。彼はその心境を次のように述べている。

未知の病気によって苦しむ同胞を、こういう未知の方法で治療することを、私の使命感は容易には許さない。同じ人間である人びとの命を預かりながら、殺人者や犯罪者になるなどとは考えるだに恐ろしくも辛(つら)いので、私は結婚した年に患者を治療することを止(や)め、化学の研究と執筆に専念することにした。

一七九〇年のこと、通常医療のすべてから手を引いていたハーネマンに、革新的な医療を自ら創造するというアイディアがひらめいた。彼がホメオパシーの発明へと続く道のりに最初の一歩を踏み出したのは、自分を実験台として、キナノキの樹皮から得られるシンコナという薬を試してみたときのことだった。シンコナはキニーネを含み、マラリアの治療薬として効果をあげていたが、ハーネマンはそれを健康なときに飲んでみたのである。この薬が強壮剤のように働き、健康維持に役立つかもしれないと考えたのだろう。ところが意外にも、彼は具合が悪くなり、ちょうどマラリアのような症状が出た。

つまり、マラリア患者の熱や悪寒（おかん）や発汗を治療するための薬を健康な人が飲むと、マラリアと同じ症状が出るようにみえたのである。

ハーネマンはほかの治療法も試してみたが、やはり同様の結果が得られた。ある病気に特有の症状を治療するための物質を健康な人が飲めば、その症状が出るようにみえたのである。彼はこの論理を逆転させ、「健康な人に特定の症状を引き起こす物質は、その症状を示す病人を治療するために利用できる」という普遍法則を提起した。一七九六年、ハーネマンはこの《類似の法則》について説明する著作を出版した。しかし以上の話は、ホメオパシー発明に至る道のりの半分でしかない。

ハーネマンはその後、「類は類を治療する（毒をもって毒を制す）」という思想にもとづく彼の薬（レメディ）は、薄めたほうがいっそう効果が大きくなるという説を提唱した。ハーネマンによれば、今日なお解明されていない謎（なぞ）めいた理由により、レメディを希釈すれば治療の威力は大きくなり、副作用の恐れは小さくなる。その説には、二日酔いのときに言われる、「あなたを嚙（か）んだ犬の毛」ということわざに通じるものがある。ある人物にとって毒になったものを少量用いれば、毒消しになるという意味である。このことわざは、「猛犬に嚙まれたら、傷口にその犬の毛を少し貼（は）り付ければよい」という教えに由来するが、今日では、「二日酔いのときは少し酒を飲めばよい」という意味で使われている。

さらに、レメディを馬車に積んで旅をしていたとき、ハーネマンはまたしても大躍進を遂げた。乗り物がひどく揺れると、ホメオパシーのレメディの効力（ポテンシー）が高まるという確信を得たハーネマンは、レメディを希釈する際にはよく振れと言うようになったのである。その操作を、《震盪（しんとう）》と言う。希釈と震盪をあわせたプロセスは、《ポテンタイゼーション》と呼ばれている。

ハーネマンはその後数年をかけて、《プルーヴィング》と言われる実験を行い（ドイツ語で「試験する」という意味の prüfen に由来する）、さまざまなホメオパシー・レメディを突き止めていった。実際のプルーヴィングでは、一種類のホメオパシー・レメディを何人かの健康な人に毎日与え、数週間のうちに現れた症状を事細かに記録してもらう。そうして蓄積された日々の記録から、健康な人がレメディを飲んだために起こった症状を調べる。健康な人に病気の症状を引き起こしたレメディを病人に与えれば、その症状が緩和される、とハーネマンは論じた。

一八〇七年にハーネマンは、ギリシャ語の「ホモイオス」と「パトス」（それぞれ「同様の」と「病気」を意味する）から「ホメオパシー」という言葉を作った。一八一〇年には、ホメオパシーに関する最初のまとまった著作、『医術のオルガノン』を発表し、それに続く十年間に、六巻からなる『純粋な医術の物質（マテリア・メディカ・プラ）』（以下では、『マテリア・メディカ』と略する）を発表した。この書物には、六十七種類のホメオパシー・レメディで治すことのできる症状が詳述されている。ハーネマンによって基礎を与えられたホメオパシーの治療方法は、以後二世紀のあいだほとんど変わらなかった。ホメオパシーに関して多くの本を著しているジェイ・W・シェルトンによれば、「ホメオパスの大半は、ハーネマンと彼の著作に対し、宗教的といえるほどの畏敬（いけい）の念を抱いている」という。

◎ハーネマンによる福音

ハーネマンは、ホメオパシーはハーブ療法とはまったく異なると強く主張したが、今日のホメオパスたちも、自分はハーブ療法師（ハーバリスト）ではないとして、そのレッテルを貼られることを嫌う。その理由のひとつは、ホメオパシー・レメディは、必ずしも植物由来ではないからである。レメディには、動物から採取された物質を用いるものもあれば、動物をまるごと使うものや（地蜂（じばち）など）、動物の分泌液（ぶんぴつえき）を用いるもの（蛇の毒やオオカミの乳など）、塩から金まで、鉱物に由来するレメディもある。また、《ノソド》と呼ばれるレメディには、病変のある部分や、病原体が使われる（細菌、膿（うみ）、吐瀉物、腫瘍（しゅよう）、糞便（ふんべん）、いぼなど）。ハーネマンの時代以来、ホメオパスたちは、《不可量物》と分類されるものも利用しているが、それにはX線や磁場など、物質ではない現象が含まれる。

ハーブ療法にはどこかしら心休まるものがあり、葉っぱや、花びら、根っこなどのイメージがある。一方、ホメオパシーのレメディには、かなり気持ちの悪いものが使われる。たとえば十九世紀のあるホメオパスは、「疥癬に感染していることを別にすれば健康な若い黒人の、かゆみのある膿疱から得られた膿」を用いると書いている。レメディによっては、生きたままのトコジラミ（ナンキンムシ）を潰したり、生きたウナギの直腸にサソリをまるごと入れたりする必要のあるものもある。

植物由来のレメディを使う場合でも、ホメオパシーがハーブ療法と一線を画するもうひとつの理由は、ハーネマンが希釈の重要性を力説したことである。ある植物をもとにホメオパシー・レメディを作るなら、まずはじめにその植物を、溶剤の入った密閉瓶に入れる。すると植物の分子が溶剤に溶け出してくる。溶剤は水でもアルコールでもよいが、説明が容易なので、本章ではこれ以降、溶剤は水とする。さて、数週間ほどしたら固形物を取り除く。残った水には溶け出した成分が含まれており、これを《母液》という。

次にこの母液が希釈される。母液一に対して水九を加えれば十倍希釈となり、これを1Xレメディと呼ぶ。Xはローマ数字で10を表す。こうして得られた液をよく震盪すると、第一段階のポテンタイゼーションが完了する。この1Xレメディ一に対して水九を加え、ふたたびよく震盪すると2Xレメディになる。希釈と震盪によるポテンタイゼーションを繰り返せば、3X、4X、5X……と、液はどんどん薄まっていく。思い出してほしいが、ハーネマンは、溶液を薄めれば薄めるほど強力なレメディになると考えていたのだった。それに対してハーブ療法は、溶液が濃ければ濃いほど強力な薬になるという、より常識的なルールに従っている。

結果として得られたホメオパシーの溶液は、1Xであれ、10Xであれ、もっと高度に希釈されたものであれ、そのままレメディとして患者に投与することもできるし、投与しやすいように、軟膏（なんこう）や錠剤などに加えてもよい。たとえば、希釈液を一滴使って十粒の砂糖粒を湿らせれば、十粒のホメオパシー・レメディができる。

ホメオパシー・レメディを作るときの希釈が、どういった程度のものかをよく理解しておくことが重要だ。たとえば4Xレメディは、母液を十倍に希釈し（1X）、さらに十倍に希釈し（2X）、それをまた十倍に希釈し（3X）、もう一度十倍に希釈して得られる（4X）。このとき母液は10×10×10×10倍、つまり一万倍に薄まっている。これでも十分に薄いが、一般にホメオパシー・レメディではさらに極端な希釈が行われる。ホメオパシー・レメディを作る薬剤師は、母液一に対して水九十九を加えるのが普通なので、十倍どころか百倍希釈になる。こうして作られたレメディは、ローマ数字で百を表すCを用いて、1Cレメディと言われる。百倍希釈を繰り返すと、2C、3C、4C……そしてついに超高度希釈溶液となる。

たとえばホメオパシーでは、30Cはごく普通の希釈だが、これははじめの母液が百倍

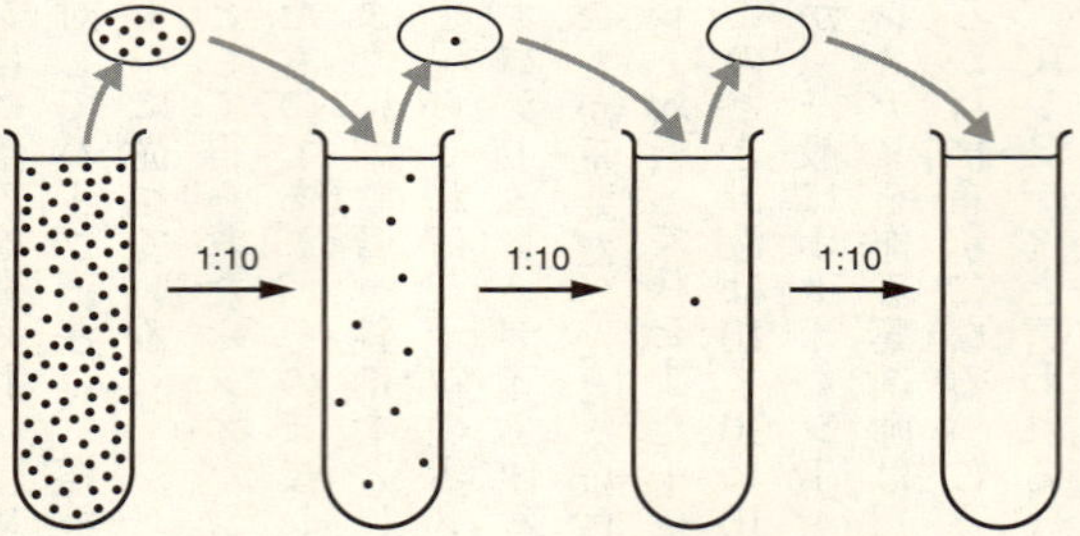

ホメオパシー・レメディは何度も希釈されて、そのつど激しく震盪される。試験管Aには「母液」と呼ばれる最初の溶液が含まれている。この図では、有効成分の分子が100個含まれている。次に、試験管Aの溶液が一部取り分けられて、10倍に希釈され（1X）、試験管Bになる。この1X希釈溶液には、分子は10個しか含まれていない。さらに試験管Bの溶液が一部取り分けられて10倍に希釈され（2X）、試験管Cとなる。この段階で、溶液に含まれる分子はわずか1個になっている。試験管Cの溶液が一部取り分けられて、3度目の10倍希釈が行われ、試験管Dとなる。この段階で、溶液中には有効成分の分子が1個も含まれていない可能性がきわめて高い。その後、有効成分の含まれていない試験管Dを使ってホメオパシー・レメディが作られる。実際には、母液にはずっと多数の分子が含まれているだろうが、一般に、希釈の回数および希釈の程度ははるかに極端なので、結果はここに示したものとほぼ同じになる。つまり、レメディ中には、有効成分の分子は1個も含まれていないのだ。

に希釈されるプロセスが、三十回繰り返されるということを意味する。つまり母液は、1,000,000,000,000,000,000,000,000,000,000,000,000,000,000,000,000,000,000,000倍に希釈される。この程度のゼロが並ぶぐらいは大したことはないと思われるかもしれないが、問題は、一グラムの母液にはたかだか1,000,000,000,000,000,000,000個ほどの分子しか含まれていないということだ。ゼロの数からわかるように、希釈の程度は、母液中に含まれる分子数よりも著しく大きい。これほど薄まった溶液には、もはや十分な数の分子は含まれていない。極端に希釈された溶液には、はじめの母液に含まれていた分子は一個も含まれていないと考えられるのである。実際、30Cレメディに有効成分の分子が一個含まれている確率は、十億分の一の十億分の一の十億分の一の十億分の一の十億分の一である。換言すれば、30Cホメオパシー・レメディは、ほぼ確実にただの水だということになる。前ページの図に、これを模式的に示した。このことからもわかるように、ハーブ療法の薬剤と、ホメオパシー・レメディとはまったく別のものである。ハーブ療法の薬剤には、ある程度の有効成分が必ず含まれているのに対し、ホメオパシーのレメディには、有効成分と言えるものは何も含まれていないと考えてよい。

花崗岩（かこうがん）のように水に溶けない物質を用いる場合は、あらかじめその物質をすりつぶしておき、花崗岩一に対して乳糖九十九を混ぜ、さらにすりつぶして1Cのレメディを作る。

こうしてできた粉末一に対し、乳糖九十九を混ぜ込んで2Cのレメディを作る、というプロセスを順次続けていく。このプロセスを三十回繰り返して得られた粉末を丸めたものが、30Cの錠剤である。一方、どの段階でも、粉末を水に溶かし、それを前の例と同様に繰り返し希釈するという方法もある。いずれにせよ、結果として得られた30Cレメディには、はじめの花崗岩の成分は、一原子（あるいは一分子）たりとも含まれていないことはほぼ確実である。

それだけでも十分不可解だが、さらに不可解なことに、ホメオパシー薬局のなかには10万Cのレメディを売っているところがある。そのレメディを作った者は、すでにして有効成分を含まない30Cのレメディから出発して、百倍に希釈するという作業を九万九千九百七十回繰り返していることになる。希釈するたびに激しく振るという作業を十万回も繰り返すには気の遠くなるような時間がかかるため、そのようなレメディには千ポンド（約二十万円）以上の値段がつくこともある。

科学的な観点からすると、なんら有効成分を含まないレメディがなにかの症状に効くとは思えない——唯一(ゆいいつ)考えられるのは、もちろん、プラセボ効果である。ホメオパスたちは、レメディは有効成分の記憶をもっていて、それがどうにかして身体に影響を及ぼすのだと言うだろうが、それは科学的には意味をなさない。それでもホメオパスたちは、こうして作るレメディは、一過性の症状（咳(せき)、下痢、頭痛）であれ、慢性的症状（関節炎、糖尿病、喘息（ぜんそく）であれ、軽い病気（打撲や風邪）であれ重い病気（癌（がん）、パーキンソン病）であれ、ありとあらゆる病状に効くと主張するのである。

右にさまざまな病名を挙げたが、ここで注意すべきは、ハーネマンとその門人たちは、普通の意味で、これらの病気の治療をしているつもりはなかったということだ。彼らが重視したのは、個々の症状と、患者の特徴だった。それがどういうことかは、ホメオパスの治療の仕方を見てみるとよくわかる。

ホメオパスはまずはじめに、患者に詳しい問診を行い、身体と心の両方について様子を尋ねる。これにより、さまざまな身体症状が、いつ、何をしたときに起こるかなどあらゆる症状が詳述された何ページものカルテができる。たとえば、主訴は耳の痛みだったとしても、カルテには、足の親指にむくみがあることや、このところ便秘ぎみだったことまで仔細（しさい）に書き込まれるだろう。ホメオパシーは、一人ひとりの患者に徹底的に合わせた治療法なので、問診では、患者の性格や、気分が良いかどうか、生活習慣、食べ物の好き嫌い、はては色や匂（にお）いの好みまで、一見すると、それを知ることにどんな意味があるのかと思うようなことまで質問されることもある。問診には一時間以上かかるのが普通で、それにより患者の症状を徹底的に分析した情報が得られる。

最終的な目標は、患者の言う症状のすべてにぴったり合うホメオパシー・レメディを見つけることだ。そこで次の段階として、レメディが一覧できる『マテリア・メディ

腹部　内臓が下垂しているような感じや、大量の水下痢が頻繁にあり、とくに朝がひどい人。**腹部膨張。**腹水や腸からの出血がある人。

尿　色の薄い尿が大量に出る人。糖尿病で、喉の渇きがひどく、衰弱している人（リン酸を参照）。

女性　月経過多、**分娩後の出血**、つわりに用いる。
胸が痛いほど肥大して、乳で膨張している人。
乳の出が悪く、乳は青みを帯び、透明で、酸っぱいときや、授乳中の貧血に用いる。

呼吸　しわがれてひゅーひゅーという音がするとき。**呼吸困難。吸い込むときに咳が出る人。**偽膜性喉頭炎や、気管および気管支の炎症、喉にウロコ状の膜がある場合、おびただしい気管支漏、悪臭をともなう喉の痛みのあるとき（うがい液として用いる）。

背中・腰　**腰痛でうつぶせになると楽になるとき。**

四肢　やつれ、脚および下肢に水腫があるときに用いる。

皮膚　青白く、生気がなく浮腫があるとき。日焼けして乾燥し、熱くなっているか、または過剰な汗でしめっている人や、体表面の感度が鈍っている人に用いる。
虫に刺されたり、嚙まれたりしたあとに有用。
静脈瘤。壊血病、**全身浮腫**。打撲、ねんざにも。

熱　**消耗熱で、夜間にびっしょりと寝汗をかく人。**
左の頬に赤い斑点がある人。熱があっても喉が渇かない場合。急激な興奮。**過剰な汗、風邪。**

相互作用　酢酸は、あらゆる麻酔性蒸気の作用を弱める。ソーセージにあたったときの毒消しになる。

関連レメディ　酢酸アンモニウム（尿に多量の糖分が含まれ、患者が汗びっしょりになるとき）。
ニオイベンゾイン（**寝汗**）。ヒ素、キナ、ジギタリス、リアトリス（心臓病、腎臓病の**全身浮腫**、浮腫、慢性の下痢があるとき）。

用量　３から30のポテンシーで用いる。
あまり頻繁に繰り返さないこと。ただし偽膜性喉頭炎についてはこのかぎりではない。

表1 ウィリアム・ベリケの『マテリア・メディカ』より、ホメオパシー・レメディである酢酸に関する記述。たとえば、「ソーセージにあたったときの毒消し」とか、「仕事上の悩みをもつ人に用いるとよい」など、酢酸について面白いことがいろいろ書かれている。

Aceticum Acidum
（アケティクム・アキドゥム）
氷酢酸
（酢酸）

この薬物は、水腫、衰弱、頻繁な失神、呼吸困難、心臓衰弱、嘔吐、多尿、発汗をともなう重い貧血を引き起こす。部位をとわず出血を起こす。とくに顔色が悪く、痩せていて、筋肉に締まりがない人や**消耗し、衰弱している人**に向く。酢酸は**タンパク質と繊維質の沈着物を溶かす**。内服または局部塗布により上皮ガンに用いる（W Owens）。小結節や関節の炎症。1X 溶液は硬性下疳を柔らかくし、膿を形成させる。

心　怒りっぽく、仕事上の悩みをもつ人に向く。

頭部　睡眠薬の使いすぎで神経性の頭痛がある人、譫妄状態で頭に血がのぼっている人、
一時的な血管膨張や舌の付け根に痛みのある人。

顔　**青白く、生気がなく、やつれている人**。目は落ちくぼみ、くまができている人。

赤ら顔。汗っかき。

唇に上皮腫ができている人。

頬が厚く、赤い人。左の顎関節に痛みのある人。


胃　**唾液分泌過多、胃の中での発酵のある人**。焼け付くような喉の渇きのある人。

冷たい飲み物で具合が悪くなったり、何を食べても吐いたりする人。

上腹部の痛み、腫瘍のような焼け付く痛み、胃ガン、酸味のあるげっぷと嘔吐、胸焼け、ひどいよだれ、胃酸過多、胃痛の人。

胸と胃が焼けるように痛み、その後皮膚が冷えて冷たい汗が額にうかぶ。

胃に、まるで大量の酢を飲んだような感じがある人。

カ』にあたる。ハーネマンが最初に著した『マテリア・メディカ』には、わずか数十種類のレメディが載っていただけだったが、一九〇一年に出版されたウィリアム・ベリケ版の『マテリア・メディカ』には六百種類以上のレメディが掲載され、今日の『米国ホメオパシー薬局方』には一千種類あまりのレメディが記載されている。それだけのレメディに片っ端からあたるには大変な労力がいる。なにしろ、どのレメディもいくつもの症状に用いられるため、それぞれのレメディの記述は一ページではすまない。たとえば前ページの表1に示したのは、アケティクム・アキドゥムとして知られるレメディの記述である（これは酢酸、つまり酢に含まれる化学物質である）。

　ホメオパスとしては、「シミリムム（simillimum）」が見つかればしめたものだ。これは患者のすべての症状にぴったり合うレメディである。シミリムムを見つけるために、ホメオパスは《総合目録(レパートリー)》をめくることもある。総合目録は、症状が見出しとなっていて、それぞれの症状に用いるレメディが記載されている（レメディが見出しとなり、それで治療できる症状が記載された『マテリア・メディカ』とは逆である）。レパートリーを丹念に見ていくにはたいへんな労力が要るので、ホメオパスはとくに目立つ症状に着目してレメディを絞り込む。たとえば、ベリケの『マテリア・メディカ』によると、「顔　口の歪(ゆが)みや顎(あご)の震えがあったり、顔面麻痺(まひ)でとくに左側が重症の人」と、「大便　血便や黒い便、とくに不快なもの。粘つきがあり、黄緑色のとき。尿が出にくく、軟便のとき」という記述の両方に合う場合に理想的なレメディは、硫化カドミウムである。

正しいレメディを見出すのは非常に難しい作業なので、ひとりの患者が複数のホメオパスに受診し、それぞれ異なる問診を受ければ、たいていは別々のレメディをもらうことになる。実際、正しいレメディを見出すプロセスはひとつではないことから、ホメオパシーにも流派が生じた。たとえば、《臨床ホメオパシー》の流派は、患者の主な症状に注目して、普通の問診から得られた情報のなかでも、主な症状とはあまり関係のなさそうな情報を無視することによって、正しいレメディを見つけ出す作業を簡素化している。《混合ホメオパシー》の流派も、やはり主な症状に注目するが、その症状に効く多くのレメディを混合して用いる。たとえば偏頭痛の患者には、偏頭痛に効くレメディをすべて混合したものを処方する。レメディを処方するために、《特徴説》を用いる方法もある。これは、『マテリア・メディカ』に記載されている症状はそれほど重視せず、どのレメディを用いるべきかを教えてくれる手掛かり、すなわち特徴を探すという考え方である。たとえばクルミ由来のレメディは、ストレスなど、心に関係する病気にふさわしいとされる。なぜなら、クルミの実は脳に似ているからだ。

レメディを見つけるにもさまざまな方法があり、レメディの選択肢も多いため、ホメオパスのなかには、正しい治療方法を見出したかどうかをチェックするために奇妙な方法を用いる者もいる。たとえばダウジングもそのひとつで、候補となるレメディを書き出した紙の上に振り子を垂らし、振り子が揺れる方向から正しいレメディを知ろうとする。しかし二〇〇二年に科学的な検証が行われた結果、ホメオパシーのダウジングの有効性を支持する証拠は得られなかった。このときの検証では、六人のホメオパスの一人ひとりに、二本ずつペアにした二十六種類の瓶が与えられた。各ペアの一方の瓶には、ブリオニア（ヨーロッパ産のウリ科Bryonia属の植物）のレメディが、他方には偽のレメディが入っており、ダウジングによって本物のレメディを見分けることができるかどうかが検証された。ホメオパスたちは概して自信をもってどちらか一方の瓶を選んだが、百五十六回の試行で七十五回しか正答できなかった。この正答率は五十パーセントよりも少し低く、当てずっぽうで答えたときに期待される値に近い。

超高度希釈や、激しい震盪、長い時間をかけてのプルーヴィングや、怪しげなダウジング――こうした手続きはすべて、患者の《生命力》を、バランスの取れた健康な状態に戻すことを究極の目標として行われる。ハーネマンはこの生命力――人間の身体に染み渡っている霊気のようなもの――により、その人の健康は完全に決まるとの説を提唱した。ホメオパスの多くは、生命力が決定的に重要だとするこの説を今も信じ、通常医療の考え方を頭から否定することが多い。たとえばホメオパスは、細菌が病気を引き起こすという考え方を認めない。ホメオパスが耳を治療するときには、心身のあらゆる症状に注目したうえで、『マテリア・メディカ』を参照し、もっとも適切なレメディを処方する。その目標は、患者の生命力のバランスを取り戻すことである。それに対して通常医療の医師は、その患者の主な症状に注目し、たとえば細菌の感染により耳に炎症が起こっているという診断を下し、その細菌を殺すための抗生物質を処方する。

当然ながら、現代科学でホメオパシーを理解するのは難しい。そもそも「類が類を治療する」と考えるだけの理由がない。また、超高度希釈の溶液（有効成分が含まれないほどに薄められたもの）が、どうすれば人体に影響を及ぼせるのかもわからない。さらに、「生命力」なるものが存在するという考えを支持する証拠も何ひとつない。しかし、ホメオパシーの哲学や手続きがどれほど荒唐無稽（こうとうむけい）でも、だからといってこの治療法が役立たないという話にはならない。なぜなら、臨床試験によって試されるのは、その治療法が奇妙かどうかではなく、効果があるかどうかだからである。有効性の有無を判定するためには、《科学的根拠にもとづく医療》の実績ある道具であり、本物の医療といかさま療法とを区別する力をもつ、臨床試験にかけてみるのが一番なのである。

◎ホメオパシー――隆盛と衰退、そして復活

ホメオパシーは十九世紀の前半にヨーロッパ中にすみやかに広がり、ハーネマンの哲学は、彼の存命中にはすでに完成されていた。ホメオパシーが熱烈に歓迎されたのは、

「類が類を治療する」という思想と、病気になるのは「人間の身体に生命を吹き込んでいる霊気のような生命力が乱れる」ためだという考え方に、その当時はまだとても重んじられていたギリシャの医学哲学と響き合うものがあったからだった。それに加えて、ハーネマンの思想が登場した時代は、科学者たちが病原菌説や原子論を確立する前だったので、生命力という考え方も、超高度希釈というプロセスも、今日の私たちが思うほどには奇妙ではなかったのである。

ハーネマンの影響力が増したことを示す証拠にはさまざまなものがある。たとえば一八三三年にはライプツィヒに世界初のホメオパシー病院が創設され、ナポレオンの陰毛についたケジラミを退治するためにホメオパシーが用いられたりした。とくに一八三〇年代のパリでは、ホメオパシーが大流行した。ハーネマンが、パリ社交界の花だったマリー・メラニー・デルヴィル＝ゴイエという美貌のパリジェンヌと結婚して、パリに居を構えたためである――結婚したとき、ハーネマンは八十歳、妻は三十代のはじめだった。妻の経済的支援と夫の名声のおかげで、二人は裕福なエリート層を相手に実入りのよい商売をすることができた。妻は、午後は夫の手伝いをし、午前は貧しい人たちのために自ら診療所を運営した。

ハーネマンの弟子たちは、ヨーロッパ中にホメオパシーの福音を広げていったが、その耳には次のような師の声が焼きついていた。「私と完全に同じ道を歩まず、道を逸れる者は、たとえそれが左右に一本の麦わらほどの逸脱であったとしても、裏切り者であり、私はその者とはいっさい手を切る」。パリでハーネマンに学んだフレデリック・クインは、そんな反逆者ではなく、一八二七年には、ハーネマンの思想に忠実に従った病院をロンドンに設立した。ホメオパシーはすぐさま英国貴族のあいだで評判になり、半世紀のうちに、イギリスのいたるところでホメオパシーによる治療が行われるようになり、ロンドン、ブリストル、バーミンガム、リヴァプール、グラスゴーに大きなホメオパシー病院ができた。

多くの医者や患者がホメオパシーを歓迎したが、その急激な成長に疑問をもつ者がいなかったわけではない。エディンバラ大学の一般病理学教授であるウィリアム・ヘンダーソンは一八四〇年代にホメオパシーを支持するようになったが、ヘンダーソンの同僚のひとりは、それについて次のように書いている。「このとき大学の医学部教授陣と英国医師会のメンバーが見せた狼狽（ろうばい）は、もしも神学部の教授がイスラム教に改宗したと宣言したなら、キリスト教会の関係者がみせるであろうようなものだった」

ほぼ同じころ、大西洋の向う側にもホメオパシーが根付いた。オランダからの移民の子孫でボストンに住んでいたハンス・バーチ・グラム医師が、コペンハーゲンを訪れたときにホメオパシーを知り、一八二五年、その思想をアメリカにもち帰ったのである。イギリス同様アメリカにも、ホメオパシーを熱烈に支持する者もいれば、激しく批判する者もいた。そのため、アメリカの南北戦争が勃発するまでに、ホメオパスは二千五百人を数え、六つのホメオパシー・カレッジができていたにもかかわらず、ホメオパシーが陸軍で用いられることはほぼなかった。ミズーリ・ホメオパシー医学校のある教授はその状況を、兵士が自ら選んだ方法で医療を受ける権利を侵害するものだとして、次のように論じた。

戦時には、憲法によって保障されている個人の権利が侵害されるのであろうか？兵士には、我が身を思い、苦しみや死を免れるために最善であることが長年の経験からわかっている治療法を受けたいと望む権利はないのであろうか？　医療においては、われわれの政府の精神と神髄に反し、議会が特権的命令をする権利があるのであろうか？

ホメオパシーへの批判に対し、ホメオパスは、伝染病が大流行したときに、この治療法で対抗できたという例を挙げて反論することが多い。ハーネマン自身、一八〇〇年という早い時期に、猩紅熱と闘うためにベラドンナ・エキスを超高度希釈したものを用いた。一八一三年には、ナポレオン軍のロシア侵攻の余波として、兵士たちによって広められたチフスの治療にホメオパシーが利用された。また一八三一年には、樟脳、銅、シユロソウの乾燥根茎などのホメオパシー・レメディが、中央ヨーロッパでのコレラ（当時は通常医療では治療できない病気だった）の大発生に立ち向かうために有効だったようにみえた。

一八五四年には、ロンドンのコレラ流行でもホメオパシーが用いられて効果があったように思われた。ロンドンのホメオパシー病院における患者の生存率は八十四パーセントだったのに対し、通常医療による治療を行っていた近隣のミドルセックス病院における生存率は四十七パーセントにすぎなかったのである。多くのホメオパスはこの事実を挙げて、ホメオパシーを支持する強力な証拠であると論じた。なぜなら、それら二つの病院における生存率は、非公式な臨床試験の結果とみなせるからだ。二つの生存率は、同じ病気にかかった二つのグループの患者に対し、二種類の治療が行われたときの成功率と見ることができ、ホメオパシー・レメディによる治療は、通常医療による治療よりも明らかに成績が良いというのである。

しかし、ホメオパシーに批判的な人たちは、主として三つの理由を挙げて、この数字は必ずしもホメオパシーの有効性を示すものではないと主張した。第一に、患者はたしかに同じ病気だったが、二つの病院は必ずしも同じ条件にあったとは言えないことである。たとえばロンドン・ホメオパシー病院の患者は裕福だったろう。コレラにかかる前の健康状態も良く、入院してからの食事も良く、世話も行き届いていただろう——いずれも、ホメオパシーによる治療そのものよりも、生存率の高さをうまく説明してくれそうな要素である。

第二に、治療内容以外にも、二つの病院は重要な点で異なっていた可能性がある。たとえばロンドン・ホメオパシー病院は、ミドルセックス病院よりも衛生管理が行き届いていたかもしれない。そうだとすれば、生存率の高さは容易に説明できる。つまるところ、ここで問題になっているのは感染症であり、清潔な病棟、汚染されていない食物、安全な水こそは何よりも重要な要素だからである。

第三に、おそらくロンドン・ホメオパシー病院の高い生存率は、ホメオパシーの成功ではなく、通常医療の失敗を意味しているのだろう。実際、医療の歴史を調べている人たちは、当時、通常医療を受けるぐらいなら、いっそ何もしないほうが患者にとっては良かったのではないかと考えているほどだ。意外に思われるかもしれないが、一八五〇年代の医療は、いわゆる《英雄的治療》の段階にあり、医師たちは患者の役に立つよりもむしろ、患者に害をなしていた可能性が高いのである。

英雄的治療とは、十九世紀半ばまで主流だった、患者の身体を傷つけるタイプの治療を指すために、二十世紀になって作られた言葉である。患者は瀉血（しゃけつ）を受けたり、下剤をかけられたり、嘔吐（おうと）や発汗をさせられたり、皮膚に疱疹（ほうしん）を生じさせられたりといった治療に耐えなければならず、そうした治療法はだいたいにおいて、すでにして弱っている身体をさらに痛めつけるものだった。その最たるものが、水銀やヒ素などの大量投与である。今日の科学者なら、これらの物質は強い毒性をもつことを知っている。第Ⅰ章でジョージ・ワシントンが受けた過度の瀉血の例をみたが、これは英雄的治療がどれほど患者に有害かを端的に示している。英雄的治療の呼称は、英雄的だとされた医師たちの役割を表しているが、その治療を受けてなお生き延びた人たちこそは真の英雄だろう。

とりわけ英雄的だったのが富裕層だった。なにしろ財力のある患者ほど、過酷な治療を受けたからである。フィレンツェのアントニオ・ドゥラッツィーニという医師は、一六二二年という早い時期に、当時その地域に蔓延(まんえん)していた熱病からの回復率について次のように述べている。「医者の診察および治療を受けるだけの財力のある人たちのほうが、貧しい人たちよりも死ぬ割合が高い」。ちょうどそのころ、フィレンツェ大公の侍医だったラタンツィオ・マジォッティは次のように述べた。「殿下、私が報酬をいただいているのは、医師としての務めに対してではなく、本で読んだ内容をそのまま信じた若者が、患者を死に至らしめるような薬を与えないようにする仕事に対してなのです」

裕福な病人は藁(わら)にもすがる思いで医師に頼り続けたが、医師たちのやり方をあからさまに批判する人たちもいた。ベンジャミン・フランクリンは次のように述べた。「薬を出す医者はみんな藪(やぶ)医者だ」。一方、哲学者のヴォルテールはこう書いた。「医師というのは、ろくに知りもしない薬を処方し、薬よりもいっそうよく知らない病気の治療にあたり、患者である人間については何も知らない連中である」。ヴォルテールが言うには、良い医師とは、自然が病気を癒すときまで、患者の気を紛らわせてくれる者だった。医療に対するこうした見方は、シェイクスピアをはじめとする劇作家の作品にも反映されている。シェイクスピアは『アテネのタイモン』という作品のなかで、タイモンにこんな忠告をさせている。「医者なんか信じるな。やつらの毒消しは毒だぞ」。モリエールも『病は気から』という作品中に、次のように書いた。「患者の大部分は、病気のために死ぬのではなく、薬のために死ぬのです」

コレラ患者を治療する最善の方法が英雄的治療だったなら、通常医療の英雄的治療よりもホメオパシーのほうが成績が良かったからといって、今日ホメオパシーに懐疑的な人たちは驚きはしないだろう。なにしろ、ホメオパシーのレメディは過度に希釈されているので、何も治療をしないのと同じだというのが懐疑派の考えなのだから。

以上をまとめると、二十世紀以前に治療を受けた患者については、次の二つのことが言える。第一に、英雄的治療を受けるぐらいなら、何も治療を受けないほうが良かっただろうということ。第二に、英雄的治療よりはホメオパシーを選ぶほうが良かっただろうということだ。しかし、はたしてホメオパシーの治療を受けるほうが、何も治療を受けないより良かったのだろうか？　ホメオパシーの支持者たちは、自らの経験にもとづいて、ホメオパシーはまぎれもなく有効だと確信していた。一方、懐疑的な人たちは、そこまで薄めたレメディを飲んだところで、患者に効き目があるはずはないと論じた。

この論争は十九世紀の末まで続くことになった。はじめ貴族や医学界の大勢はホメオパシーに肯定的だったが、十年が経つごとに、振り子はハーネマンの思想とは反対のほうにふれていった。たとえば、アメリカの医師で作家でもあったオリヴァー・ウェンデル・ホームズは、過去における通常医療の無益さは認めつつも（「もしも世界中の薬が海に投げ込まれたとしたら、魚には気の毒だが、人間のためにはなるだろう」）、未来の医療がホメオパシーにあるとは到底認められないと考えた。彼はホメオパシーのことを、「邪悪な思いつきをみじん切りにしてつくった練り薬であり、安ピカな知識であり、到底信じられない馬鹿話であり、狡猾な詐称である」と述べた。

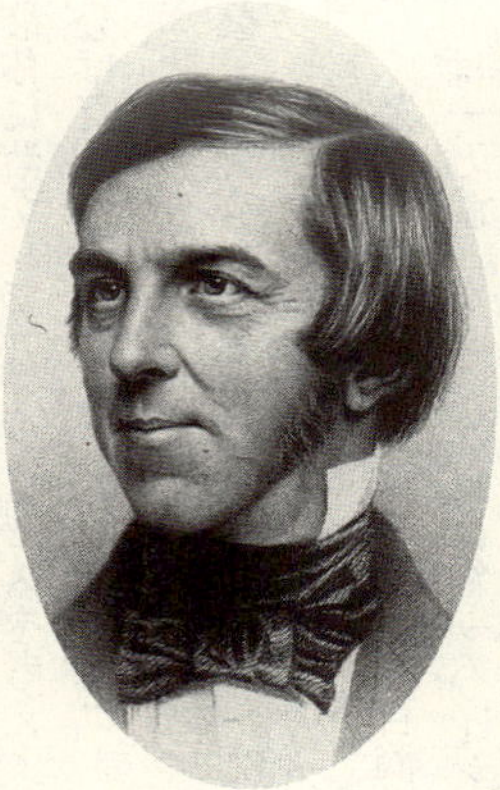
オリヴァー・ウェンデル・ホームズ

一八四二年にホームズは、「ホメオパシーおよびそれと類似の妄想について」と題する講演を行い、ハーネマンの考えが科学的観点からみていかに馬鹿げているかを繰り返し語った。彼がとくにねらい撃ちにしたのは、ホメオパシーの核心にある極端な希釈プロセスだった。それほどの希釈をすればどうなるかを理解するために、重要な有効成分を、次つぎと大量の液体に溶かしていくプロセスを考えよう。ホメオパスが百倍希釈をするたびに、有効成分は百倍の容積の水、またはアルコールに混ぜ込まれていく。ホームズは、パンヴィーニというイタリアの医師の計算を使って、そういう希釈を何度も繰り返せばどうなるかを、一滴のカモミール・エキスからはじめる場合を例にとって次のように論じた。

最初の希釈には、アルコール百滴を使います。二番目の希釈で使われるアルコールは一万滴となり、これは約一パイント（約二分の一リットル）に相当します。すると三番目の希釈では百パイント、四番目の希釈では一万パイントになりますから、この段階で一千ガロン（1ガロン＝8パイント）以上のアルコールが必要になります。これを順に続けていくと、九番目の希釈では百億ガロンのアルコールが必要になり、これは周囲二マイルの（ナポリ近くにある）アニャーノ湖を満たすほどの分量です。十二番目の希釈では、それぐらいの湖を百万個合わせたほどのアルコールが必要になり、十七番目の希釈ともなれば、アドリア海を一万個合わせたほどのアルコールが必要になります。アルコールを湛えた周囲二マイルの湖が百万個ほども合わさった湖の波間にカモミール・エキスを一滴たらしてよく混ぜ、その湖水で湿らせた小さな丸薬は、みんなのお気に入りである「ヤーの手引き」の中で、突然襲いかかる恐るべき死病に対して用いるよう推奨されている通りの効き目をもつというのです！

ウィリアム・クロスウェル・ドーン（一八三二〜一九一三年）も、これと同様の立場からホメオパシーに一撃を加えた。ニューヨーク州オールバニーで最初の監督教会主教となったドーンは、「ホメオパシーの歌」と題する狂詩を作った。

混合薬をよく混ぜろ
混ぜなきゃ質が悪くなる
混ぜたら半滴取り分けて
スペリオル湖に滴らしなさい
一日おきに湖水から
一滴取って飲むならば
すぐにあなたは良くなるさ
きっと良くなるはずだとも

ヨーロッパでは、ヴィクトリア女王の侍医だったサー・ジョン・フォーブズが、ホメオパシーは「人間の理性に対する侮辱」だと述べた。この立場は、一八九一年版の『ブリタニカ大百科事典』にみられるホメオパシーの記述とも合致している。「ハーネマンは壮大な誤りを犯した……彼は追随者たちを、疾病（しっぺい）に対する健全な観点から大きく踏みはずさせてしまった」

　ホメオパシーの人気が下落した理由のひとつは、医学界の主流派が自己改革し、危険な英雄的治療から、科学的で有効な医療に変わったからだった。瀉血の危険性を明らかにしたのと同様の臨床試験が行われて、危険な処置と有効な治療との違いが明らかになったのである。十年が過ぎるごとに、病気の真の原因は何かについての知識は増えていった。そして、前にも触れた一八五四年のロンドンでのコレラ流行の際、医療におけるもっとも重要な躍進のひとつが成し遂げられた。

　イギリスがはじめてこの病気に襲われたのは一八三一年で、そのときの死者は二万三千人だった。一八四九年にふたたび流行があり、五万三千人が死んだ。この二度目のコレラ流行のとき、産科医のジョン・スノーは、コレラは「瘴気（しょうき）」という未知の毒ガスが空気中に広がるために起こるとの定説に疑問をもった。スノーは麻酔の先駆者であり、ヴィクトリア女王がレオポルド王子を出産するときには、女王にクロロフォルムを使ったこともあったので、毒ガスならば人びとにどんな影響が出るかはよく知っていた。もしもコレラがガスのせいで起こるなら、全住民が影響を受けるはずだった。ところがこの病気は、被害者を選んでいるように見えたのだ。そこで彼は、コレラにかかるのは、汚染された水や下水と接触したためだという大胆な説を提唱した。そして一八五四年のコレラ大流行の際、スノーはその説を検証にかける。ロンドンのソーホー地区で、彼の説が裏づけられそうな状況がみられた。

ケンブリッジストリートとブロードストリートの交差点から二百五十ヤード（約二百三十メートル）以内で、十日間のうちに五百人以上がコレラで死んだ。その状況を知り、また今回の突発的なコレラ大流行の及ぶ範囲がわかるとまもなく、私はブロードストリートでよく使われているポンプの水が、何かに汚染されている可能性を疑った。

自説を検証するために、彼は死人の出た場所をひとつひとつソーホーの地図に書き込んでいった（次ページ）。すると案の定、病気は疑惑のポンプを取り巻くように起こっていた。さらに彼の説を裏づけるように、そのポンプの水を提供していた地元のコーヒーショップの客九人がコレラにかかっていたことがわかった。一方、自前の井戸を使っていた近くの救貧院では病人が出ておらず、ブロードストリートにあるビール工場の従業員は、製品を飲んでいたのでコレラに感染しなかった。

もっとも重要な証拠となったのは、ソーホーから離れた場所に住んでいたにもかかわらず、コレラで死んだ女性がいたことだった。スノーが調べたところ、その女性は以前

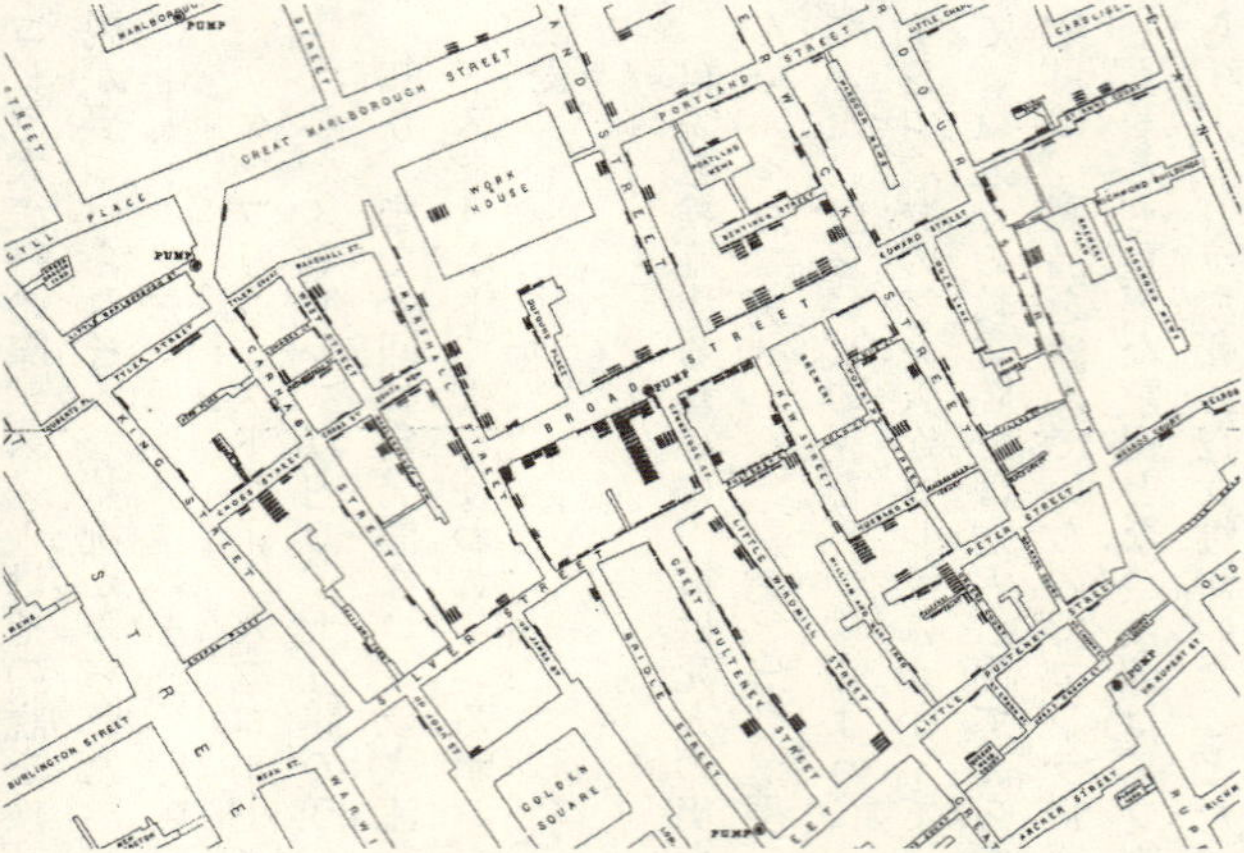

ジョン・スノーのコレラ地図。1854年のソーホーの死者数が書き込まれている。黒い長方形のひとつひとつが死者一人に対応し、ブロードストリートのポンプが流行の中心らしいことが見て取れる。

ソーホーに住んでいて、そのポンプで汲み上げる美味しい水が気に入っていたため、ブロードストリートから家まで水を届けてもらっていたことが判明したのである。

以上の事実にもとづき、スノーは管理局に対し、ポンプのハンドルを取り外すよう要請した。汚染された水は出回らなくなり、コレラの大流行は収まった。おそらくは世界初の疫学者であろうスノーは、新しい科学的アプローチを医療に応用すれば大きな力になることを示し、一八六六年の大流行を最後に、イギリスではコレラの流行はなくなった。

このほかにも科学上の大躍進と

して、一八〇〇年代初頭から広く使われるようになったワクチンや、一八六五年にジョゼフ・リスターが先駆的に利用した殺菌消毒があげられる。さらにその後、ルイ・パストゥールが狂犬病と炭疽のワクチンを発明して、病原菌説の発展に貢献した。さらに重要な大躍進として、ロベルト・コッホとその弟子たちによって、コレラ、結核、ジフテリア、腸チフス、肺炎、淋病、ハンセン病、腺ペスト、破傷風、梅毒について細菌の病原性が明らかになったことがある。コッホはこの功績に対し、一九〇五年のノーベル生理学医学賞を授与された。

　ホメオパシーには、これらに比肩するような優れた業績はなかったうえに、厳密な実験的証拠も科学的に筋の通った説明もなかったため、アメリカでもヨーロッパでも、超高度希釈のホメオパシー・レメディはしだいに用いられなくなり、その傾向は二十世紀に入ってからも続いた。たとえば一九一〇年には、アメリカのカーネギー財団がエイブラハム・フレクスナー（米国の教育家、米国の医学教育の改革を促した）に対し、医学部への入学許可制度や、入学後の教育内容、そして卒業生の水準を引き上げる方法を調査するよう依頼した結果、アメリカのホメオパシーは痛烈な打撃を受けることになった。フレクスナー・レポートの重要な勧告のひとつに、医学校のカリキュラムは、主流の通常医療にもとづいて組まれるべきであるとの内容が含まれていたからだ。これにより、主要な病院でのホメオパシー教育に、事実上の終止符が打たれた。

ホメオパシーはその後もじりじりと衰退し、一九二〇年代までには、世界中で消滅するかにみえた。ところが一九二五年になって、かつてホメオパシーが発明された国であるドイツで、この治療法は突如思いがけない復活を遂げる。この復活の背後には、アウグスト・ビールという有名な外科医がいた。ビールは、「類が類を治療する」というホメオパシーの原理にもとづき、エーテルを使って気管支炎を治療したり（当時、手術の際にジエチルエーテルで麻酔を行うと、手術後に肺炎を起こすと言われていたため、毒であるエーテルをもって気管支炎を治そうとした）、硫黄（いおう）を使って膿瘍（のうよう）を治療したりした（膿には硫黄顆粒と呼ばれる黄色い粒が含まれることがあるため、硫黄が膿瘍と結びつけられた。しかし実際には、膿には硫黄は含まれていない）。患者たちの反応は良く、彼はその発見をドイツの医学誌に発表した。一九二五年のドイツで、ホメオパシーというテーマで発表された論文はこの一篇だけだった。ところがそれが引き金となって、翌年には四十五篇の論文でホメオパシーが扱われ、その後十年間に、超高度希釈の医療の新たな可能性が熱く論じられるようになったのである。

第三帝国にとって、これはタイムリーな動きだった。というのも、第三帝国の指導者たちは、「新ドイツ医療」を作り上げようとしていたからだ。それは現代医療と伝統医療の長所をミックスした、革新的な医療体系となるはずのものだった。一九三四年には、新ドイツ医療を全面的に採用した最初の病院がドレスデンに設立され、ヒトラーの右腕ルドルフ・ヘスの名を冠して「ルドルフ・ヘス病院」と命名された。ヘスは新ドイツ医療にホメオパシーを組み込むことに積極的だった。その理由のひとつは、ヘスはこの治療法が非常に効くと信じていたからだが、もうひとつの理由は、それがドイツで発明されたからだった。さらにヘスは、ホメオパシーのレメディ——そのほとんどは安い費用で作ることができる——をドイツにおける医療の需要に合う、低コストの解決策と考えてもいた。

そうこうするうちに、ドイツ保健省は、ホメオパシーが本当に有効かどうかを検証したいと考えるようになった。第三帝国の医療問題の責任者であったゲルハルト・ワグナー医師は、前代未聞の研究プログラムを陣頭指揮した。それは、六十の大学の参加を得て、一億ライヒスマルク（一九二四〜一九四八年に用いられたドイツの貨幣単位）の予算を注ぎ込むものだった。プログラムは一九三七年にベルリンで開かれたホメオパシー国際会議の直後にスタートして二年間継続し、とくに結核、貧血症、淋病に的を絞って研究が行われた。このホメオパシー研究プロジェクトを支えたのは、薬理学者、毒物学者、そしてもちろん、ホメオパスたちだった。彼らは力を合わせて綿密な試験をデザインし、厳格にそれを遂行した。各分野でもっとも尊敬される人たちが参加したこと、そして倫理的、科学的に最高水準を目指したことは注目に値する。

ところが一九三九年、いよいよ結果が発表されようというときに第二次世界大戦が勃発した。しかし結果をまとめた文書はこの戦争を生き延びたので、一九四七年に、上級の研究者がふたたび招集されたが、残念ながら、検討結果が公式に発表されることはなかった。さらに悪いことに、その文書が行方不明になったのだ。ホメオパシーに関する史上初の包括的研究の成果は、隠蔽（いんぺい）されたか、紛失したか、廃棄されたらしかった。

しかしながら、このナチス時代の研究計画について、非常に詳しく記述された文書がひとつ現存している。フリッツ・ドナーという医師によるその文書が公表されたのは、ドナーの死後、一九九五年のことだった。ドナーは一九三〇年代半ばにシュトゥットガルト・ホメオパシー病院に勤務し、この国家的な研究プロジェクトには、ホメオパシーの治療を実践する者の立場から参加した。ドナーは計画に関する文書にはすべて目を通したが、ホメオパシーの有効性を示す試験はひとつもなかったとして、次のように述べている。「猩紅熱（しょうこうねつ）、はしか、百日咳（ぜき）、チフスなど感染症の分野では、対照試験による研究から、ホメオパシーはプラセボとなんら変わるところがないという結果が得られたことが、今日なお一般に知られていないのは残念なことである」。ドナーはさらに次のように述べた。「これらの検証からは、肯定的な結果はひとつも得られなかった……ただし、議論の余地なく明らかになったことがひとつある。それは、ホメオパスたちの主張は、願望にもとづいているということだ」

もしもドナーの言うとおりなら、これはホメオパシーに破滅を宣告するものである。ホメオパシーの主張を検証するために行われた厳密な対照研究プログラムが、ホメオパシーに共感し、その有効性を証明しなければとの圧力が多少なりともかかった研究者たちの手で行われ、完全に否定的な結論が得られたのだから。もちろん、ドナーのレポートが正確だという保証はない――なにしろ、もっとも重要な報告文書それ自体は紛失したままなのである。それゆえ、七十年前に研究に一参加者としてかかわった人物の証言にもとづいて、ホメオパシーに有罪判決を下すのは間違っている。しかし、たとえナチの研究プログラムの結論は否定的だったらしいとの情報は無視するとしても、ハーネマンの最初の研究から第二次世界大戦が終わるまで約一世紀半のあいだに、ホメオパシーの思想を支持するような決定的な科学的根拠を発表した者がただの一人もいないことは、注目に値する興味深い事実だろう。

◎『ネイチャー』事件

第二次世界大戦後、欧米では主流の医療が、抗生物質の発見をはじめ大きな突破口を切り開いて発展を続けた。一方のホメオパシーは、この治療法に共鳴する有力な支援者が何名かいたおかげで、かろうじて命脈を保っていた。たとえばイギリス国王ジョージ六世は熱烈なホメオパシー信者で、セントジョンズワートを使ったホメオパシー・レメディにちなみ、所有する馬の一頭に、この植物の学名をとってハイペリカムと名付けたほどだった。その馬は一九四九年に、ニューマーケット競馬場の千ギニー賞（イングランドで毎春行われる牝馬の1マイルレース）で優勝した。その二年後、ジョージ六世は、ホメオパシー病院を医療保険制度（NHS）に含めるために大きな影響力をふるった。

一方のアメリカでは、全般的にはハーネマンの哲学からの乖離（かいり）が進み、より科学的で信頼できる基礎の上に立つ治療を行う方向に進んでいた。それでもロイヤル・コープランド上院議員のような有力者の支持があったおかげで、ホメオパシーは生き延びた。コープランドは政治家であると同時にホメオパスでもあり、一九三八年に連邦食品医薬品化粧品法が制定されるにあたっては、同僚の議員たちを説得して、米国ホメオパシー薬局方を認可させることに成功した。連邦食品医薬品化粧品法は、効果の証明されていない、あるいは効果がないとされた薬から患者を守るためのものだったが、ホメオパシーの主張にはこの時点でもまだ、逸話やハーネマンの説教による裏づけしかなかった。それゆえこの法律は、ホメオパシーのレメディを認可することにより、科学的基礎がないレメディに不当な信用を与えたことになる。

インドでは、ホメオパシーは単に生き延びているどころか、社会のあらゆる階層でさかんに用いられている。この国でホメオパシーがこれほど広まったのは、政治的策略や王室の後援などとは関係がない。ホメオパシーがインドに持ち込まれたのは、一八二九年、トランシルバニア人医師のマルティン・ホーニヒベルガー博士が、ラホールにあったマハラジャ、ランジート・シンの宮廷に出仕したときのことだった。ホメオパシーの思想はすみやかにインド中に広まって大いに繁栄したが、その主たる理由は、侵略者イギリスの帝国主義的医療に対抗するものとみなされたからだった。イギリスの医療に対するインドの態度は非常に否定的だったので、ワクチン接種プログラムや、伝染病罹患者を隔離しようとする努力は、十九世紀半ばに惨めにも頓挫した。

それに加えて、インド人が通常医療で身を立てたくても、インド医療奉仕団（英領インドで活動した、主としてイギリス人からなる医療団）に参加しようとすれば差別に阻まれることが多かったため、より現実的な（そして安上がりな）職業の選択肢は、ホメオパシーの施術者になることだったという事情もある。また、ホメオパシーとヒンドゥー教の医術であるアーユルヴェーダとは親和性が高く、一説によれば、ハーネマン自身、伝統的なインド医術を学んだこともあるという。

長年のうちに、医療としてはホメオパシーだけしか受けられないインド人は何千万人規模に増大した。そして一九七〇年代に入ると、はじめは西洋からホメオパシーを輸入したインドが、それを西洋に輸出しはじめる。西洋の患者たちは、鍼治療やアーユルヴェーダといった代替医療体系を東洋に求め、ホメオパシーも改めて取り入れはじめたのだ。多くの西洋人はホメオパシーのことを、エキゾチックで自然で全体論的で、一人ひとりの患者に合わせる個別化医療と考え、欧米の巨大製薬会社に押しつけられた「企業の医療」に対する防御手段と考えたのである。

一方、西洋の科学者たちは、相変わらずホメオパシーを相手にしていなかった。一九五〇年代、一九六〇年代、そして一九七〇年代を通して、ホメオパシーには効果があるのかどうかを検証しようとする科学的な臨床試験はごくわずかで、内容もきわめて不十分だったため、結果には信用がおけなかった。つまり、超高度希釈の溶液に薬として効果があるという考えを裏づけるしっかりした科学的根拠はまだ存在しなかった。そのため科学者たちは引き続き、ホメオパシーの原理を基礎として、何らかの医療体系を築こうとするのは愚かしいことだと考えていた。

科学者がホメオパスをからかうこともあった。たとえば、ホメオパスのレメディはあまりにも薄く希釈されていて、要するにただの水だから、科学者たちは辛辣（しんらつ）にも、脱水症状の治療にレメディを使えばよいと言った。また、「ホメオパシー・コーヒーはいかが？」などと互いに言い合うこともあった。ホメオパスたちは、有効成分が少なければ少ないほど効果は強まると信じているので、ホメオパシー・コーヒーは、信じられないほど薄いにもかかわらず、信じられないほど濃い味がするはずだというのである。同じ理屈で、ホメオパシー・レメディを飲み忘れた患者は、有効成分を過剰摂取することになって死亡しかねない、などとも言った。

ホメオパスたちは、希釈を繰り返せば有効成分が失われることを認め、実際に化学分析してみると、「ポテンシーの高い」ホメオパシー・レメディは、単なる水であることも明らかになった。それでもホメオパスたちは、その水は、かつて含んでいた有効成分の記憶をもっているから特別なのだと言い張った。そのため、「オーストラリア・いかさま療法に対抗する会」という団体は、その記憶はきわめて選り好みが激しいに違いないと言ってホメオパシーを揶揄した。なぜなら、「おかしなことに、薬として投与されるこの水は、かつて入っていた膀胱のことや、水の分子と接触した他の化学物質や、かつて含んだであろう下水の内容物や、激突してきた宇宙からの放射線のことは記憶していない」からだ。

しかし一九八八年六月になって、嘲笑の声は突如として止んだ。おそらくは世界一評価の高い科学誌『ネイチャー』に、「きわめて低濃度のIgE抗血清により、ヒトの好塩基球の脱顆粒が引き起こされる」という大胆なタイトルの研究論文が掲載されたのである。専門外の人たちがその論文の意義を理解するためには、多少の解読作業が必要だったが、まもなく、ホメオパスの主張のいくつかを支持する内容であるらしいことが明らかになった。もしも論文に書いてあることが正しければ、有効成分をまったく含まない超高度希釈溶液が、たしかに生物の身体に影響を及ぼすことになる。そんなことが起こるのは、有効成分の記憶を水が保っているときだけだ。それゆえこの研究は、ホメオパスたちが結局は正しかったことを意味するのである。

ホメオパシーの歴史上、もっとも有名な実験となったその研究を行ったのは、カリスマ的なフランスの科学者ジャック・バンヴニストだった。レーシング・ドライバーだったバンヴニストは、背骨を痛めたのがきっかけで医学研究の道に入った。研究者としていくつか重要な科学論文を発表したが、結局、彼の名前を人びとの記憶に留めたのは、主流の科学者に衝撃を与え、世界中の新聞の見出しを飾ったホメオパシーに関する『ネイチャー』論文だった。

論争を巻き起こしたバンヴニストの研究は、驚くほど地味なきっかけで始まったものだった。もともと彼の同僚のひとりが、《好塩基性白血球》が、特定のアレルゲンに対してどんな反応を示すかを調べていた。その反応は、たとえば花粉が目に入ったときのアレルギー反応に似ているが、はるかにスケールが小さい。バンヴニストが選んだアレルゲンは、それほど高度に希釈される予定ではなかったが、実験室の技術者が非常に高度に希釈してしまったため、アレルゲンを含まない溶液ができた。ところが、当の技術者も驚いたことに、その溶液は好塩基性白血球に大きな影響を及ぼしたのである。その結果にはバンヴニストも驚き、計画にはなかった超高度希釈の溶液を使って、もう一度実験を繰り返してみるように言った。するとまたしても好塩基性白血球は、もはや溶液中には含まれていないはずのアレルゲンに反応するようにみえた。バンヴニストは当時、ホメオパシーのことを知らなかったが、まもなく誰かが、彼の実験は、ホメオパスたちが二世紀にわたって存在を主張していた効果がたしかに存在することを示すものだと教えてくれた。実験結果によれば水はかつて含んでいたものの「記憶」をもち、その記憶が生物学的な影響を及ぼすからだ。それはあまりにも奇妙な話だったので、バンヴェニストはのちにこう述べた。「パリのセーヌ川の水に車の鍵を浸したら、河口で採取した水が車を始動させるというようなものだ！」

このフランスの研究チームはその後二年にわたり、水の記憶というアイディアに沿って研究を続けた。その間、チームは一貫して肯定的な結果を得た。ホメオパスたちは歴史上はじめて、ホメオパシーの基礎となるメカニズムの存在を裏づける科学的根拠が得られたと言えるようになったのである。

それ以前には、ホメオパシーを支持する者は、説得力があるとは到底言えない理屈に頼らざるをえなかった。たとえばホメオパスたちは、ホメオパシーはワクチン接種と同じメカニズムで作用するのだと論じた。ワクチン接種もまた、病気と闘うために、病原体を少量利用する方法である。一見するとこの主張には説得力がありそうだが、ホメオパシーとワクチン接種とには大きな違いがある。ワクチンに用いられる有効成分はわずかで、おそらくは数マイクログラム程度だが、それでもホメオパシー・レメディに比べれば莫大な量なのだ。一回分のワクチンには、何十億個ものウイルス、あるいはウイルスの断片が含まれているが、ほとんどのホメオパシー・レメディには、有効成分の分子は一個たりとも含まれていない。ワクチンとホメオパシーとのこうした無理な関連づけは、十九世紀からホメオパスたちがさかんに使ってきたものだが、オリヴァー・ウェンデル・ホームズはそんな論証のことを、「一個のドングリが森になることもあるのだから、一個の石から山ができることもあると論じるようなもの」と言って批判した。

バンヴェニストは自らの研究の正しさを確信し、『ネイチャー』の編集人であるジョン・マドックスに論文を送付した。マドックスは当然ながら、その論文をレフェリーに査読してもらった。レフェリーによる査読は、新しく得られた結果を、利害関係のない科学者がチェックして、その研究が適正に行われているかどうかを吟味するために普通に取られる手続きである。バンヴェニストの実験は適正な手順を踏んで行われたように見えたが、論文のなかで主張されていることはあまりにも荒唐無稽(こうとうむけい)だったため、マドックスはさらに、掲載論文に但(ただ)し書きを付けることにした。マドックスがそれ以前にこのきわめて異例の手続きを取ったのは、一九七四年に、スプーンを曲げるユリ・ゲラーの超能力に関する論文を掲載したときのことだった。バンヴェニストの論文に付けられた但し書きには、次のようにあった。「編集人の見解：この記事を読む人は、多くのレフェリーが不審の念を抱いていることをご承知おきいただきたい。そのため『ネイチャー』は再現実験を行うよう他の研究者に依頼した」

つまり『ネイチャー』は、バンヴェニストの研究論文は掲載したものの、独自に調査団をフランスの研究所に送り、実験の検証を行うとの但し書きをつけたのだ。調査団はマドックス自らが率い、ウォルター・ステュアート（化学者）、ジェイムズ・ランディ（マジシャン）に参加してもらった。ランディが参加したことを怪訝に思った人たちもいたが、実は彼は、驚くべき主張の嘘や科学的な詐欺を暴くことにかけては国際的な評価を得ていたのである。ランディがしばしば語った次の言葉には、彼の考え方がよく現れている。「もしも隣人が庭で山羊を飼っていると言ったなら、自分としてもそれを信じるだろうが、ユニコーンを飼っていると言うなら、その角がどれぐらいしっかりと接着してあるか調べたくなるだろう」。世界有数の懐疑主義者としてのランディの地位を不動のものにしたのは、一九六四年に、超常現象のどれかひとつでも、その実在を証明した人には一万ドルの賞金を進呈するとの広告を打ったことだった。ここでいう超常現象には、科学の基本的な考え方に反するホメオパシーのような治療法も含まれていた。賞金はじりじりと上がり、一九八八年には百万ドルに達していた。したがって、もしもこの調査チームがバンヴェニストの結果は正しいと請け合えば、ランディはこのフランス人に巨額の小切手を進呈することになっただろう。

調査は問題の論文の掲載号が発行されて一週間後にはじまった。四日のあいだ、鍵となる重要な実験の再現が試みられた。マドックス、ステュアート、ランディの三人は、実験のすべてのステップを視察し、手続きに不備がないかどうかを確かめた。好塩基性白血球を入れた試験管の取り扱いも観察した。試験管には、ホメオパシーのアレルゲン溶液で処理されたものと、対照用にただの水で処理されたものとがあった。試験管を分析する仕事は、バンヴェニストの助手エリザベート・ダヴナーに任され、それまで二年間に得られてきたものと同じ結果が得られた。ホメオパシーの考え方に沿って処理された細胞のほうが、対照群の細胞よりもアレルギー反応を強く示した——つまり、ホメオパシーの溶液はたしかに白血球の反応を引き起こしたのだ。ホメオパシーの溶液には、もはやアレルゲンが一個も含まれていないにもかかわらず、アレルゲンの「記憶」が影響力を振るっているらしかった。問題の実験は、首尾良く再現されたのである。

しかし調査団はまだ納得しなかった。助手のダヴナーが試験管を分析する際、試験管ごとに、ホメオパシーの溶液で処理されたものか、そうでないかがわかるようになっていたため、彼女の分析には、故意の、あるいは無意識のバイアスがかかっていることが懸念(けねん)されたのだ。第Ⅱ章で盲検法について説明したときに述べたように、臨床実験に参加する患者は、自分の受けているのが本物の治療なのか、それともプラセボの対照治療なのかを知っていてはならない。そして盲検化は患者だけでなく、医師や科学者に対しても行われなければならない。医師も科学者も、自分たちが処方したり研究したりしているものが、本物の治療なのか、対照のための治療なのかを知っていてはならないのである。盲検化を行うのは、バイアスをできるかぎり小さくし、誰かの期待が実験に影響を及ぼすのを避けるためだ。

そこで『ネイチャー』調査団は、試験管の中身については何もわからないようにして、ダウナーに分析をもういっぺんやり直してもらった。マドックスとランディとステュアートは、窓を新聞紙で覆った別室に入ると、試験管のラベルをはがして秘密の暗号で置き換え、内容物がホメオパシーの溶液で処理されたものか、ただの水で処理されたものかを、あとで識別できるようにした。ダウナーはその試験管を使って再度分析を行い、研究所の仲間たちが集まって来て、最終結果が出るのを待った。集まった人たちの緊張をほぐそうと、〝驚異のランディ〟がトランプ手品を披露した。

やがてダウナーは分析を終えた。秘密の暗号が解かれ、『ネイチャー』調査団は、どの試験管がホメオパシーで処理されたかを明らかにした。今回の分析結果によると、ホメオパシーで処理された好塩基性白血球は、ただの水で処理された対照群のものとまったく同じように反応した。実験は、バンヴェニストが過去二年間に得たような効果が実際にあることを示せなかったのである。結果は、ホメオパシーの主張を裏づける根拠を示さず、逆に、普通の科学的な考え方と、物理、化学、生物の既知の法則すべてに合致するものだった。結果発表を聞いて、バンヴェニストの同僚のなかには、わっと泣き出す者もいた。

のちに明らかになったところでは、バンヴェニスト自身は一度も実験を行っておらず、すべてをダウナーに任せていた。さらに、彼女は一度も盲検化せずに分析を行っていたことも判明した。つまり彼女はうっかりと、いつも同じバイアスを結果に持ち込んでいた可能性がきわめて高いということだ。しかも彼女自身ははじめからホメオパシーの威力を強く信じており、その効果を証明したいという強い願望をもっていた。『ネイチャー』は、この調査結果を発表するにあたり、バンヴェニストの研究方法の問題点をいくつか指摘した。たとえば、「実験データを批判的に査定せず、欠陥のあるデータを不適正に報告してしまった」ことなどである。また『ネイチャー』は、バンヴェニストの最初の論文に関係した研究者のうち二人が、年間利益が一億ユーロを超えるフランスの大手ホメオパシー企業から研究資金の一部を提供してもらっていたという点を強調した。企業から資金をもらうことが必ずしも悪いわけではないが、今回は、利害関係の点で問題になりかねないその事実が、最初の段階で明らかにされていなかった。こうした批判すべき点を指摘しつつも、『ネイチャー』調査団は、バンヴェニストが故意に不正を働いたとは言わず、問題は、彼とそのチームが自己欺瞞（ぎまん）に陥って、実験を厳密に行わなかったことだという点を強調した。

厳密さが欠けていれば、とくに盲検化が行われていなければ、どれほど誠実で志の高い科学者でも、科学的結果に重大なバイアスを持ち込んでしまう恐れがある。たとえば次のようなシナリオを考えてみよう。ある科学者が、男性は空間認知能力と運動能力が優れているとの仮説を提唱し、その成否に自分の評判がかかっているものとする。仮説を立証するためには、複数の男性と女性にフリーハンドで円を描いてもらい、出来を比較すればよいと、その科学者は考えている。実験が始まり、数名の男性と女性がフリーハンドで円を描き、紙の上部に記名する。その紙を助手が集めて、科学者に手渡す。科学者は、目で絵を見て、十点満点で採点するとしよう。しかし、紙の上部を見れば絵を描いた人物の名前がわかるから、無意識のうちに、男性の円のほうに甘い採点をしてしまうかもしれない。そのため、真実がどうであれ、男性のほうが女性よりも上手に円を描けるという仮説を支持するデータが得られる可能性が高くなる。それに対して、この実験に対する再現実験が行われ、絵を描く被験者たちは、性別を隠すために名前の代わりに番号を与えられたとすれば、科学者は「目隠し」されることになり、男性と女性のどちらが描いた円に対しても、より公正な評価ができる可能性が高い。こうして得られた新しい結果は、より信頼できると考えられる。

バンヴニストのケースでは、ダヴナーは「目隠し」されておらず、しかもホメオパシーに好意的だったという二つの要因が合わさって、彼女の得た結果にバイアスをかける恐れがあった。とくにダヴナーの実験では、ホメオパシーの方法でサンプルを用意するときに、白血球にアレルギー反応が起こるかどうかを判定する必要があるが、白血球を顕微鏡で観察してさえ、その判定は白黒はっきりしたものにはならない。実際、細胞のアレルギー反応を判定するのは、円がどれぐらい真円に近いかを判定するのと似ている。

どちらも同じぐらい、判定者の解釈やバイアスの影響を受けやすいのである。

ダヴナーはボーダーライン上のケースをたくさん見たことだろう。細胞はアレルギー反応を起こしているのだろうか、起こしていないのだろうか？　そんなボーダーライン上の細胞がホメオパシーの処理を受けているとわかっていれば、彼女は無意識のうちに、アレルギー反応を起こしていると判定したくなったかもしれない。その細胞がただの水で処理されているとわかっていれば、やはり無意識のうちに、逆の判定を下したくなったのではないだろうか。しかし『ネイチャー』調査団は、試験管にラベルをつけずに実験をやり直してもらうことで、ダヴナーが確実に「目隠し」され、判断にバイアスが入り込まないようにした。すると、ホメオパシーの溶液と水では、ほぼ同じ結果が得られた。公正な検証により、ホメオパシーの溶液は、好塩基性白血球に影響を及ぼさないことが示されたのだ。

バンヴェニストはいくつかの批判点はすぐに認めたが、自分の研究の核心部分については頑として譲らず、『ネイチャー』調査団がわずか数日間で見たことによって、自分が二年にわたり蓄積してきた成果を否定できるはずもないと主張した。彼は、マドックス、ランディ、ステュアートが目撃した誤りは、彼の研究チームが強いプレッシャーとマスコミの注目を浴びながら仕事をするという異常な環境のせいで起こったのだと釈明した。

バンヴェニストは、いずれ自分はノーベル賞を受賞して仕事が認められるだろうと信じて疑わなかったが、実際には「イグノーベル賞」という、風刺的な賞をもらっただけだった。それどころか彼は、まず一九九一年にイグノーベル賞を受賞し、その後一九九八年にはまた別の仕事で受賞して、二つのイグノーベル賞を受賞したはじめての科学者になったのである。時の流れとともに、バンヴェニストは科学者としての自分の名声が、マスコミや同僚たちのあいだで凋落していくのを目の当たりにし、自分は被害者だと嘆くようになった。彼は自分をガリレオになぞらえることさえした。バンヴェニストとガリレオはどちらも、主流派に刃向かって声を上げたせいで攻撃されたのだと。しかしそれは二つの理由から的はずれだろう。第一に、ガリレオを攻撃したのはもっぱら宗教界の主流派であって、仲間の科学者たちではなかったこと。第二に、ガリレオはつまるところ、バンヴェニストとはまったく別種の科学者だったことだ——ガリレオの観測は詳細な検討に耐え、彼の実験結果は他の人びとの手によって再現されたのだから。

『ネイチャー』での完敗がもとで、バンヴェニストは研究職に居続けるのは非常に難しくなったが、研究は決してやめないと固く心に決めていたので、「デジバイオ」という会社を設立し、自分のアイディアを発展させて世に広めようとした。デジバイオの研究者たちはさまざまな研究成果を発表したが、そのなかでも突飛なものに、水は記憶を保持できるばかりか、その記憶をデジタル化すれば電子メールで送ることができ、それをほかの水の試料に導入すれば、その水は好塩基性白血球に影響を及ぼせるようになるというものがある。バンヴニストは二〇〇四年に世を去ったが、デジバイオは彼のアイディアをまじめに受け止めてもらおうと運動を続けている。そのウェブサイトには、次のように書かれている。

> 一九八四年の最初の高度希釈実験から今日までに何千回もの実験が行われ、私たちのはじめの知識はより豊かになり、裏づけを得ています。今日までのところ、これらの実験にはひとつの欠陥も見つかっておらず、有効な反証実験は、ただのひとつも提案されていないと言わなければなりません。

しかし実際には、一九八八年のバンヴニストの最初の論文から一年以内に、『ネイチャー』は、超高度希釈の効果を支持する結果を再現できなかった科学者たちによる論文を、三篇掲載している。米国防総省の国防高等研究計画局（DARPA）までも、バンヴニストの効果をデジタル化して電子メールで送れるというデジバイオの主張を検証しようと、ホメオパスたちと共同で研究を行ったが、結局、次のような結果に終わった。「われわれのチームは、デジタル信号から再現可能な効果を見出すことができなかった」

一方、バンヴニストにより観測された効果を再現したという論文もときおり発表されているが、これまでのところ、彼は正しかったことを証明するような、矛盾のない、説得力のある証拠を示したものはひとつもない。一九九九年には、アンドリュー・ヴィッカーズ博士が、バンヴェニストの仕事をはじめ、ホメオパシー・レメディの反応の基礎にかかわる百二十篇の研究論文を調査した。当時、ヴィッカーズは王立ロンドン・ホメオパシー病院で研究を行っていたので、ホメオパシーの可能性に対して否定的な偏見はもっていなかったにちがいない。しかしヴィッカーズがその調査で知ったのは、いかなるホメオパシー効果も、別の研究者によっては再現されていないという事実だった。「研究チームが他の研究者の仕事の再現に取り組んだ少数のケースでは、結果は否定的であるか、方法論に疑問があった」。別の研究者による再現実験は、科学が進展するためには決定的に重要である。それぞれの実験は、厳密さが足りなかったり、不正があったり、悪運にみまわれたりと、さまざまな理由から間違った結果を出すこともあるため、別の研究者が再現を試みることは、はじめの発見に間違いがないかどうかを確認する（そして再確認する）ひとつの方法になる。バンヴェニストの研究は、その検証に耐えなかったのだ。

実はジェイムズ・ランディはその後も、バンヴェニストの主張する効果を再現できた者には、百万ドルを進呈すると言い続けている。ＢＢＣテレビは、科学ドキュメンタリー・シリーズ『ホライズン』のなかで、ランディの挑戦を受けて立ち、ＢＢＣの再現プロジェクトを監督する科学者チームを招集した。再現実験では、ホメオパシーの方法で希釈された《ヒスタミン》が細胞に影響を及ぼすかどうかを調べ純水の場合と比較した。ヒスタミンは、細胞内のアレルギー反応に関係するが、分子が一個も存在しないほどに希釈されてもなお、細胞に反応を起こさせることができるのだろうか？　ロンドン大学医学部の聖ジョージ病院教授マーティン・ブランドは、最終的な結果を次のように発表した。「純水からはじめた溶液と、ヒスタミンを用いた溶液とのあいだに何か違いがあると言えるような証拠はひとつもない」。この点を強めるひとつの逸話として、ランディはプロジェクトの期間中にあった、ある出来事に触れた。「私は処方されたホメオパシーの睡眠薬を六十四回も飲んだが、眠気すら感じなかった。薬を飲んだのは、米国連邦議会の会合に出席する前だった――あの会合で眠れないなら、どんな状況でも眠れないだろう」

生物学者たちが、細胞レベルでホメオパシーが機能している証拠を見つけようとしては失敗しているうちにも、物理学者たちは分子レベルでホメオパシーが機能しているかどうかを調べようとした。超高度希釈のホメオパシー溶液は、水以外に有効成分の分子を含まないことは明らかだったが、物理学者のなかには、水の分子が配置を変え、かつて含まれていた物質の記憶を保持しているのではないかと考える人たちがいたのだ。

物理学者たちは過去二十年にわたり、普通の水と、ホメオパシー溶液の水について、水が分子レベルの構造を調べるために数十件の実験を行い、その結果を発表してきた。

かつて含んでいた物質の記憶をもつという証拠を探すために、核磁気共鳴（NMR）、ラマン分光、光吸収など、最先端の強力な方法が用いられた。しかし残念ながら、二〇〇三年に『補完代替医療ジャーナル』に発表された一連の研究に関する総合報告を見ると、これらの実験は概してレベルが低く、ミスが起こりがちだった。

たとえばNMRを用いたある実験では、普通の水とホメオパシー・レメディの分子間に違いを検出したと主張されたが、結局、その違いは装置の問題から生じていたことがわかった。そのNMR実験では、ソーダガラスでできた試験管が用いられたのだが、ソーダガラスはガラスのなかでも安定性が低く、ホメオパシー溶液を調製する過程で激しく震盪（しんとう）されたせいで、ガラス分子が液体の中に溶け出してしまっていた。そのため、ホメオパシー溶液からは純水とは異なるNMRグラフが生じ、ホメオパシー溶液は水の記憶を示しているかのようにみえたのである。案の定、他の研究チームが、ソーダガラスよりも安定性の高いホウケイ酸ガラスの試験管を用いて同じ実験を行ったところ、NMRでは水とホメオパシー・レメディとの違いは検出されなくなった。結局、これまでに行われた実験では、ホメオパシー溶液の分子の振る舞いについて、驚くようなことは何も見つかっていない。

以上をまとめると、水の分子を調べてきた物理学者たちは、ホメオパシー・レメディについて何も特別なことを発見できず、ホメオパスたちをがっかりさせている。同様に、細胞レベルの研究をしている生物学者も、ホメオパシーを支持する説得力ある科学的根拠を見つけるという目標に向かって大きな進展はしていない。

しかしそんなことは、ホメオパシー論争の本筋からすると大したことではない。なぜなら、分子レベルや細胞レベルで何が起ころうと、患者の身に起こることにくらべればほとんど関心が持たれていないからである。ホメオパシーは医療の問題なのだから、生物学や物理学は忘れてよい。究極の問いはこうだ。ホメオパシーは、患者の病気を治してくれるのだろうか？

もちろんホメオパスたちは、レメディがさまざまな症状を治すことに自信をもっているが、医者をはじめすべての人たちにホメオパシーの効果を確信させるためには、科学的臨床試験で得られた確実な証拠を示さなければならない。これまでの章で説明したように、もっとも決定的な証拠を与えてくれるのは、二重盲検化されたランダム化プラセボ対照比較試験である。もしもそういう試験でハーネマンの説を支持する結果が得られれば、医療の主流派はホメオパシーを受け入れざるをえない。逆に、超高度希釈溶液の効果を示すことができなければ、ホメオパシーには中身がないということになるだろう。かくして、二十一世紀を目前に控えたころに、厳密で大規模な試験が行われた。その結果は、ホメオパシーに関する論争をきれいに決着してくれるはずだった。

◎臨床試験に付されるホメオパシー

多くのホメオパスは、レメディの効果を決定的に支持する科学的根拠がないからといって心配はしていなかった。なぜなら、自分の医療介入の効果が明白であるように見える例をいくらでも挙げることができたからだ。たとえば、デーヴィッド・W・ソラーズは、『誰にもわかるホメオパシー』（*The Complete Idiot's Guide to Homeopathy*）と題する著書のなかで、カイリンという名前の息子をホメオパシーで治療した母親の語る、こんなエピソードを紹介している。その少年は、バーベキューをしているときに腕に火傷を負ったのだが、幸運にも、そのバーベキューの主催者はホメオパシーの応急セットを購入したばかりだった。

私は、氷を入れたコップを息子の腕に押しつけて痛みを抑えてやりながら、その応急セットをすぐにもってきてくださいと言いました。ものの数分で応急セットが届いたので、私はカンタリスのレメディを選び、一回分をカイリンに与えました。すると二、三分のうちに痛みが引き、十五分ほど見ているうちに、皮膚の色が落ち着いてきたのです。痛みがぶり返してきたとカイリンが訴えるたびに、レメディを与えるということを何度か繰り返しました。すると翌日には痛みはほとんどおさまり、二日ですっかり治ってしまったのです。誰もが驚いたことには、水ぶくれもできませんでした。

みごとな例のように思えるかもしれないが、『ホメオパシー』の著者ジェイ・W・シェルトンは、このケースを詳細に分析して信憑性の基礎をゆるがした。シェルトンは、この例や類似のケースには四つの疑問点があることを示した。第一に、このケースは典型的な第一度の熱傷、つまり一番軽い火傷のように見えるということだ。もしそうなら、火傷を負ったのは皮膚の表面だけなのだから、水ぶくれができなくても何の不思議もない。第二に、火傷が治ったのは身体にそなわる治癒力のおかげかもしれず、ホメオパシーの効果とはかぎらないこと。第三に、この子どもにとって一番有益だったのは、氷を入れたコップだったかもしれないこと。そして最後に、もしもホメオパシーがたしかに患者の役に立ったとしても、その効果は百パーセント、プラセボ効果だった可能性があることだ。前章で見たように、プラセボ効果には絶大な威力があるため、まったく無益な治療でも、まぎれもなく価値ある治療のように見せかけてしまうことがある——患者がその治療を信用しているかぎりは。

科学者が、人間のケースでこうした例の一部、または全部をプラセボ効果として斥けると、ホメオパスたちはしばしば動物の病気が治った例を挙げる。なぜなら彼らは、動物にはプラセボ効果はないと考えているからだ。たしかに、ペットの飼い主や農場主の多くは、ホメオパシーは動物の病気やケガに効くと思っているし、動物は錠剤が何をするものかなどわかっていないのは事実だ。ところがよく調べてみると、動物に関する逸話の価値は脆くも崩れ去るのである。

たしかに動物は、自分がどんな治療を受けているのか、どんな反応が起こることを期待されているのかなどはわかっていないが、その動物をモニターしている人間はそれを十分理解しているという事実が残る。換言すれば、動物はきちんと「目隠し」されているが、人間のほうは「目隠し」されていないため、そういうレポートは信用できないのである。たとえば、ホメオパシーを信じ、ペットの身を案じる飼い主なら、期待と願望から、改善の兆しにはことごとく目を止め、症状の悪化には目をつぶるかもしれない。たとえその動物がプラセボ効果を上まわる改善を見せたとしても、その動物を案じる飼い主が、ほかの動物より世話を焼くなど、ホメオパシー・レメディ以外のさまざまな要因によって改善した可能性もある。

要するに、医療の主流派は、ホメオパシーについてもその他どんな治療法についても、逸話は（人間の患者に関するものであれ、動物の患者に関するものであれ）、治療法を支持する根拠としては不十分だとして認めないのである。逸話をどれほどたくさん集めても、しっかりした科学的根拠にはならないということだ。科学者がよく言うように、「逸話の複数形はデータではない」のである。

医療の研究者がデータの重要性を力説するのは、どんな治療法の効果を調べるにせよ、厳密な科学的調査、とくに臨床試験で得られた結果を調べるのが最善の方法だからである。その点について簡単におさらいしておくと、第Ⅰ章では、ランダム化比較試験は、治療法の有効性を明らかにするうえで非常に有力な方法であることをみた。第Ⅱ章では、その基礎の上に立ち、鍼(はり)治療師の主張を検証するにあたり、ランダム化比較試験がどのように用いられたかをみた。では、ホメオパシーに対して同様の科学的精査を行えば、どんな結果になるのだろうか？

理屈の上では、ホメオパシーの場合には鍼の場合とくらべて、プラセボ効果を考慮するにはどうすればよいかは明らかなので、検証はずっと容易なはずである。ホメオパシーの臨床試験を行うには、まず患者を二つの群（ホメオパシーの治療を受ける治療群と、プラセボ対照群）にランダムに割り振る。患者は「目隠し」されており、自分がどちらの群に割り振られたかを知らない。患者は、やはり「目隠し」されたホメオパスから心のこもった診察を受ける――ホメオパスは患者がどちらの群に割り振られたかを知らないため、どの患者に対してもまったく同じように接するだろう。次に研究者たちは、ホメオパシー溶液で処理された錠剤と、見た目はそれと同じだが、何の処理も施されていない偽(にせ)の錠剤を作る。治療群の患者はホメオパシーの錠剤をもらい、対照群は偽の錠剤をもらう。どちらの群の患者にも、プラセボ効果だけによって多少の改善が認められるだろう。さて、決定的に重要なのは次の問いである。平均して見たときに、対照群よりも治療群のほうに有意の改善が認められるだろうか？　答えが「イエス」なら、ホメオパシーにはたしかに効果があると示されたことになる。一方、答えが「ノー」であって、両群とも治療に対してまったく同じ反応をしたなら、ホメオパシーの効き目はプラセボ効果だということになる。

人間に対するホメオパシーの臨床試験を見ていくに先だち、動物に対するホメオパシーの効果を調べたランダム化プラセボ対照比較試験がいくつかあるので、まずそれを見ておくことにしよう。動物については大規模な研究がいくつか行われているが、結論をまとめると、ホメオパシーは動物にはまったく効果がない。たとえば二〇〇三年には、スウェーデンの国立獣医学研究所で、仔牛の下痢の治療に関して、《ポドフィルム》というホメオパシー・レメディに対する二重盲検化臨床試験が行われたが、ホメオパシーの有効性を支持する科学的根拠は得られなかった。もっと最近では、ケンブリッジ大学の研究グループが、雌牛の乳房炎の治療に関して、二百五十頭の雌牛に対し、ホメオパシーの二重盲検化プラセボ対照比較試験を行った。乳房炎が改善したかどうかを客観的に調べるために、乳に含まれる白血球が数えられたが、結論を言えば、ホメオパシーにはプラセボ以上の効果はないことが示された。

科学者たちが人間の患者について科学的根拠を調べてみると、状況はもう少し複雑だった。良い知らせは、一九九〇年代半ばまでに、ホメオパシーの治療的価値を判定するための臨床試験が百件以上も発表されていたことだ。一方、悪い知らせは、件数は多くても、大半の臨床試験は、ランダム化が不適切だったり、対照群の準備の仕方に問題があったり、患者の数が少なすぎたりと、質的レベルが低かったことである。ホメオパシーはプラセボを上まわる効果を患者に与えられるのかという問いに対し、決定的な答えを与えることのできた臨床試験はひとつもなかった。

説得力のない逸話と、決定的ではない臨床試験のほかには頼れるものがないなか、ホメオパシーの正否をめぐる議論は袋小路に入り込んだ。しかし一九九七年になって、ある国際的な研究グループが、ホメオパシー論争に決着をつけるべく劇的な一歩を踏み出した。そのグループを率いたのは、ミュンヘンに本部を置く補完医療研究センターの上級研究員、クラウス・リンデだった。リンデとその仲間たちは、それまでに行われたホメオパシー臨床試験をすべて考慮に入れて、包括的な結論を出そうとした。この方法は《メタ分析(アナリシス)》として知られ、「分析を分析する」という意味である。個々のホメオパシー臨床試験では、試験で得られたデータを分析して結論を出すわけだが、リンデは、そうした分析結果を集めて、より信頼性の高い包括的な結論を出すという方針を打ち出した。メタ・アナリシスは、前章で取り上げた系統的レビューの特殊ケースともいえる。系統的レビューと同様メタ・アナリシスも、多くの臨床試験を合わせて包括的な結論を出そうとするが、メタ・アナリシスのほうが系統的レビューよりもいっそう数学的なアプローチを取る傾向がある。

メタ・アナリシスという言葉になじみのない読者も多いだろうが、これは多数のデータを理解する必要があるときには、日常的にもおなじみの考え方だ。たとえば選挙前になると、いくつかの新聞が世論調査を行い、互いに相反する結果を出すことがある。そんなときは、すべてを合わせた「メタ世論調査」（世論調査の調査）を行えば、はるかに大きな選挙人集団のデータが反映されるため、個々の世論調査よりも信頼の置ける結果が得られる。

メタ・アナリシスの威力を知るために、次の例を考えてみよう。占星術について、いくつかのデータセットを吟味するものとする。もしも人の性格が占星術の宮（星座）によって決まるなら、占星術師は、ある人にいくつか質問をすることによって、その人の宮を言い当てることができるはずである。そこで、ライバル関係にある各地の研究グループによって、五つの実験が行われたとしよう。どの実験でも、同じ占星術師が五分間の聞き取りにもとづき、ある人物の宮を言い当てる。実験の規模は、参加人数にして二十人から二百九十人までと幅があるが、どの場合もプロトコルは同じだ。偶然だけで宮を正しく言い当てる確率は十二分の一だから、占星術に信憑性を与えるためには、占星術師はそれよりもかなり高い確率で正解を言い当てなければならない。さて、五つの実験から、次のような結果が得られた。

実験1　正答率170人中12（12分の0.85に相当）
実験2　正答率50人中5（12分の1.20に相当）
実験3　正答率20人中5（12分の3.00に相当）
実験4　正答率70人中6（12分の1.03に相当）
実験5　正答率290人中21（12分の0.87に相当）

実験3では二十人中五人について正答が得られており、これは偶然だけで正答が得られる確率よりもはるかに高いので、占星術は当たるという結論になりそうだ。実際、多くの実験では（五つのうち三つ）、偶然から予想されるよりも高い正答率が得られているため、データは全体として、実験は占星術を支持していると結論するのもひとつの解釈だろう。ところがメタ・アナリシスを行ってみると、それとは異なる結論が得られるのである。

メタ・アナリシスではまず、これらの実験では占星術師による試行の数がそれほど多くないため、どの結果も単なる偶然として説明できてしまうという点が指摘されるだろう。つまり、個々の結果には意味がないということだ。研究者たちは次に、五つの実験で得られたデータを合わせて、ひとつの大きな実験のように扱う。するとその占星術師は、六百人中四十九人に対して宮を言い当てたことになる。これは12分の0・98の確率だから、偶然だけの場合に予想される正答率、12分の1にきわめて近い。したがって、この仮想的なメタ・アナリシスでは、「占星術師には、人の性格から宮を言い当てる特殊能力はない」と結論される。この結論は、小規模な個々の実験から得られた結論よりも信頼性が高い。科学ではそれを、「メタ・アナリシスは、確率的誤差（サンプル数が小さいことによる誤差）と、選択バイアス（被験者が適切にランダム化されていないことによるバイアス）を最小化する」と言う。

ここで医療研究に話を戻そう。これまでメタ・アナリシスの方法でさまざまな治療法が検証されてきた。たとえば一九八〇年代には、ステロイド剤が未熟児の呼吸器障害を緩和するかどうかを調べるための研究が行われた。早産しそうな妊婦にステロイド剤が与えられ、生まれた子どもがモニターされたのである。理想を言えば、多数の症例をひとつの病院で扱い、ひとつの臨床試験にしたいところだが、ひとつの病院では年間数件ほどしか適合する症例がないため、十分な数のデータが集まるまでに何年もかかってしまう。そこで研究者たちは、複数の病院でそれぞれ別個に臨床試験を行うことにした。個々の臨床試験では、対象となる子どもの数も少ないため確率的誤差の影響が大きく、得られた結果は病院ごとにバラバラだった。しかし、すべての試験の結果を合わせてメタ・アナリシスを行ってみると、妊娠中のステロイド剤投与は、たしかに未熟児に効果があることが示された。新生児の呼吸窮迫症候群による死亡数が激減した理由のひとつは、この治療法のおかげである――一九五〇年代のはじめには、アメリカで年間二万五千人がこの症候群のために死亡していたが、今日、その数は五百件を下回っている。

未熟児研究のメタ・アナリシスは、個々の試験が互いに良く似ているため、ひとつにまとめやすく、話は簡単だった。同じことは占星術に関する仮想的な例についても言える。しかし残念ながら、臨床試験はそのつど異なる方法で行われるのが普通なので、メタ・アナリシスは煩瑣(はんさ)な作業になることが多い。同じ薬を使った治療法に関する臨床試験であっても、薬の投与量や、モニター期間などが違うかもしれない。リンデのメタ・アナリシスはとくにやっかいだった。ホメオパシーの有効性についてなんらかの結論を出すために、多種多様なレメディが用いられ、希釈の度合い（ポテンシー）も大きく異なり、喘息(ぜんそく)から軽い火傷までさまざまな症状を治療するホメオパシー臨床試験についてメタ・アナリシスを行おうとしたからである。

リンデはコンピュータ・データベースを利用して幅広く情報を集め、いくつものホメオパシー関連会議に出席し、この分野の研究者に連絡を取った。そして最終的に、ホメオパシー臨床試験として発表されている研究結果が、百八十六件あることを突き止めた。リンデとその仲間たちは、いくつかの基本的要件を満たさない臨床試験はメタ・アナリシスから除外することにした。たとえば、ホメオパシーの治療を受ける治療群と、対照群に患者が分けられているだけでなく、対照群の患者に対しては偽のレメディが与えられるという条件を満たす臨床試験だけを検討に加えた。また、患者を治療群に入れるか対照群に入れるかの割り振りが、ランダム化されている必要もあった。これらの条件で篩にかけることにより、臨床試験の数は八十九件にまで絞られた。その後、個々の臨床試験で得られた結果が、最終結果に対して適切な重みで寄与するように、何カ月もかけて注意深い統計解析が行われた。たとえば、規模の小さすぎる臨床試験は、全体としての結論にあまり重みをもってはならない。なぜなら、臨床試験で得られた結果の信頼性は、その試験に含まれる患者の数と密接に関係しているからだ。

一九九七年九月、ついにメタ・アナリシスの結果が『ランセット』誌に発表された。リンデの論文は、同年に発表された医療研究論文のなかで、もっとも論争を巻き起こしたもののひとつとなった。なぜならその結論は、ホメオパスたちが二世紀にわたって主張し続けてきたことを裏づけるものだったからである。平均すると、ホメオパシーの治療を受けた患者は、偽の治療を受けた対照群の患者よりもはるかに高い確率で、状態が改善されていたのだ。論文は次のようにまとめられていた。「われわれのメタ・アナリシスは、ホメオパシーの臨床的効果は完全にプラセボ効果によるものだという仮説と相容れなかった」。言い換えれば、ホメオパシーにはたしかに効果があったということだ。

驚くにはあたらないが、リンデの結論には、ホメオパシーに反対する人たちから疑問が投げかけられた。リンデのメタ・アナリシスにはあまり質の良くない臨床試験が多数含まれていたため精度が低く、それがバイアスになって、全体としてホメオパシーに有利な結論が導かれたのだろうというのである。ホメオパスたちはその批判に対し、臨床試験は質に応じて篩にかけられており、リンデは質の悪い臨床試験を除外するためにこそ篩を設けたのだと論じた。ここで思い出しておくと、リンデは、プラセボ対照群を設定して、患者をランダムに割り振った臨床試験だけをメタ・アナリシスに含めていた。

しかし批判的な人たちは納得せず、質に関する篩のかけかたが不十分だったと主張した。

質の低い臨床試験は、メタ・アナリシスの結果を誤りに導く恐れがあるため、研究者たちは、まじめに考慮するに値しない臨床試験を除外するために、質を評価するためのさまざまな技法を開発してきた。たとえば一九九六年には、アレハンドロ・ハダッドとオックスフォード大学の同僚たちが、「オックスフォード・クオリティ・スコア・システム」を開発した。このシステムでは、臨床試験に対し、〇点（非常に質が悪い）から五点（厳密である）までの点が与えられる。そして、試験の結果が論文として発表されたときに、論文に何が書かれているかによって、加点または減点される。もしもある研究論文に、患者の割り振りはランダムに行われたと明確に述べられていたなら、一点を加える。しかしそのランダム化の方法が不適切だったなら、その一点は減じる。また、臨床試験から脱落した患者のデータをどう扱ったかが明確に書かれていれば、一点を加える。論文の著者たちが、そういう場合のデータの取り扱いについてきちんと考え、それをあえて論文に書き記したのなら、そのこと自体が、研究が厳格に行われたことを示す良い指標になるからだ。

リンデのメタ・アナリシスに批判的な人たちは、この研究に含まれた八十九件の臨床試験のうち六十八件は、オックスフォードの基準では三点以下にしかならないと指摘した。つまり、分析対象になった臨床試験のうち、四分の三は水準以下だったのだ。そして、メタ・アナリシスの対象を質の高いものだけに限れば（四点または五点のものだけを採用すれば）、ホメオパシーの見かけの有効性は大幅に低くなることも指摘された。実際、質の高い二十一の臨床試験を分析したところ、ホメオパシーは患者に対してわずかに効果があるか、またはまったく効果がないという結論が得られた。二十一の臨床試験から得られたデータは相当量にのぼったが、それでも二つの可能性――わずかな効果があるのか、あるいはまったく効果がないか――を区別することはできなかった。

リンデと共同研究者たちは、批判にも一理あることを認め、一九九九年に、個々の臨床試験の質を重視し、同じデータで分析をやり直した結果を発表した。リンデはその論文で次のように述べた。「調査研究を見れば、より質の高い方法が用いられた研究では、より否定的な結果が得られるという傾向が明らかである」。そう述べたうえで、リンデは最初のメタ・アナリシスに話を戻し、次の点を強調した。「したがって、われわれのメタ・アナリシスは、ホメオパシーの治療効果を過大評価したということだけは言えそうである」

リンデが一九九七年に発表した最初の論文は、ホメオパシーに好意的な評価を示したが、一九九九年に出た改訂版の論文は、白黒つけられないという結果だった。リンデ自身がメタ・アナリシスをやり直したこの結果に、代替医療界は落胆しただろうが、医療の主流派もすっきりしなかった。リンデは、ホメオパシーには効果があると言うこともできず、単なるプラセボとして効果を否定することもできなかったため、誰にとっても不満が残ったのである。

いずれにせよ明白な科学的根拠はなかったにもかかわらず、大衆は徐々にホメオパシーに興味をもち、ホメオパシーのセラピストにかかったり、市販されているレメディを買ったりするようになった。そうした状況に問題を感じた研究者たちは、より大きなスケールでいっそう厳密な臨床試験を行い、早急にこの治療法を検証しなければならないと考えはじめた。そのため一九九〇年代の末以降、ホメオパシーははるかに厳しい質的レベルで吟味を受けていた。

そしてとうとう、スイスはベルン大学のアイジン・シャン博士とその同僚たちが、二〇〇三年一月までに発表されたすべての臨床試験を対象として、新しいメタ・アナリシスに取り組むことになった。マティアス・エッガー教授率いるこのベルン大学医療研究究グループは、優れた研究で世界的な評価を得ており、スイス政府はこのグループに対し、十分に厳密なメタ・アナリシスが行えるだけの資金を提供していた。シャンなら信頼できる結果を出してくれるに違いないと期待は高まった。二世紀にわたり、ホメオパスと主流派の医師のあいだで苦い論争が続いてきたが、シャンのメタ・アナリシスはついに、どちらが正しく、どちらが間違っていたかに判定を下すことになる。

シャンは、質的レベルの高さを追求することにかけては妥協を知らず、彼のメタ・アナリシスは、多数の参加者を含み、公正に盲検化が行われ、適切にランダム化が行われた臨床試験だけを対象とした。彼が最終的に残したホメオパシー臨床試験は、わずか八つだけだった。それら八つの臨床試験――ホメオパシーに関してこれまで行われたもっとも質の高い臨床試験――のデータを調べた結果、彼のメタ・アナリシスはきわめて重大な結論に達した。平均してみると、ホメオパシーには、プラセボに比べてごくごくわずかながら効果が認められたのである。では、平均したときに残る微々たる効果は、ホメオパシーのおかげで患者が本当に治ったということを意味しているのだろうか？

その疑問に答える前に、科学的分析で得られた結果には、つねにある種のあいまいさがあることを知っておかなければならない。たとえば地球の年齢を分析したとすれば、四十五億五千万年プラスマイナス三千万年といった結果が得られるだろう。ホメオパシーの有効性に対するシャンの評価にもあいまいさはあるが、彼の得た結論は、ホメオパシーの作用は、プラセボとまったく変わらないという判定と矛盾しない。それどころか、このメタ・アナリシスに対するもっとも合理的な解釈は、ホメオパシーはたしかにプラセボにすぎないというものなのである。

シャンの研究の別の側面を考慮すれば、その解釈にはさらに説得力が増すだろう。ホメオパシーに関するメタ・アナリシスと平行して、シャンは通常医療の新薬に関するメタ・アナリシスを何件も行っていた。それらの薬は、ホメオパシーのメタ・アナリシスの対象となったものと同じ病気について、有効性が検証されていたのである。この副次的なメタ・アナリシスを行うにあたり、シャンは周到にも、ホメオパシーのメタ・アナリシスでも、これら新薬の試験で使われるのとまったく同じ選択基準を用いた。通常医療の薬に対する臨床試験のメタ・アナリシスでは、平均すると、薬には効果が認められるという結果になった。その結果にもやはりあいまいさはあったが、平均してみたときの効果はあまりにも大きく、通常医療の薬の有効性には、いかなる疑問もなかった。

ホメオパシーに対する臨床試験と、通常医療の薬に対する臨床試験との違いは衝撃的なまでに大きかった。ホメオパシーは、患者への効果を示すことができず、ホメオパシーの効果はプラセボによるものだとの見解と矛盾しない結果だった。それに対して通常医療の薬では、患者への効果は明白だった。つまり、人間の身体に対し、たしかに生理学的影響を及ぼすということが示唆されるのである。この例は、ニセの医療と本物の医療とのあいだには、歴然とした違いがあることを示している。

二〇〇五年八月、シャンはその結果を『ランセット』誌に発表し、次のように結論した。「この知見は、ホメオパシーの臨床効果はプラセボ効果であるという考えと両立する」。『ランセット』誌はさらに、「ホメオパシーの終焉（しゅうえん）」と題する編集部からのコメントを添えて次のように述べた。「ホメオパシーには効果がないという点に関し、医師たちは患者に対し、誠実に向き合う勇気をもたなければならない」。このニュースは世界中で報じられ、シャンのメタ・アナリシスによる結果と、『ランセット』が添えたコメントを受け入れようとしないホメオパスたちを憤慨させた。彼らはこの研究を攻撃するために、大きな問題が四つあると指摘したが、実をいえば、彼らの批判には簡単に答えることができるのである。以下に、ホメオパスが指摘する四つの問題点と、それに対する回答を示そう。

1 シャンの論文はホメオパシーに効果があることを示しているのだから、彼のメタ・アナリシスはホメオパシーを支持するものである。

たしかに肯定的な結果は得られたが、その程度はあまりにも小さいため、ホメオパシーはプラセボだという説とまったく矛盾しない。シャンの論文は、ホメオパシー二百年の歴史のなかで行われたもっとも包括的な分析であり、肯定的な証拠がこれほど微々たるものであることは、ホメオパシーへの打撃と解釈されなければならない。とくに重要なのは、シャンの分析は、過去十年間に発表された他のメタ・アナリシスや系統的レビューの結果を裏づけていることだろう。いずれもホメオパシーにプラセボを上まわる効果があることを示せなかったのである。

2 シャンはデータを篩にかけたと言っている。したがってシャンのメタ・アナリシスでは結果にバイアスがかかっている。

たしかに、メタ・アナリシスのやり方はさまざまだ。はっきりと肯定的な結果、あるいは逆に否定的な結果が得られるまで、「データを篩にかけ続ける」ことも可能だろう。しかしこのケースで重要なのは、シャンはメタ・アナリシスのやり方を、作業に入る前に明らかにしていることである。しかもそれは妥当でバイアスのない方法だった。換言すれば、研究条件はデータの分析を始める前に決定され、目標は適切に設定され、研究が始まってからその設定が変更されることはなかったのだから、シャンの研究は公正だったのである。

3　このメタ・アナリシスには複数の病気に関する臨床試験が含まれているので、調べ方が粗すぎ、個々の病気を治療するホメオパシーの効能については何もいえない。

そもそも、この包括的メタ・アナリシスが行われることになったのは、どんな病気についてであれ、ホメオパシーの有効性を裏づけるような説得力のある科学的根拠がひとつもなかったからだった。研究者たちが、特定の病気に対するホメオパシー療法について系統的レビューを行った場合は、決まって否定的な結果が得られている。たとえば、頭痛や偏頭痛についての系統的レビューには、「これまでに得られた臨床試験のデータからは、ホメオパシーに効果があるとはいえない」とある。筋肉痛は、もっとも多くの臨床試験によって検証された症状だが、「これまで発表されたデータからは、これらの研究で用いられたホメオパシー・レメディは、プラセボより有効だとの仮説は支持されない」とされている。組織外傷（手術や歯科治療後の傷）の治療に用いられ、もっとも広く利用されているホメオパシー・レメディであるアルニカに関しては、次のような結果が得られている。「ホメオパシー・レメディのアルニカに、プラセボを越える効果があるとの主張は、厳密な臨床試験からは支持されない」

4　ホメオパシーは、一人ひとりの患者に高度に適合させた個別化治療なので、レメディが標準化される大規模な臨床試験にはなじまない。

たしかに、臨床試験では個別化治療は行われないことが多い。しかし、患者に詳しい聞き取りを行ったうえで、個別化されたホメオパシー・レメディを処方するか、または偽薬を処方する臨床試験も行われている。たとえば、慢性頭痛の患者九十八人に対して個別化された処方を行い、十二週間にわたって観察を続けた臨床試験では、次のような結論が得られた。「どの変数についても、ホメオパシー・レメディと偽薬とのあいだに有意の差は認められなかった」。また別の臨床試験では、喘息(ぜんそく)の子どもたち九十六人に的を絞り、十二カ月間通常医療による治療に加えて、個別化されたホメオパシーの処方をするか、または偽薬の処方が行われた。その結論は次のようなものだった。「経験豊富なホメオパシーの治療者によって処方された補完的ホメオパシー・レメディが、偽薬よりも優れていることを示す科学的根拠は得られなかった」

ホメオパシーに対するシャンの見解は、前章で紹介した、高く評価されるコクラン共同計画によっても裏づけられている。独立な立場から医療を評価するこの団体は、陣痛誘発、知的障害、慢性喘息、インフルエンザに対するホメオパシー療法について、すでに系統的レビューを発表している。その結論は、総計五千人以上の患者を含む十六の臨床試験にもとづくものである。そしてまたしても、ホメオパシーを支持する科学的根拠は存在しないか、またはどちらとも言えないという結果になっている。いくつか例を挙げておこう。「十分な科学的根拠がないため、喘息に対してホメオパシーが何らかの影響を及ぼす可能性について、信頼性のある評価を行うことはできない」。「これまでに得られた科学的根拠によれば、ホメオパシーに予防効果があるとはいえない」。「科学的根拠が不十分であるため、ホメオパシーを陣痛誘発法として推奨することはできない」

ホメオパシーに対するこうしたレビューの全般的トーンと、通常医療で用いられる薬に対するコクラン共同計画の結論を比べてみると興味深い。たとえばアスピリンについては、次のような結果が得られている。「アスピリンは、中程度、あるいは強度の急性の痛みに対する鎮痛剤として効果があり、明白な投与反応がみられる」。さらにコクラン共同計画は、本当に効果のある薬の場合、有効性はきわめて安定しているため、さまざまな方法で検証できるという点について、あらためて次のように述べている。「痛みのモデルとしてどんなタイプのものを用いるか、痛みをどのように測定するか、サンプルの規模をどれぐらいにするか、研究方法のデザインの質的レベルはどうか、研究期間はどれぐらいに設定するかといったことは、結果に有意の差をもたらさない」。これが、本当に効き目のある薬を検証したときに得られる説得力のある結論なのである。残念ながら、ホメオパシーに関する研究からは、いかなる肯定的結論も得られなかった。

◎結論

以上、ホメオパシーの歴史を概観し、この治療法の有効性を判定するために行われてきた多くの取り組みを紹介するために相当の紙幅を割いてきたが、結論は簡単だ。これまでに何百件という臨床試験が行われてきたが、どの病気に対しても、ホメオパシーを支持するような、有意の、ないし説得力のある科学的根拠はひとつも得られていないのである。逆に、ホメオパシー・レメディにはまったく効果がないことを示す科学的根拠なら多数あると述べておくのが公正だろう。普通、ホメオパシー・レメディには有効成分の分子は一個も含まれていないことを思えば、効果がなくとも驚くにはあたらない。

ここから興味深い疑問が生じる。ホメオパシーに効果があることを示す実験的証拠はひとつもなく、効果があると思えるような理論的説明すらないというのに、なぜホメオパシーはこの十年ほどのあいだに急成長を遂げ、何十億ドル規模のグローバル産業にまでなったのだろうか？　率直に言って、科学的根拠を見ればホメオパシーに効果がないのは明らかだというのに、なぜこれほど多くの人たちが、この治療法には効果があると考えているのだろうか？

ひとつには、ホメオパシーの信用を失わせる研究が膨大にあるのを、一般の人たちは知らないということだ。一九九七年にリンデが発表した過度に楽観的な論文はウェブ上で喧伝されているのに、一九九九年に同じデータを用いて分析をやり直し、どちらともいえないという結果が導かれたことに触れているサイトはずっと少ない。同様に、二〇〇五年にシャンが発表した、いっそう重要かつ否定的な論文は、ホメオパシー関連のサイトでは話題にものぼらないのが普通だ。

さらに一般の人びとは、ホメオパシーを不当なほど好意的に扱うニュース番組に乗せられてしまう。近年、もっともあからさまにホメオパシーに好意的だった報道のひとつに、ブリストル・ホメオパシー病院で行われ、二〇〇五年に結果が発表された研究に取材したテレビ番組がある。ブリストル・ホメオパシー病院は、六千五百人の患者に対し、六年間にわたって追跡調査を行った結果として、慢性病をもつ人の七十パーセントは、ホメオパシーによる治療を受けたのち、健康状態が改善したと言っていると述べた。この番組を見た一般の人びとにしてみれば、これは驚くほど肯定的な結果だろう。しかしこの研究では対照群が用いられていないため、ホメオパシーの治療を受けなくても改善したかどうかは知りようがなかった。症状が改善したという患者が七十パーセントにのぼるというが、その数字の背景には、自然治癒したケースや、インタビュアーの期待に応えたいという患者側の心理や、プラセボ効果や、その患者が受けていたかもしれないホメオパシー以外の治療の効果など、さまざまな要因があったことだろう。ブリストル・ホメオパシー病院の研究にはあまり意味がないと指摘する批判的な人も多かった。たとえばサイエンス・ライターのティマンドラ・ハークネスはこう述べた。「それはちょうど、チーズだけを食べさせれば子どもの身長が伸びるという仮説を立て、子どもたち全員にチーズばかり食べさせて、一年後に身長を測ってこう言うようなものだ。『ほらごらん！　全員の身長が伸びたではないか、チーズが効く証拠だ！』」

読者のみなさんには、マスコミにときどき見られる派手な宣伝には取り合わず、ここでの結論を信用してほしい。ここで述べたことは、信頼できる科学的根拠のすべてを詳しく検討した結果である——そして科学的根拠によれば、ホメオパシーの効き目はプラセボ効果にすぎない。したがって、もしも単なる気休めではない薬を探しているのなら、ホメオパシー・レメディは避けることを強くお勧めする。

本章を終えるにあたり、もう一度述べておくと、ホメオパシーについてここで述べた結論は、公正に、注意深く、科学的根拠に照らして得られたものである。私たちは一貫して、偏見にとらわれずにホメオパシーについて調べ、たとえどんな結論が得られても、それを受け入れるつもりだった。筆者のひとりであるエルンスト教授は、ホメオパシーについては豊富な経験をもち、ホメオパスとして治療にもあたっていた。エルンスト教授は大学の医学部で通常医学を学んだのちに、ホメオパスとして修業を積み、ミュンヘンのホメオパシー病院で治療にあたり、さまざまな症状の患者をホメオパシーで治療した。当時、患者はこの治療のおかげで良くなっているように見えたが、あるとき、それは本当にホメオパシーが効いたためなのか、それともプラセボ効果なのか、あるいは医師による食事指導のおかげなのか、はたまた身体の自然治癒力によるものなのか、それ以外の理由によるものなのか、わからなくなった。

長年ホメオパシーによる治療に携わり（そして自らも治療を受けた）エルンストは、この治療法は効くものと思っていた。もしもホメオパシーの効果が立証されれば、病気の人たちにとっては新たな希望が生まれるだろうし、医療、生物学、化学、さらには物理学にとってさえ、未知の知識が存在することになるのだから、彼とその仲間たちはさぞ嬉しかったことだろう。しかし残念ながら、一歩下がった立場からホメオパシーについて調べはじめたエルンストは、しだいに幻滅するようになった。

エルンストが考えを変えるにあたり重要な役割を果たしたのは、一九九一年にドイツの薬理学者、W・H・ホプフ教授によって行われた研究だった。ホプフ教授は、ハーネマンがシンコナを用いて行った最初の実験の再現を試みた。ハーネマンによれば、マラリアの治療薬を健康なボランティアの被験者に与えれば、マラリアの症状が起こるはずだった。ところが、ホプフ教授が学生たちを被験者にしてシンコナと偽薬を比較してみたところ、まったく違いはみられなかったのである。シンコナのほうが効果があるのでも、ないのでもなく、偽薬とまったく同じだったのだ。要するに、ホメオパシーの基礎となったハーネマンの結果は事実とは違っていたのである。臨床試験はエルンストに、ホメオパシーの薬は良くできた偽薬にすぎないことをはっきりと教えてくれた。

それでも読者のなかには、良くできた偽薬でもよいではないか、それでかまわないではないかと思う人がいるかもしれない。プラセボ効果が患者の役に立つのなら、その一点だけをもってしても、ホメオパシーは正当化できると考える人もいるだろう。主流派の医師たちのなかにも、その考えに共鳴する人はいる。しかし多くの医師はそれに強く反対し、プラセボ効果があるというだけでは、ホメオパシーを医療に用いることは正当化できないと考えている。たとえば、プラセボ効果だけによる治療は、必ずしも患者の役に立つとはかぎらず、それどころか患者の健康を危険にさらす恐れさえある。ホメオパシー・レメディには有効成分はまったく含まれていないが、だからといってリスクがないわけではないのである。ホメオパシーの安全性という問題については、他の代替医療との関連で、次章の最後の部分で改めて論じることにしよう。

当面、ホメオパシーのようなプラセボ効果を基礎とする医療がもつ別のマイナス面、すなわち費用の問題を簡単に考察して、この章を終えることにしたい。費用の問題については、ホメオパシー応急セットの市販を批判した薬理学者デーヴィッド・コフーン教授が、二〇〇六年に次のように力説した。

この応急セットに含まれる「レメディ」はすべて、30Cの希釈である。したがってラベルに書いてある物質はまったく含まれていない。そんな砂糖の粒が、三八・九五ポンドもするのである。有効成分の分子を一個摂取しようとすれば、地球から太陽までの距離に相当する直径の球を飲み込まなければならない。それは到底飲めない話だ。

応急セットに三八・九五ポンドを費やすなら、効果の確認された本物の薬品セットを買う方が、ホメオパシーのようにプラセボの効き目しかない薬のセットを買うより良いにちがいない。ホメオパシーのボロ儲け(もう)ぶりを示す極端な例として、《オシロコッキヌム》と呼ばれるレメディを挙げよう。次に引用するのは、一九九六年の『USニュース・アンド・ワールド・レポート』誌の記事からの抜粋である。ここにはホメオパシー業界を支えている愚かしさと、儲け主義が見て取れる。

今年、フランスの製薬会社ボワロンの職員が、リヨンの郊外で単居性のカモを殺し、その心臓と肝臓を取り出すことになるだろう――神々をなだめるためでなく、インフルエンザと闘うためだ。この内臓は、オシロコッキヌムという一般市販用のインフルエンザ治療薬を作るために使われ、できた薬は世界中で販売される。金銭的なことを言えば、一羽のフランス産カモは、この惑星上でもっとも貴重な動物といえよう。なにしろ一羽のカモから取り出された心臓と肝臓は、二千万ドル以上の売り上げが見込まれるインフルエンザ・レメディの唯一の「有効成分」になるからだ。（カモの内臓ということでは、投資対収益の観点から言えば、フォアグラの比ではない）ボワロン社はなぜ、一羽のカモがそれほど多くの病人の役に立つと言えるのだろうか？　その答えは、オシロコッキヌムというインフルエンザ治療薬はホメオパシー・レメディだから――つまり、最終的な薬剤には事実上含まれないほど、有効成分は薄められるからである。

実際そのレメディの容器には、薬剤一グラム中、蔗糖〇・八五グラムと乳糖〇・一五グラムが含まれていると大胆にも明記されている。蔗糖と乳糖はどちらも砂糖の仲間だ。つまり、オシロコッキヌムは百パーセント砂糖の粒だということを、自ら明かしているのである。

一羽のカモから、有効成分を含まないレメディを二千万ドル相当分も作れるというのはどういうことだろう？　これではいかさま療法と言われてもしかたがないだろう。

第Ⅳ章　カイロプラクティックの真実

科学の核心部では、一見すると矛盾するかにみえる二つの姿勢がバランスをとっている。ひとつは、どれほど奇妙だったり直観に反したりしても、新しいアイディアには心を開いておくこと。そしてもうひとつは、古いか新しいかによらず、どんなアイディアも懐疑的に厳しく吟味することだ。そうすることで、深い真実を深いナンセンスからより分けるのである。

カール・セーガン

カイロプラクティック

十九世紀末に開発された治療法で、脊椎（せきつい）を手で調整（アジャスト）する。腰痛（ようつう）の治療だけを扱う施術者（カイロプラクター）もいるが、喘息（ぜんそく）をはじめ、どんな病気も治療する者が多い。カイロプラクティックの基礎理論によれば、脊椎に手技を施すことが医療に役立つのは、脊椎に与えた刺激は神経系統を介して身体（からだ）全体に影響を及ぼすためである。

カイロプラクターは脊椎に手技を施すことにより、主に腰痛や頸部痛を治療し、イギリスでは医療システムにしっかりと組み込まれている。そのため、代替医療を扱った本書にカイロプラクティックが登場したことを、意外に思った読者も少なくないだろう。なにしろ通常医療の医師の多くは患者をカイロプラクターにまわしているし、たいていの保険はカイロプラクティックをカバーする。とくにカイロプラクターが世界一多く、年間約三十億ドルがカイロプラクティックに費やされているアメリカではそうだ。カイロプラクティックは、アメリカの医療システムに組み込まれているのみならず、近年とみに人気が高まっている。アメリカのカイロプラクターの人数は、一九七〇年から一九九〇年にかけて著しく増加し、二〇〇二年には北アメリカで患者の治療にあたるカイロプラクターは六万人になった。二〇一〇年には、この数はほぼ倍増しそうな勢いなのに対し、通常医療の医師の増加率は十六パーセントに留まる見通しだ。

カイロプラクティックが主流の医療に組み込まれていることを端的に表しているのが、

アメリカでは五十の州すべてでカイロプラクティックが認可され、他の多くの国々でも法的に認められているという事実だろう。たとえばイギリスのカイロプラクターは法令で規制されているが、これは医師や看護師と同等の立場にあるということを意味する。以上のことを念頭に置けば、カイロプラクターを代替療法のセラピストに分類するのはおかしくはないだろうか?

カイロプラクティックという治療法は、十九世紀末に、健康に関するまったく新しい思想とともに生まれた。この治療法の創始者たちは、健康上の問題が生じるのは、《サブラクセーション》が起こるためだと論じた。サブラクセーションとは、脊柱を構成する椎骨がわずかにズレているという意味である。そしてサブラクセーションがあると、《イネイト・インテリジェンス》(生命力や生命エネルギーのようなもの)の流れが妨げられ、そこからありとあらゆる健康上の問題が生じるという。しかし、イネイト・インテリジェンスなるものが存在するという証拠もなければ、それが健康上にそんな役割を果たすという証拠もない。イネイト・インテリジェンスとサブラクセーションという概念は、鍼(はり)における〝気〟やホメオパシーにおける〝超高度希釈〟と同様に神秘的で謎(なぞ)めいており、現代の科学的観点からは理解できない。これだけ人気があるにもかかわらず、多くの人たちがカイロプラクティックを代替医療とみなすのはそのためである。

しかし、不信感をいったん棚上げし、基礎となる哲学をわきにのければ、問うべきことは簡単だ。カイロプラクティックは患者の役に立つのだろうか？　さいわい、《科学的根拠にもとづく医療》の考え方と臨床試験のおかげで、その問いにはすでに答えが出ている。

本書のこれまでの章では、《科学的根拠にもとづく医療》は代替医療に対して悲観的な見方を示してきた。鍼治療師やホメオパスは何世紀もかけて、患者のために役立つ医療体系を作り上げようとしてきたが、科学者たちは主として臨床試験から得られた科学的根拠にもとづき、これらの治療法の効果とされてきたものは、実際よりも大げさに言われすぎていたと結論したのである。鍼は、いくつかのタイプの痛みや吐き気を別にすると、すべての症状に対する効果はプラセボ効果にすぎないように見え、痛みや吐き気についてもはっきりした結論はまだ出ていない。ホメオパシーではさらに状況が悪く、あらゆる症状に対して、ホメオパシーのレメディはプラセボ以上の効果を示すことができなかった。

読者のなかには、《科学的根拠にもとづく医療》は代替医療に対して、悪い偏見をもっているのではないかと疑いはじめた人もいるかもしれない。本当は鍼やホメオパシーには効果があり、臨床試験のほうが間違っているのではないだろうか？　臨床試験は、医師や科学者たちが外部の干渉から身を守るためにでっちあげた、体制派の陰謀ではないのか？　ひょっとして読者がそんな疑惑を抱いているかもしれないので、科学的根拠がカイロプラクティックを支持するか否かを見ていくに先だち、臨床試験と《科学的根拠にもとづく医療》について、もう一度別の角度から見ておくことにしよう。

◎科学的根拠にもとづくお茶

臨床試験の中核にあるのはごく簡単な考え方で、その起源は十三世紀にさかのぼる。ときの神聖ローマ皇帝フリードリヒ二世は、運動が食物の消化に及ぼす影響を調べるために、ある実験を行った。二人の騎士がまったく同じ食事をとったのち、一方は狩りに出かけ、他方はベッドでやすんだ。数時間後、二人の騎士は殺されて消化管が調べられた。その結果、ベッドで横になっていた騎士のほうが、消化が進んでいることがわかったのである。ここで重要なのは、二人の騎士が異なるレベルの運動をしたおかげで――一方は精力的に動きまわり、他方はごろりと寝ていた――消化の進み具合が比較できたことだ。臨床試験では、二つ以上の状況を比較することが鍵になる。

近代的な臨床試験は、十八世紀にジェイムズ・リンドが壊血病の治療法を探すために行ったようなタイプのもので、フリードリヒ二世のそれのように残酷ではないが、基本的な考え方は同じだ。たとえば、新しい治療法に効果があるかどうかを調べるには、別の治療法と比較対照しなければならないのである。そこで、一方の患者グループには新しい治療法を施し（この患者グループを「治療群」という）、他方の患者グループには別の治療を施す（こちらの患者グループを「対照群」という）。比較対照のために用いられるのは、すでに有効性の確立された治療法のこともあれば、プラセボのことも、その他の治療法のこともある。そうして患者に治療が施されたのちに、治療群と対照群の患者の状態が調べられて、新しい治療法と、対照のために用いられた治療法の効果が比較される。

二十世紀のイギリスで、臨床試験の利用に先駆的な役割を果たしたサー・ロン・フィッシャーが、臨床試験の簡便さとその威力を見せつける例としてよく持ちだしたのが、次のような思い出話だった。ケンブリッジ大学にいた当時、彼は理想的なお茶の淹れ方はいかにあるべきかという論争に巻き込まれた。ひとりの女性が、ミルクをあらかじめカップに入れておき、そこにお茶を注ぐべきであって、お茶にミルクを注げば味が落ちてしまうと言い張ったが、同じテーブルにいた科学者たちは、そんなことで味に違いは生じないと論じた。そこでフィッシャーはすぐにひとつの試験を提案した――お茶にミルクを注いだときと、ミルクにお茶を注いだときとで、味をくらべてみようではないかと。

さっそく、お茶にミルクを注いだものと、ミルクにお茶を注いだものが数カップずつ用意されて、その女性にどっちがどっちか当ててもらうことになった。ミルクティーは完全に秘密裏に用意され、見た目もまったく同じだった。ところがその女性は、お茶にミルクを注いだものと、ミルクにお茶を注いだものとを、正しく判別したのである。こうして、味はたしかに違うということ――この女性が正しく、科学者たちは間違っていたことが示された。実際、この二つの作り方でミルクティーの味が変わるのには、立派な科学的根拠がある。お茶にミルクを注ぐと味が落ちるのは、ミルクの温度が急激に上がりすぎて、ミルクに含まれるタンパク質が変質するためなのである（変質したタンパク質は酸味を帯びる）。

フィッシャーはこの簡単な例を基礎として、『実験計画法』という科学的検証法の本を著した。そこには臨床試験の難しいところまでが詳細に論じられている。

臨床試験の考え方はごく簡単だし、真実を明らかにする力は絶大であるにもかかわらず、代替療法のセラピストのなかには、臨床試験は自分たちの治療法に厳しい、偏った検証方法だと言う人たちがいる。しかしそういう意見は、臨床試験が正しく理解されていないことをはからずも教えてくれる。臨床試験は、調べている治療法がどういった種類のものかによらず、ただ真実を明らかにすることだけを目指している。通常医療か代替医療かによらず、いっさい偏りのない真に公正な検証方法となってくれるのが、臨床試験なのである。臨床試験の公正さは、主流の医療の歴史を見れば一目瞭然だろう。そこには、通常医療の医師によって提案された一見すると有効そうな治療法が無益であったり、それどころか有害でさえあることが臨床試験によって判明した例が、いくらでも転がっているのである。

たとえば、二〇〇四年に亡(な)くなったアメリカの小児科医ビル・シルヴァーマンは、臨床試験は治療法の正しさを証明してくれることもあれば、完全に否定することもあるという意味において、諸刃(もろは)の剣だということを身をもって知っていたにもかかわらず、臨床試験の重要性を熱心に説いた。さかのぼって一九四九年のこと、シルヴァーマンは新設されてまもないニューヨーク小児病院の未熟児病棟で働きはじめた。そして着任してまだ数週間というときに、未熟児網膜症になったひとりの未熟児を担当する。未熟児網膜症になれば、一生目が見えなくなることもある。その赤ん坊は、同じ病院の生化学教授の子どもで、教授の妻はそれまでに六度も流産していた。彼女が出産までこぎつけたはじめての子どもだったこともあり、シルヴァーマンはその子の目が見えなくなりそうなことが残念だった。そこで彼は藁(わら)にもすがる思いで、新しく発見された副腎皮質刺激ホルモン（AdrenoCorticoTropic Hormone, ＡＣＴＨ）を投与してみることにした。それまでこのホルモンが新生児に投与されたことはなく、運を天に任せるというに近い試みだったが、シルヴァーマンは赤ん坊の反応をみながら投与量を調節していった。すると赤ん坊の体重が増え、視力も回復して、ついには元気に退院したのである。

これにヒントを得たシルヴァーマンは、その後も未熟児網膜症の赤ん坊にＡＣＴＨ療法を行った。さらに彼は、そうして得られた結果を、ＡＣＴＨ治療を行っていないリンカーン病院で新生児網膜症になった子どもの回復率と比較してみた。結果は驚くべきものだった。シルヴァーマンがＡＣＴＨを投与した未熟児網膜症の赤ん坊三十一名のうち、二十五名は正常の視力で退院し、二名はほぼ正常の視力となり、二名は片目のみだが見えるようになり、完全に失明したのは二名だけだったのに対し、リンカーン病院の七名の未熟児網膜症の赤ん坊では、一名を残して全員が視力を失ったのである。

多くの医師にとっては、このデータだけで十分に説得力があっただろう。なにしろＡＣＴＨ療法を受けた三十一名の回復率は八十パーセントに達したのに対し、ＡＣＴＨ療法を受けなかった赤ん坊の回復率はわずか十四パーセントにとどまったのだから。シルヴァーマンがこの治療を続け、失明の予防法として仲間の医師たちに推奨するのは当然のなりゆきだったろうが、彼は自らの発見を疑問視するだけの謙虚さと勇気をもっていた。シルヴァーマンにとってとくに気がかりだったのは、この予備的研究が、質の高い臨床試験が満たすべき厳密さのレベルに達していないことだった。たとえば、赤ん坊は、治療群と対照群とにランダムに割り振られていなかった。つまり、リンカーン病院の赤ん坊は症状が重く、そのせいで回復率が低くなっただけかもしれない。あるいは、リンカーン病院での成功率が低かったのは、スタッフの訓練が行き届いていなかったり、装置が足りなかったりしたせいである可能性もあった。さらにいえば、リンカーン病院は単に運が悪かっただけかもしれない――そもそも治療件数はそれほど多くなかったのだ。シルヴァーマンは、ACTH療法の有効性に自信をもつために、適切にランダム化された対照群を使って、あらためて臨床試験を行ってみることにした。

同じ病院内で未熟児網膜症にかかった未熟児が、ACTH療法を受けるグループと受けないグループとに分けられた。どちらのグループも同じ看護を受け、違いはACTHを投与されるかされないかという一点だけになるようにした。数カ月ほどして結果が出はじめた。ACTH治療を受けた新生児は、七十パーセントという高い割合で完全に視力を回復した。ところが驚いたことに、対照群ではさらに回復率が高く、八十パーセントにのぼったのである。治療を受けなかったグループの赤ん坊は、失明しないという点でもわずかに成績が良く、さらにはACTH治療群の赤ん坊より死亡率も低かった。これはつまり、ACTH療法は、赤ん坊にとって効果がないばかりか、副作用の恐れさえあるということだ。その後に行われた追跡調査によって、シルヴァーマンの厳密な臨床試験の結果の正しさが裏づけられた。

リンカーン病院でのはじめの成績が格段に悪かったせいで、シルヴァーマンは有力な治療法を見出(みいだ)したと思い込んでしまったが、彼は賢明にも、その結果に満足して栄誉に安住することはなかった。そうする代わりに彼は、自らの仮説を調べ直して覆(くつがえ)した。もしもシルヴァーマンが自分の仕事にこれほど批判的でなかったなら、続く何世代もの小あるかもしれない治療法を——無益で、もしかすると危険でさえ児科医たちは、彼の例に従って、ＡＣＴＨ療法を——無益で、もしかすると危険でさえあるかもしれない治療法を——続けていただろう。

シルヴァーマンは、赤ん坊の治療を見直して改善するためには、ランダム化臨床試験が役に立つと強く確信していた。その点においてシルヴァーマンは一九五〇年代の医師のなかで希有な存在と言える。研究者たちは、最善の治療法を知るためには、科学的根拠が重要だと確信していたが、現場で治療にあたる医師たちは、当時もまだ自分の直観を過信しがちだった。ほかの医師たちは、何が未熟児を助ける最善の方法かを判断するために自らの直観を信じたが、シルヴァーマンは、健康上の深刻な問題に判断をくだすときに直観に頼るのは原始的だとして、次のように述べた。

生まれたての子豚を世話する農夫のように、生き残りにとって理想的だと思う条件を与えたうえで、生き延びることを「運命づけられた」者が生き延びると思い込んでいたのだ。しかし、「理想的」だとされる条件のどれひとつとして、ほかの条件と平行して検証する臨床試験に付されたことはなかった。……未熟児の看護のために行われていたことのほとんどは、検証されていなかったのである。

一九五〇年代の医師たちは、むしろ自分の目で見たことを信じるほうを選び、「私の経験では」というセリフをおまじないのように唱えながら患者の治療に当たるのが常だった。個人的経験は、徹底的に記録された臨床試験から得られた科学的根拠にくらべて限定的であることや、記憶違いもありうることは、医師たちにとってさほど重要ではなさそうだった。そこでシルヴァーマンは、もっと系統的なアプローチを仲間の医師たちのあいだに広めていかなければと考えた。彼のそんな考えを、かつての師であるリチャード・デイが支持してくれた。

リチャードと同じく、私は数量的なアプローチを心から支持していた。まもなく私たちは、仲間の医師たちの「私の経験では」という主観的な論拠を攻撃したせいで嫌われ者になってしまった。やがてわかりはじめたのは、検証されてもいない治療法の有効性を疑問視されて腹を立てるような無責任な医師は、数量的アプローチを蛇蝎（だかつ）のように嫌うということだった。

それから半世紀を経た今日の医師たちは、《科学的根拠にもとづく医療》という考え方にだいぶ慣れ、大半の医師は、どの治療法には効果があり、どの治療法にはないのかを判定するには、適切にデザインされたランダム化臨床試験が決定的に重要だということを認めている。本章の目的は、それと同じ考えを、代替医療にも当てはめてみることだ。では、《科学的根拠にもとづく医療》は、カイロプラクティックにどんな判断を示したのだろうか？

◇患者をマニピュレートする

カイロプラクターの治療を受けるのは、たいていは腰痛(ようつう)や頸部痛(けいぶつう)の患者である。カイロプラクターはまず患者の病歴を尋ねたのち、患者の背中から腰にかけて、とくに《椎骨(ついこつ)》と呼ばれる骨の様子を調べていく。患者の姿勢や、全体としての動き具合を見たり、ひとつひとつの背骨の関節部分について、左右対称になっているか、動き具合はどうかを手で探る。椎骨の様子を詳しく見るためにX線が用いられることも多く、ときにはMRIスキャンも用いられる。背骨に多少ともズレがあれば、患者の健康を取り戻すために、そのズレを矯正する。カイロプラクターにとって脊柱(せきちゅう)とは、すべての椎骨が、他のすべての椎骨と影響を及ぼし合っている複雑なものなので、腰痛を治すためにも、背骨のもっと上のほうの椎骨や、さらには首のあたりまでが治療の対象になる。

カイロプラクターに特徴的な治療法は、《脊椎手技整復治療(マニピュレーション)》として知られるテクニックで、これにはさまざまな強さのレベルがある。脊椎マニピュレーションの目的は、背骨のズレを直すことによって、関節の動きを元どおりにすることだ。カイロプラクターはこれを《アジャストメント》とも言う。このテクニックは場合によってかなり激しいものになり、関節の普通の可動範囲を少し越えるぐらいにまで動かすこともある。脊椎マニピュレーションがどういったものかをイメージするために、次のように考えてみよう。関節の柔軟性には、三つのレベルがあるものとする。レベル1の柔軟性は、関節を動かそうとして動かせる程度である。レベル2の柔軟性は、外から力を加えたときに動かせる程度。外から力を加えて関節を押していって、ひっかかりを感じるところでやめれば、そのときの関節の曲がり具合がレベル2の柔軟性だ。レベル3（脊椎マニピュレーションのレベル）では、強い力をかけることによって、関節をその先まで動かす。カイロプラクターは、《高速小振幅スラスト》というテクニックを使って、脊椎の椎骨をレベル3まで動かす。つまり、かなり強い力をかけて関節をすばやく動かすわけだが、関節やその周囲の組織を傷つける恐れがあるため、その運動にはなんらかの限度がなければならない。脊椎マニピュレーションを受けると、「コキッ」という音が出ることがあるが、あれは骨と骨がぶつかり合って立てる音ではなく、骨が正しい位置に戻ったという証拠でもない。あの音は、関節内を満たしている液体が強く圧迫されたせいで気泡を生じ、その気泡が解放されてはじけるときの音なのである。

カイロプラクティックを受けたことがない人は、脊椎マニピュレーションで何が行われるかをイメージするために、自分の手を使ってこんな実験をしてみよう。右腕の肘(ひじ)から先を垂直に上に向けて、手首から先を水平にし、掌(てのひら)を上に向ける――飲み物のトレーを運ぶときのように。掌は、水平よりも少し下を向くぐらいまで曲がるだろう。これがレベル1の柔軟性だ。次に、左手で右手の掌をぐっと押し下げれば、手首はさらに数度ほど下向きに傾くだろう。これがレベル2の柔軟性である。次に――これは実行しないこと――左手で一瞬だけ力を加え、右手の掌をさらに少しだけ押し下げることを想像してみよう。これがレベル3の柔軟性であり、高速小振幅スラストによる脊椎マニピュレーションでは、これに近い動きをする。

　脊椎マニピュレーションは、カイロプラクターを他の医療のプロと区別するテクニックと言ってよいため、カイロプラクティックの医療的価値を明らかにするには、このテクニックに焦点を合わせて調べていくことになる。脊椎マニピュレーションの有効性を評価しようと、これまで何十件という臨床試験が研究者により行われてきたが、そうして得られた結果は互いに矛盾しているか、臨床試験のデザインに問題のあることが判明するケースが多かった。しかしさいわいにも、鍼やホメオパシーと同様、そうした臨床試験についての系統的レビューがすでにいくつか行われている。医療の専門家は系統的レビューを行うにあたり、質的にレベルの低い臨床試験は除外し、レベルの高い臨床試験だけを残すことによって、全体として信頼のできる結論を引き出そうと努めてきた。

　実際、カイロプラクティックに関する系統的レビューがかなり出てきたので、エクセター大学のエツァート・エルンストとピーター・カンターは、二〇〇六年に、それまでに行われた系統的レビューをすべて考慮に入れて、細心の注意を払って正確な評価を試みることにした。そうして得られた結果は、「脊椎マニピュレーションに関する系統的レビューの系統的レビュー」と題する論文にまとめられ、『ジャーナル・オブ・ザ・ロイヤル・ソサエティ・オブ・メディシン』誌に発表された。エルンストとカンターが近年行われたレビューについて行った、この「レビューに関するレビュー」には、さまざまな症状に対して行われた脊椎マニピュレーションが含まれているが、当面、腰痛と頸部痛という、カイロプラクターが治療することの一番多い症状に絞って見ていくことにしよう。エルンストとカンターは、腰痛だけに的を絞ったレビュー三件と、頸部痛だけに的を絞ったレビュー二件、そして腰痛と頸部痛の両方に関するレビュー一件を調べた。

　レビューごとに結論はまちまちだった。頸部痛については、二つのレビューが脊椎マニピュレーションには効果がないとの結論を出していたが、そのうちの一方は、標準的な治療法と併用すれば、脊椎マニピュレーションに効果があるかもしれないとの結論だった。しかし、複数の治療を併用して得られた効果から、個々の治療の効果を分離するのは容易ではないため、ここから何か意味のある結論を引き出すのは難しいだろう。頸部痛を扱った三つめのレビューは、脊椎マニピュレーションに対してより肯定的で、患者にかなりの効果があるとの結論を出していたが、このレビューの主たる著者がカイロプラクターだという点は注目に値する。というのも、エルンストとカンターはこの研究に先立ち、カイロプラクターが出す結論は、科学者が出すそれより楽観的になる傾向があることを明らかにしていたからである。そうなるのは、カイロプラクターはこの治療法に対し、気持ちの上でコミットしているからだろう。全般に、その第三のレビューで示された科学的根拠は弱かった。

急性の腰痛については、脊椎マニピュレーションは有効そうだという方向で比較的まとまっていた。どのレビューも、平均してみれば、カイロプラクターの治療が患者に効果があることを示唆していたが、効果の程度はまちまちで、科学的根拠は何か結論を導き出せるほどのものではなかった。カイロプラクティックの脊椎マニピュレーションが腰痛に効くかもしれないからといって、医療の歴史において画期的事件にはならないが、本書の文脈においては注目に値する。なぜならこれは、代替療法が患者の役に立つことを示唆する、かつて得られたなかでもっとも重みのある科学的根拠だからである。

一方、その結論を、カイロプラクターの主張を裏づけるものだとか、腰痛がある人は脊椎マニピュレーションを受けるべきだというアドバイスと解釈してはならない。なぜなら、重要なのは「脊椎マニピュレーションは効くのか？」という問いではなく、「脊椎マニピュレーションは、他の治療法よりも効くのか？」という問いだからである。

腰痛の治療は難しいことで知られ、通常医療はいまだはっきりと効果のある治療法を開発できていない。腰痛の根本原因を治療するという観点からは、医師は理学療法や運動療法を勧めるだろう。また、対症療法という観点からは、イブプロフェンのような非ステロイド抗炎症薬が処方されることが多い。しかしそうした治療法は、せいぜい穏やかにしか効かないか、あるいはほとんど効かず、生活が一変するほど劇的に効く腰痛の治療法はまだ見つかっていないのである。

脊椎マニピュレーションと通常医療とは、どちらも同じぐらい効果がある（つまり、同じくらい効果がない）。実際、エルンストとカンターの「レビューに関するレビュー」の主要な結論のひとつは、「脊椎マニピュレーションは、腰痛のある人たちに役立つかもしれないが、その効果は通常医療と同程度に微々たるものでしかない」というものだった。

二つ、またはそれ以上の治療法が有効性という観点から見て同程度である場合、どの治療法がベストかを判定するために使える要素はそれ以外にもいくつかある。一番わかりやすい要素は費用だが、これはカイロプラクターに非常に不利だ。カイロプラクティックは通常医療よりも優れているという、事実とは異なる主張にもとづいて、カイロプラクターは高額の請求をするのが一般的だからである。一回で五十ポンドもするカイロプラクティックの治療を十回受けた場合と、普通の運動療法や抗炎症剤イブプロフェンとを比べれば——運動療法もイブプロフェンも安価である——価格の違いは明らかだろう。

さらにもうひとつ、やはりカイロプラクティックの脊椎マニピュレーションより通常医療に有利な、いっそう重要な要素がある。実は、カイロプラクティックの哲学と実践は、これから治療を受けようかという患者にとって大きな不安の種となるはずの、重大な問題を抱えているのである。カイロプラクティックの初期の発展と密接に関係するそれらの問題をきちんと理解するために、ここで少し脱線して歴史に目を向け、カイロプラクティックの生い立ちを見ておくことにしよう。

◇骨接ぎ(ほねつ)万能療法

背骨にマニピュレーションを施すという治療法に関するもっとも古い記述は、紀元前四〇〇年ごろのヒポクラテスによるものである。彼は腰痛を治療するために、患者を板の上にうつぶせにさせて、助手にその頭と脚を引っ張らせた。また彼は、患者の背中の痛い部分を押したり、その上に乗ったり、跳びはねたり、背中の上を歩いたりもした。みなさんは家庭でまねをしないように！

それから何世紀かが過ぎるうちに、骨折や、骨のずれや、脱臼(だっきゅう)の治療は、《骨接ぎ師》

と呼ばれる人たちの仕事になった。ノルウェーでは、土地の骨接ぎ師はだいたい長子のなかから出たが、アイルランドでは七番目に生まれた子どもが骨接ぎ師になることが多かった。スコットランドでは、何番目に生まれたかではなく、足から先に生まれてきた子どもがこの職業に就いた。骨接ぎ師は、正式の医学教育を受けないのが普通で、主流の医療界に入ることもなかったため、医師からはなにかと批判を受けた。たとえば一七三〇年代のロンドンでもっとも有名な骨接ぎ師だったサラ・マップのことを、医師たちの多くは「クレージー・サリー」という渾名で呼んだ。著名なイギリスの外科医パーシヴァル・ポットは、ススが煙突掃除夫にガンを生じさせることをはじめて示した人物だが、マップのことを、「無知で下品で酔いどれの女野蛮人」とまで言った。それに対して英国医師会の会長を務めたサー・ハンス・スローンは、「クレージー・サリー」にそれ相応の敬意を表し、姪が腰を痛めたときに、サラ・マップに治療を頼んでいる。

カイロプラクティックは、この骨接ぎの伝統から生まれた治療法で、その基礎を築いたのはダニエル・デーヴィッド・パーマーという人物だった。一八四五年にカナダのトロント近郊に生まれたパーマーは、二十歳のときにアメリカのアイオワ州に引っ越し、その後しだいに医療に関心をもつようになった。パーマーは心霊治療や磁気治療にも興味をもったが、脊椎マニピュレーションの可能性に目を向けたのは、一八九五年九月十八日に起こった特筆すべき出来事がきっかけだった。のちにパーマーは、その出来事について次のように書いている。

ハーヴェイ・リラードは、私が診療所を開いていたライアン・ブロックというビルで管理人業を営む人物で、それまでの十七年間というもの耳が遠く、道を行く荷馬車の騒音や、時計のチクタクという音も聞こえなかったという。どういうわけで耳が悪くなったのかと尋ねると、リラードは、身体(からだ)をかがめていたときに腰が変になり、そのまま耳が聞こえなくなったのだと言った。調べてみると、椎骨のひとつが正常な位置からずれていることがわかった。そこで私は、その椎骨を正常な位置に戻してやれば、この男は耳が聞こえるようになるだろうと考えた。問題がわかってきたので、私は小半時ばかりリラード氏と話をして、椎骨をもとに戻させてもらうことにした。そして、棘(きょく)突起をテコのように使って、ズレを直してやった。するとリラード氏の耳が元通りに聞こえるようになったのである。

これだけなら革命の始まりにはならなかっただろうが、パーマーはこれと同じ方法で、第二の患者の治療を行った。

こうして耳を聞こえるようにしてやってまもなく、今度は心臓病を長年患(わずら)っている人物を治療することになった。私が背骨を調べてみると、ひとつの椎骨の位置がズレて、心臓につながる神経を圧迫しているのがわかった。そこでその椎骨の位置を元に戻してやると、心臓病はすぐに治った。……かくして私はこう推論した。耳と心臓のように、かけはなれた部分の病気が、どちらも神経が圧迫されたせいで生じたのなら、他の病気も同様の原因で生じているのではないだろうか？　こうしてカイロプラクティックの科学（知識）と技術（アジャスト）が生まれたのである。私はその後、あらゆる病気について系統的に原因を調べ、大きな収穫を得た。

パーマーは新しい医療技術を発見したものと信じた。カイロプラクティックは新しい治療法だと確信した彼は、一八九七年に、アイオワ州のダヴェンポートにパーマー・スクール・オブ・カイロプラクティックを創設する。彼の名声とカリスマ性のおかげで、まもなくこの学校は大勢の学生を引き寄せるようになった。主たる教材は、パーマー自らが執筆した『カイロプラクターのアジャスター』という本だった。千ページにも及ぶこの分厚い教科書には、パーマーのカイロプラクティック理論が詳

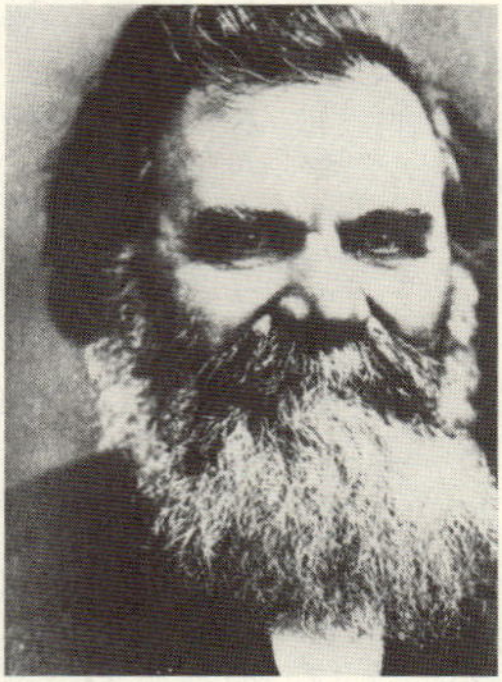

ダニエル・デーヴィッド・パーマー

説され、カイロプラクティックという名前の由来についても次のように述べられている。

「ポートランドのサミュエル・H・ウィード師が、ケイルとプラクシスという二つのギリシャ語の言葉を選んでくれた。この二つの言葉をつなげると『手で行う』という意味になるので、私はそこから〝カイロプラクティック〟という言葉を作った」

パーマーが生み出したカイロプラクティックのもっとも注目すべき特徴は、きわめて野心的な主張をすることだろう。脊椎のズレを元に戻してやることで、耳の聞こえや心臓病を治したパーマーは、人間のかかる病気はすべて、脊椎マニピュレーションで治せると信じた。パーマーにとってカイロプラクティックは、もっぱら腰痛のための治療法などではなかったのである。彼ははっきりとこう述べている。「あらゆる病気の九十五パーセントは、椎骨のズレによって生じている」


驚くべき主張に聞こえるかもしれないが、脊椎こそは全身の健康の鍵だと考えていたパーマーにしてみれば、完璧に筋の通った思想だった。彼にとって脊椎は、脳と脊髄を、末梢神経を介して身体のあらゆる部分につなぐハイウェイだった。椎骨の位置がズレれば、神経経路のどこかに悪影響が出て、その経路によって繋がれた器官の具合が悪くなる。そこでカイロプラクターが脊椎のズレを元に戻してやれば、聴覚障害や心臓病にとどまらず、はしかから性的機能不全まで、あらゆる病気を治すことができるというのである。

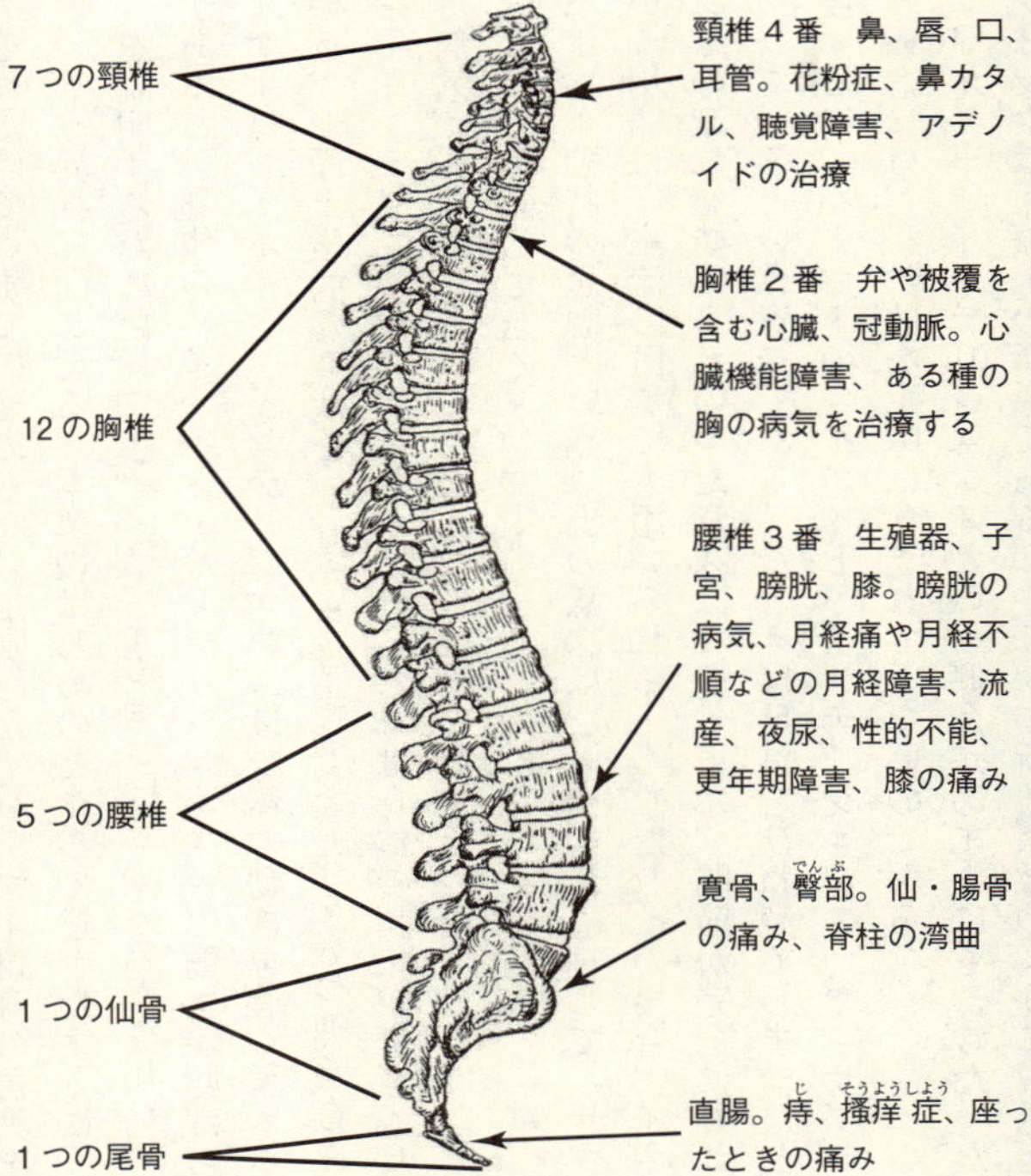

カイロプラクティック・チャート：椎骨ごとに、身体のどの部分につながり、どんな病気と関係するかが示されている。この図は簡略版で、いくつかの椎骨についてのみ、対応する病気を示した。たとえば、腰椎3番がズレれば膀胱の病気になることがあり、そのズレを直せば病気も治る。パーマーがはじめの２人の患者を治したときは、それぞれ聴覚喪失に関係する頸椎４番と、心臓病と関係する胸椎２番をマニピュレートしたものと思われる。

それだけでもすでに途方もない主張だが、パーマー自身の言葉を使えば、その思想はいっそう異様に聞こえる。本章のはじめのところで述べたように、パーマーは脊椎のズレを説明するために、「サブラクセーション」という言葉を用い、サブラクセーションがあると、身体の「イネイト・インテリジェンス」の働きが妨げられると主張した。パーマーは、イネイト・インテリジェンスは身体の動きを導くエネルギーの働きをするという、形而上学（けいじじょう）的な意味ばかりか生理学的な意味をもつ理論を作った。彼が、イネイト・インテリジェンスの流れが妨げられれば身体の調和が著しく乱され、ありとあらゆる病気が引き起こされると考えたのはそのためだった。

ここで強調しておくと、「イネイト・インテリジェンス」には、人間の身体に関するパーマー独特の思想という以上の意味はない。それに対して「サブラクセーション」という用語は、主流の医療でも用いられる——ただしその場合、イネイト・インテリジェンスの流れを妨げるといった意味はなく、単に、関節が完全に外れてはいないが、少しズレているという意味である。たとえば足首をひねってしまったときの状態がそれだ。要するに、パーマーの「イネイト・インテリジェンス」や「サブラクセーション」という概念には、科学的な意味は含まれていないのである。

イネイト・インテリジェンスという概念があまりにも奇妙だったので、カイロプラクティックは医療上の新説であるばかりか、新興宗教のようにも見えた。実際、パーマーは、神とは全存在を導く宇宙的知性であり、イネイト・インテリジェンスは、人間の体内にあって、神の導きの影響を表すものだと考えていた。それについてはパーマー自身が次のように述べている。「私は、科学であり、治療技術であり、哲学であり、宗教でもあるカイロプラクティックを創始した」。また彼は自分自身を、「キリスト、ムハンマド、ジョセフ・スミス（末日聖徒イエス・キリスト教会、通称モルモン教の創始者）、エディ夫人（クリスチャン・サイエンスの創始者）、マルティン・ルターら宗教を創始した人びと」と同列に置いた。

通常医療の医師たちは、パーマーの宗教めいた哲学に疑いの目を向け、とりわけ「脊椎はあらゆる病気の根本原因であり、脊椎マニピュレーションは患者を治癒させるための最善の方法である」というパーマーの途方もない主張に腹を立てた。医師たちはまた、「カイロプラクティックは、薬を使わずに病気を癒す科学である」と豪語するパーマーにいらだち、「多くの病気は細菌によって引き起こされている」という当時の新知識を彼が否定したことで危機感を募らせた。まもなくパーマーへの反対運動が起こったのは当然のなりゆきだったろう。その反対運動の先頭に立ったのが、ハインリヒ・マセイという地元の医師だった。マセイはパーマーが、正しいことが証明されてもいない医療上の概念を生徒に教え、免許もなく治療を行っていることを批判した。実際、そのためにパーマーは三度にわたって法廷に引き出され、三度目の一九〇六年には罰金を払うことを拒否して実刑判決を受けた。ところが、急成長していたカイロプラクティック運動はこの件をきっかけにますます勢いづいた。最初の受難者を得たことで、さらに多くの人たちがカイロプラクティックの教えに従おうとしたのである。

D・D・パーマーが活動できなかった時期に、カイロプラクティックを広めたのは息子のバートレット・ジョシュア・パーマーだった。このB・J・パーマー自身、ダヴェンポートではじめて自動車を購入するほどの成功を収めたが、不運にも、一九一三年にパーマー・スクール・オブ・カイロプラクティックで父親の出所祝いが行われた際に、祝賀パレードで父親を轢いてしまった。D・D・パーマーはその数週間後に死亡した──公式には、死因は腸チフスとされているが、息子の車に轢かれたケガが直接的な原因で死んだ可能性が高い。実は、これは事故ではなく、父親殺しだったとの見方もある。父と息子とは、カイロプラクティック運動の主導権をめぐって激しく敵対するようになっており、またB・J・パーマーは、父親の家族に対する仕打ちに怒り、つねづね父親と対立していた。

妹たちは十八歳になると家から追い出され、ダヴェンポートの街路で自分にできることをして生きていくしかなかった。……私たちきょうだい三人は、みみず腫れができるまで革ひもで叩かれ、そのために父はたびたび逮捕されて、監獄で一晩過ごすことになった。……父はカイロプラクティックに深くはまり込み、思索や執筆に忙しく、自分に子どもがいることさえよくわかっていないありさまだった。

　Ｂ・Ｊ・パーマーは、当時すでに統一カイロプラクティック協会を率いる立場にあり、誰もが認めるこの運動の表看板となっていた。彼は辣腕（らつわん）の経営者であり、抜け目のない企業家でもあった。Ｂ・Ｊ・パーマーは、学生への教育と患者への治療によって、またたくまに巨万の富をなした。彼の絶頂期は、一九二四年に、《ニューロカロメーター》という治療装置を売り出すという、たいへんに実入りのよい副業に乗り出したときのことだった。その装置は、サブラクセーションを検出して、カイロプラクターの治療に役立つというふれこみだった。パーマーはこの発明を誇りにして広く売り出したが、今日の目から見れば、明らかに値段に見合わない技術である。ニューロカロメーターの中身は、要するに、《熱電対》という、温度を測定するためのありふれた電子装置ひとつだけなので、ズレた脊椎や、圧迫された神経を検出するには役に立たなかったろう。ニューロカロメーターの原価は一台あたり百ドルにも満たなかったが、当初彼は、十年間千百五十ドルでこれをレンタルし、のちにはその料金を二千二百ドルに引き上げた。二千二百ドルあれば、一九二〇年代にはアイオワ州なら家を買うこともできただろうが、パーマーは、カレッジの卒業生二千人やその他のカイロプラクターに、この怪しげな発明品をどうにか買わせることができた。

やがてこの装置を買った人たちから不満の声が上がったのも驚くにはあたらないだろう。そんな顧客の一人の代理人となった弁護士は、パーマーを裁判に訴えようとしてこう述べた。「弁護士としての経験のなかで、あなたの学校が卒業生に対して売りつけているこの商品ほど、詐欺(さぎ)やぺてんに酷似したものは見たことがない」

そうした状況のなか、パーマーは一九二二年に自ら設立したアメリカの草分け的ラジオ局のひとつであるWOCを利用して巻き返しをはかる。このラジオ局は、時事問題や料理などさまざまな番組を放送していたが、カイロプラクティックに直接関係する番組を流し、パーマーによる講義も放送した。その番組はアメリカの広い地域とカナダで聞くことができ、パーマー自身の言葉によれば、スコットランドやサモア、そして北極にまで聴取者がいたという。

ラジオ放送の利用をはじめ、抜かりのないマーケティング・テクニックのおかげで、パーマーはその後数十年にわたり、アメリカばかりかヨーロッパでまでも、カイロプラクティック運動が成長していくのを見ることになった。一九二五年にはイギリスでカイロプラクティック協会が設立され、一九三二年には、欧州カイロプラクター組合が設立された。そのころまでには、イギリスに百二十六人、ノルウェー、デンマーク、スウェーデンの三国で七十六人、アイルランド、ベルギーその他に数十人規模のカイロプラクターがいた。

その間、本家のアメリカでは、カイロプラクティックの哲学や方法を認めない医療界の主流派から圧力が強まっていた。医師たちは、免許もなく医療を施した罪でカイロプラクターを逮捕するよう働きかけ、一九四〇年までには、一万五千件を上まわる告発がなされた。パーマーは、それらの訴訟費用を引き受け、逮捕された会員に対して支援を行うという統一カイロプラクティック協会の方針を明らかにし、逮捕されたカイロプラクターの八割は無事に法廷から帰った。

法廷で争うという方法では、カイロプラクターの熱烈な帰属意識に水をさすことはできなかったため、米国医師会は新たな作戦に出た。その動きは一九六三年の「いんちき医療に関する委員会」設立をもって最高潮を迎えた。委員長のH・ドイル・テイラーは、米国医師会の理事会に宛てた一通の覚え書きで、「カイロプラクティックを封じ込め、最終的にはカイロプラクティックを排除すること」を第一の使命とすることを再確認した。この委員会の活動には、カイロプラクターをメディケア（一九六五年に成立した、六十五歳以上の老人や身体障害者などに対する米国政府の医療保険制度）に含めないようロビイングを行うことや、米国教育省は、カイロプラクティックを認可すべきではないと訴えることなどが含まれていた。

そこまで反発する米国医師会はどうかしていると思うかもしれないが、医療界の主流派がカイロプラクターを嫌うのにはいくつか理由があったことを思い出そう。たとえば、カイロプラクターがイネイト・インテリジェンスという非科学的なものを信じていることや、多くの病気は細菌やウイルスによって引き起こされるという事実を認めようとしないこと、さらには脊椎のズレをもとに戻してやりさえすれば、どんな病気でも治せると信じていることなどだ。それに加えて、通常医療の医師たちは、カイロプラクターの多くが、《Eメーター》という奇妙な装置を好んで使っているという事実にも驚かされた。Eメーターは、一九四〇年代に、ヴォルニー・マチソンというカイロプラクターにより発明された装置で、患者が二つの端子を握ると、目盛りの上で針が振れる仕掛けになっている——それを見れば、患者の健康状態がわかるのだという。Eメーターは、カルト教団として知られるサイエントロジー教会でも広く用いられていたため、サイエントロジー信者の多くは、この装置は自分たちの教祖であるL・ロン・ハバードの発明だと思っている。残念ながらEメーターは機械仕掛けの手品にすぎず、米国食品医薬品局は一九六三年に、サイエントロジー創設教会から百個以上のEメーターを押収《おうしゅう》した。Eメーターはいろいろな点で、それより二十年前にB・J・パーマーが発明した同様に怪しげな装置、ニューロカロメーターに似ている。

通常医療の医師たちは、《応用運動療法《キネシオロジー》》という、一九六四年にジョージ・J・グッドハートというカイロプラクターが発明した治療法も認めていない。グッドハートは、患者の筋肉の強さを手で調べれば、身体《からだ》のどこが悪いのかがわかると主張した。治療に効果があれば、患者の筋肉はすぐさま強くなり、治療が有害だったり、身体に毒物やアレルゲンを近づけたりすれば、筋肉はすぐさま弱まるという。実際の治療では、患者に腕を伸ばさせて、その腕にテスターを押しつけ、抵抗の強さと安定性を測定するのが一般的である。その測定は言うまでもなくきわめて主観的なので、医療的価値があるとは考えにくい。実際、対照群を用いた臨床試験によって、応用キネシオロジーの主張には根拠がないことが明らかになっている。

米国医師会に関するかぎり、話がこじれたのは、カイロプラクターの多くが、患者の主治医になりたいという願望をもっていたからだった。つまり、カイロプラクターにも定期検診や長期的予防治療はできるし、多くの病気を治療することもできるのだから、一般開業医に取って代わってもいいはずだというのである。一九五〇年代から一九六〇年代にかけては、「今日知られている病気のなかで、カイロプラクティックで治せないものはほとんどありません」とか、「急性と慢性、両方のポリオに関する矯正または治療において、カイロプラクティックは著しい効果をあげてきました」といった宣伝もみられた。

米国医師会は一致協力して、カイロプラクティックという職業を撲滅しようと反撃を続けた。ところが一九七六年に、医師会の運動は突如として裏目に出た。米国医師会のインサイダーで「のどの痛み」と名乗る匿名(とくめい)の情報提供者が、医師会の運動の詳細と全貌を明らかにする資料をリークし、それに力を得たシカゴのカイロプラクター、チェスター・A・ウィルクが、米国医師会は独占禁止法に違反しているとして訴え出たのである。ウィルクは、カイロプラクターに対する米国医師会の反対運動は競争抑止的な行為にあたり、主流派の医師たちは患者の治療という市場を独占しようとしているだけだと主張した。

裁判には十年以上かかったが、ついに一九八七年に結審を迎えた。この件を担当したスーザン・ゲッツェンダナー判事は、米国医師会はたしかにカイロプラクターに対して不公正な行動をとったとの裁定を下した。

裁判の証拠によれば、被告側はカイロプラクティック教育機関の評判を落とそうと、しばしば秘密裏に積極的行動をとり、カイロプラクティックの有効性に関する科学的根拠を隠匿し、カイロプラクターの患者に対する保険プログラムを低く設定し、カイロプラクティックの有効性に関する政府の審理をくつがえし、カイロプラクティックという職業の信用を落とし、弱体化させるために膨大な偽(にせ)情報を流すという行為に手を染め、この国の保健医療における医師の独占状態を保持するために、それ以外にも無数の行動をとった。

米国医師会は最高裁に上告したが、一九九〇年に棄却され、米国医師会はそれまでの路線を修正せざるをえなくなった。たとえば、医師会はその構成員に対し、カイロプラクターと共同作業を行わないよう求めることができなくなった。医療界の主流派はこれに対抗して戦ったが、二つの点で、たしかに良い結果になったと認めざるをえなかった。第一に、医師が共同作業を通して多くのカイロプラクターと対話を重ね、通常医療の考え方に理解を深めてもらえたこと。第二に、多くのカイロプラクターがその対話に促されて、治療への向き合い方を見直すようになったことである。実を言えば、少なからぬカイロプラクターは、創始者たちの途方もない主張にすでに幻滅しはじめていた。そのようなカイロプラクターは、今日もカイロプラクティックの方法で筋骨格系の症状を治療しているが、その他の症状については治療を控え、イネイト・インテリジェンスという概念については懐疑的になった。要するに、カイロプラクティック運動に反逆的なこうしたカイロプラクターたちは、より明確な職務内容説明書を採用するようになった——つまりは、背骨の専門家になったのである。彼らは、従来のカイロプラクティックと主流の医療それぞれの要素を混ぜ合わせようとするため、「ミキサー」と呼ばれている。

それとは逆に、パーマーの哲学に厳格に従おうとするカイロプラクターは、「ストレート」と呼ばれるようになった。ストレートのカイロプラクターは、パーマーの教えを

(「完全に整った脊椎は、イネイト・インテリジェンスが正しく流れるようにし、それゆえ身体全体の健康を推進する」という、カイロプラクティックの中核思想まで含めて)、一字一句そのままに信じている。ストレートとミキサーの対立はしだいに激化し、ストレートはミキサーのことを、カイロプラクティック運動の裏切り者と呼び、ミキサーはストレートのことをインチキ療法士と呼んだ。一九九八年には、ミキサーのロン・モーガンが、ストレートのカイロプラクターの奇妙な信念に対し、あからさまに反対を表明した。「イネイト・インテリジェンスという概念が、遠い昔の神秘的なオカルト治療から借りてきたものであることは明白だ。この概念は、今も検証されず、正しさを証明することができない。カイロプラクティック界にとって、この概念を奉じることの不利益は、利益に比べて圧倒的に大きく、とうてい受け入れることはできない」。また、やはりミキサーで、カイロプラクティックの歴史の研究家でもあるジョセフ・C・キーティングは、「私たちが、〝ひとつの原因、ひとつの治療〟という、イネイト・インテリジェンスにもとづくレトリックを使うかぎり、医療科学の世界で笑い物になることを覚悟しなければならない」と述べた。これに対してストレートのカイロプラクターたちは、ミキサーたちはパーマーの築いたカイロプラクティックの基礎を受け入れないのだから、真のカイロプラクターではないとして非難した。

ストレートとミキサー、どちらの意見が正しいかを判定するのはわりあい簡単だ。というのも、ストレートはどんな症状も脊椎マニピュレーションで治せると主張するのに対し、ミキサーは、治療できる症状を腰痛と頸部痛だけに限っているからである。こうした論争に決着をつけるには臨床試験を行ってみるにかぎる。実を言えば、さまざまな症状について、脊椎マニピュレーションの影響を調べる臨床試験はすでに多数行われており、その多くは本章の前のほうで述べたエルンストとカンターの「レビューに関するレビュー」にも取り上げられている。腰痛と頸部痛について、彼らがどんな結論に達したかはすでに見たが、以下ではその他の症状についての結論を見ていくことにしよう。

エルンストとカンターは、頭痛、生理痛、乳児疝痛、喘息、アレルギーの治療法としての脊椎マニピュレーションに関する七十件の臨床試験にもとづいた十件の系統的レビューを検討した。彼らが得た結論は、全般に否定的なものだった——ここに挙げた症状のどれについても、カイロプラクティックで治療できることを示唆する科学的根拠はなかったのである。

患者の脊椎を手で押すことで、たとえばアレルギーが治せると考える理由は、理屈の上でも常識的にも科学的にもないのだから、否定的な結果が出てもとくに驚くにはあたらないだろう。さらにいえば、そもそも脊椎がズレたからといって、筋骨格とは関係のない症状が引き起こされるという証拠もない。実際、もしも脊椎が少しズレたぐらいで病気になるなら、腰痛をもつ人は他の病気にも苦しんでいていいはずだが、一九九五年にパーマー・カレッジ・オブ・カイロプラクティックのドナルド・ナンセルとマーク・スラザクの二人が、それまでに発表された膨大な医療文献を調査したところ、そのような傾向はみられなかった。「たとえば、原発性で重症の機械的腰痛に苦しむ患者が、前立腺癌や、精巣癌、大腸炎、卵巣嚢腫、子宮内膜症、膵炎、虫垂炎、真性糖尿病、頰炎その他いかなるカテゴリーであれ、局所的ないし部分的に関連する器官の病気になりやすいことを示唆するようなものは何もなかった」。その二年後に発表された追跡調査でも、同じ研究者たちは、それらの病気が、「首や腰を痛めた患者、あるいはショットガンの暴発により腰または肩が完全に吹き飛ばされた患者」に起こりやすいという科学的根拠はまったく見出せなかったと結論した。

　エルンストとカンターの「レビューに関するレビュー」は、非筋骨格系のあらゆる症状をカバーしているわけではないが、筋骨格系とは関係のない症状に苦しむ患者は、カイロプラクターには治療できないというのは妥当な結論だろう。なぜなら、カイロプラクティックを筋骨格系ではない身体部分の症状に対する治療法として科学的に検証した場合、効果が認められたためしはないからだ。また（これは再度強調するに値する点だ）、脊椎マニピュレーションが、耳炎から過敏性腸症候群まで、多様な症状に有効だと考える理由はどこにもないのである。

　以上をすべて考え合わせると、科学的根拠によれば、腰痛に直接かかわる問題を別にすれば、カイロプラクターの治療を受けるのは賢明ではないということになる。

そんなことは当たり前だろうと思われるかもしれないが、いくつかの調査によれば、アメリカでカイロプラクターにかかっている患者の十一パーセントから十九パーセントは、筋骨格系ではない症状で治療を受けている。そうした患者たちは、カイロプラクターにより的はずれな治療をされていることになる。アメリカのカイロプラクターの九十パーセントは、カイロプラクティックは筋骨格系の症状だけに限定されるべきではないと考えているという調査もある。別の調査によれば、カナダのカイロプラクターの七十八パーセントも同様に考えている。要するに、北アメリカのカイロプラクターの大多数は、ストレートの傾向をもっていることが示唆されるのである。ヨーロッパでもこの数字に関しては似たようなものだろう。とくに、ヨーロッパ諸国でのカイロプラクティックに責任をもつとみられる諸団体は、カイロプラクティックに関して、患者を惑わすような情報を提供している。たとえば、イギリスのカイロプラクティック治療を監督している「一般カイロプラクティック委員会」は、「カイロプラクティックの治療で期待できること」と題したパンフレットを発行し、カイロプラクティックによって、「ある種の喘息、偏頭痛を含む頭痛、乳児のぐずり泣き」が改善できると述べた。しかし臨床試験によれば、これらの主張を支持する科学的根拠は存在しないことがよく知られている。

◎注意してほしいこと

以上のように、科学的根拠からすると、腰痛に限っては、カイロプラクターにかかる価値があることが示唆される。しかしその場合にも、用心するに越したことはない。とくに次の六つのアドバイスは、カイロプラクターにかかろうと考えているすべての人に役立つだろう。

1 あなたがかかろうと思っているカイロプラクターが、ストレートではなく、ミキサーであることを確かめよう。カイロプラクティックの原理主義者、とくに「サブラクセーション」と「イネイト・インテリジェンス」や「あらゆる病気は脊椎マニピュレーションで治せる」という思想を奉じている者の治療を受けるのは、賢明とはいえない。普通、「ストレート」と「ミキサー」という言葉は、カイロプラクターの名刺には書かれていないので、カイロプラクターがストレートかどうかを知るためには、どんな症状の治療を行っているかを尋ねてみるとよい。ストレートのカイロプラクターは、呼吸器障害や、消化器疾患、月経障害、耳炎、妊娠にともなう諸症状、感染症、寄生虫による障害、皮膚病、急性の泌尿器(ひにょうき)疾患など、さまざまな症状を治療すると言うだろう。

2　もしもあなたがカイロプラクターにかかり、六回治療を受けても治らなかったり、とくに改善が見られなかったりしたら、治療をやめて医師のアドバイスを受けよう。カイロプラクターは長期にわたり高価な治療を行うとはよく言われていることであり、二〇〇六年に、急性の頸部痛でカイロプラクターにかかった九十六人の患者に対して行われた調査にも、その傾向は現れている。その患者たちは、概して改善があったと報告しているが、そのためには平均でも二十四回の治療が必要で、二つのケースでは八十回以上の治療が行われていた。これほど長期に治療が行われた場合、ほとんどの患者は、カイロプラクティックによる介入とは関係がなく、時間が治してくれたか、身体の自然治癒力のおかげで治ったと考えるのが妥当だろう。

3　カイロプラクターを、健康全般の予防的治療や、健康維持のための治療を含むような医療上のアドバイスを与える主治医にしないようにしよう。一九九五年に行われたある調査によると、アメリカのカイロプラクターの九十五パーセントは、自らを主たる医療アドバイザーとみなしている。しかし、彼らがこの役割を担うために必要な資格をもっていることはまずない。患者は、カイロプラクターの大半は、「ドクター」の肩書きをもっているのだから大丈夫だろうと思うようだが、この「ドクター」は、医学部で勉強したという意味ではない。これはたいていの場合、「ドクター・オブ・カイロプラクティック（DC）」の意味であり、四年間のカイロプラクティック講座を修了した治療者であることを示しているにすぎない。

4 患者に診断を下すとき、変わったテクニックを用いるカイロプラクターは避けよう。たとえば、すでに説明した応用キネシオロジーやEメーターなどを使う診断方法などがそれだ。そうしたテクニックを使うカイロプラクターは、たいていはストレートである。

5 かかる予定のカイロプラクターについて、あらかじめその評判を調べておこう。なぜなら、カイロプラクターは医師に比べて医療過誤を起こすことが多いからである。二〇〇四年にカリフォルニアで行われた調査によると、カイロプラクターでは、懲戒処分になるケースは医師の二倍にのぼった。いっそう気がかりなのは、詐欺事件が医師の九倍、わいせつ行為は三倍あったことだ。

6 最後の、しかし決して一番軽いわけではない忠告は、腰痛でカイロプラクターにかかる前に、通常医療を試してみようということだ。一般に、通常医療のほうが脊椎マニピュレーションよりも料金は安く、効果は同程度とみられる。通常医療を選ぶ理由はほかにもあるが、それについては本章のうしろのほうで論じる。

ここに述べたアドバイスは、カイロプラクティック業界の体質に関係した、十分に根拠のある確かな批判にもとづいている。たとえばカイロプラクターは（とくにアメリカでは）、新しい患者を獲得することにとても熱心で、必要もない治療をするというのはよく言われることである。経営の実践セミナーがいたるところで開かれ、カイロプラクターが患者を獲得するにはどうするかという本が無数に出版されている。そうした本を見ると、医療よりもむしろ金銭面に力点が置かれていることが多い。カイロプラクターのピーター・フェルナンデスは、五巻からなる「実践コンサルタントの秘密」というシリーズ本を出しているが、第一巻目のタイトルは、『患者を引きつける一〇〇一の方法』という身も蓋もないものだ。そして最後の第五巻目のタイトルは、『年収百万ドルの治療師になる方法』である。

仲間たちのなりふり構わぬ利益追求に、恥ずかしい思いをしているカイロプラクターは少なくない。たとえば、G・ダグラス・アンダーセンは、『ダイナミック・カイロプラクティック』という著書のなかで、カイロプラクティック運動には抜本的な見直しが必要だと論じた。

今こそ、だらだら治療を続けたり、マニピュレーション中毒を起こさせたり、万能治療だという根拠のない主張をしたりすることは、伝統的(トラディショナル)でも全体論的(ホーリスティック)でも自然(ナチュラル)でもないことを認めるべきときだ。むしろ、この業界の少なからぬ人たちが、身体が十分に機能し、とくに自覚症状があるわけでもない患者を治療に舞い戻らせるために使っているさまざまなトリックやテクニックや主張を詐欺だと論じることには、大いに説得力がある。

多くのカイロプラクターを育てたジョセフ・C・キーティングは、利益を追求して詐欺を働くというこの傾向のルーツは、カイロプラクティックの創始者たち、とりわけB・J・パーマーにさかのぼるとして、次のように述べている。「実のところ、この業界は、統一的組織としてみるなら、B・Jによってモデル化されたマーケティング・テクニックと過剰宣伝と手を切ったことは一度もなく、後年打ち出されたさまざまな臨床処置や新機軸に添えられた何の根拠もない売り込み文句は注目に値する」。マニピュレートという言葉には、「手で診療する」という意味だけでなく、「不正に操る」という意味もあるが、カイロプラクターたちは両方の意味で患者をマニピュレートすることを好むように見えるのである。

アメリカの心理学者で、医療に関する著作もあるスティーヴン・バレットは、カイロプラクティックのうさん臭さを批判し、問題を暴露する運動の先頭に立っている。たとえば彼は、あるひとりの健康な患者（二十九歳の女性）に対し、四人のカイロプラクターがどんな診断を下すかを調べるために、ちょっとした実験を行った。

最初のカイロプラクターは「第一頸椎のサブラクセーション」という診断を下し、もしも治療しなければ、「十五年ほどで身体が麻痺してしまうだろう」と予言した。二人目のカイロプラクターは、いくつもの頸椎が「ズレ」ており、一方の股関節が他方より「上がっている」ことを発見した。三人目は、「首がこわばっている」と言った。四人目は、ズレている椎骨から判断して「胃が悪い」と言った。四人全員が継続して脊椎矯正を受けることを勧め、まずは一週間に二度のペースではじめようと言った。そのうち三人は、あらかじめ知らせることなく脊椎アジャストメントを行った。一人のカイロプラクターは力を込めすぎたせいで、女性にめまいと頭痛が起こり、それが六時間続いた。

カイロプラクターに関するバレットの研究は、包括的でもなければ決定的でもないが、このわずかな資料からだけでも、カイロプラクティック業界の核心には、何かおかしなものがありそうだとわかる。健康な人が複数のカイロプラクターにかかったところ、てんでんばらばらな診断を下され、具体的に脊椎のどこに問題があるのかについてさえ意見が一致しないというのだから。ところが、継続してカイロプラクティックの治療を受けるべきだという点では、全員の意見が一致する。とはいえ、カイロプラクターの基本概念である「サブラクセーション」と「イネイト・インテリジェンス」に意味がないことを思えば、この調査結果もとくに驚くべきことではないのかもしれない。

さらに気がかりなのは、バレットの言葉の最後の部分だ。それによると、彼のおとり調査の患者は、六時間ほどめまいと頭痛に苦しんだという。そこから、今まで論じてこなかった重要な問題、すなわち安全性の問題が浮かび上がる。あらゆる医療行為は、それを施すことで症状が改善する見込みがなければならないが、同時に、あらゆる医療行為には、ほとんど不可避的に副作用を起こす恐れがある。患者にとって重要なのは、要するに次のことである。効果が上がる見込みは、副作用が出る見込みよりも大きいのだろうか？　その危険性と受益性の比率は、他の治療法と比べてどうなのだろうか？　以下で論じるように、カイロプラクティックの危険性は、場合によっては深刻なものになるばかりか、いくつかの場合には生命の危険さえも引き起こしかねないのである。

◎カイロプラクティックの危険性

カイロプラクターに診療を受けるとき、最初に出会う危険はたいていX線による検査である。多くのカイロプラクターが、X線検査を定例の手順として行っているふしがある。一九九四年にヨーロッパで広く行われた調査によれば、カイロプラクターの診察を受けた患者の六十四パーセントがX線検査を受けており、同年に米国カイロプラクティック協会の会員について行われた調査によると、新患の九十六パーセント、再診の八十パーセントは、X線検査を受けているという。多くのカイロプラクティック関連出版物には、X線をルーチンとして用いるべきではないと明言されているにもかかわらず、これらの調査からわかるように、ガンを引き起こすリスクのある技術が、ほとんど無頓着(むとんじゃく)といっていいような使われ方をしている。

平均すれば、私たちが一年間に被曝(ひばく)する放射線の十四パーセントは医療用X線によるものとみられる。残る八十六パーセントの大半は、地下からしみ出してくるラドン・ガスをはじめ、天然の放射源によるものだ。X線検査を受けたからといってガンのリスクがそれほど高まるわけではないが、無視できるほど小さいともいえない。二〇〇四年に『ランセット』誌に掲載された論文によれば、毎年イギリスで新たにガンと診断される十二万四千件のうち、ざっと七百件は、医療用X線によって引き起こされているという。

したがって、新しくガンと診断されるケースの〇・六パーセントは、X線が原因で引き起こされていると言ってよいが、患者に診断を下し、健康状態をモニターすることの受益性があまりにも高いため、医療においてX線は今も広範に用いられている。換言すれば、通常医療の医師たちがX線を使うことも厭わないのは、潜在的な害よりも利益が大きいためだが、それと同時に、明白な理由があるときにしか使わずX線の使用は最小限に留めている。

それとは対照的に、カイロプラクターは、X線が患者の治療に役立つという明白な理由がなくても、ひとりの患者に対して年に数回もX線を用いることがある。しかしカイロプラクティックの哲学で言うサブラクセーションやイネイト・インテリジェンスは、X線に映るような実在物ではない。

ストレートなカイロプラクターは、耳の感染症や喘息や月経痛を治療するために、脊椎にX線を照射するが、それが何かの役に立つとは思えない。わけても懸念されるのは、カイロプラクターは概して、脊椎全体にX線を照射しようとすることだ。これは、他のほとんどのX線による処置と比較して、かなり大きな線量を必要とする。

いったいなぜ、それほど多くのカイロプラクターが患者にX線を照射したがるのだろうか？　ひとつには、そういうカイロプラクターは、医療の専門家から最新のアドバイスを受けることなく、何十年も前から口伝えで教えられている、何かと問題のある方法にやみくもに従っているからだろう。そしてなんといっても、患者にX線を照射することは、カイロプラクティックのなかでもとくに儲(もう)かる処置であることを忘れてはならない。

X線にともなう危険性に加え、脊椎へのマニピュレートそれ自体によっても悪影響が生じうる。二〇〇一年には、五つの研究に対して系統的レビューが行われ、カイロプラクティックの治療を受けた患者のざっと半数に、痛み、しびれ、凝り、めまい、頭痛などの一時的悪影響が起こることがわかった。いずれも比較的軽度の悪影響だが、頻度はきわめて高く、カイロプラクティックの治療がもたらすわずかばかりの効果と秤(はかり)にかけてみなければならない。

いっそう気がかりなのは、脱臼(だっきゅう)や骨折といった、より深刻な問題を引き起こしかねないことだ。その危険性は、骨粗鬆症(こつそしょうしょう)になっている高齢の患者ほど深刻になる。たとえば一九九二年には、『手技療法と生理学療法』誌上に、腰痛(ようつう)を訴えてカイロプラクターの治療を受けた七十二歳の女性のケースが報告された。その女性は、六週間に二十三回の治療を受けた結果、何カ所も脊椎圧迫骨折を起こすに至った。

それればかりか、カイロプラクティックにはさらに深刻な危険性がある。それを理解するために、脊椎の構造を示した二六五ページの図をもう一度見てほしい。脊椎は、五つの領域からなっている。一番下が尾骨で、そこから順に仙骨、腰椎、胸椎と続き、一番上が頸椎だ。もっとも危険なのは、頸椎へのマニピュレーションが行われる場合である。頸椎は、七つの椎骨が、首の付け根から頭蓋骨の後ろに向かって並んでいる。これは人体のなかでもっとも曲がりやすい部分だが、その柔軟性には代償がある。この部分には、頭と身体をつなぐすべての生命線が通っているため、きわめて無防備なのだ。とくに、頸椎の椎骨のそばには二つの椎骨動脈があり、それぞれの動脈は椎骨の両側で対になった穴を通っている。それを左図に示す。

二本の動脈はそれぞれ、一番上の椎骨の構造に従って鋭くカーブしたのち、脳に達して酸素を供給する。ここで動脈がカーブすること自体は、まったく自然で何も問題はないのだが、首を引っ張りながら曲げるという動きが、極端に大きく、あるいは突然に引き起こされると問題が生じる。そしてそれこそが、カイロプラクターの治療に特徴的な、高速小振幅スラストのマニピュレーションによって引き起こされる動きなのである。力がかかった結果、いわゆる椎骨解離が起こる――つまり動脈内部の血管壁が剝がれる。椎骨解離は、四通りの方法で血流に影響を及ぼす。第一に、損傷を受けた部分に血の塊ができて、動脈の流れを徐々に妨げる。第二に、やがて血の塊がその部分からはがれて脳に運び込まれ、椎骨とは遠く離れた場所で動脈の血流を妨げる。第三に、動脈の内側の層と外側の層のあいだに血液が溜まり、そこがふくらんで血流量が減少する。第四に、損傷が原因となって、動脈が痙攣を起こすことがある。つまり血管が収縮して、血液が流れにくくなるのだ。これら四つの場合のすべてにおいて、椎骨解離は最終的に脳の一部への血流量を減らす。そして脳卒中が起こる。最悪の場合には、脳卒中によって脳が回復不能な損傷を受けたり、死に至ったりすることもある。

残念ながら、カイロプラクティックの治療では、頸部へのマニピュレーションはごく普通に行われている。なぜならまさにこれこそは、B・J・パーマーが、カイロプラクティックのもっとも強力な「万能薬」として推奨したマニピュレーションだからである。カイロプラクターたちは、自分たちがそんな損傷を引き起こしているとは考えもしなかった。椎骨解離が起こってから脳で血流が滞るまでには時間がかかるため、カイロプラクティックと脳卒中との関係は、何十年ものあいだ気づかれずにいたのである。しかし近年、頸部へのマニピュレーションによって、たしかに頸椎損傷が起こることが実例によって示された。

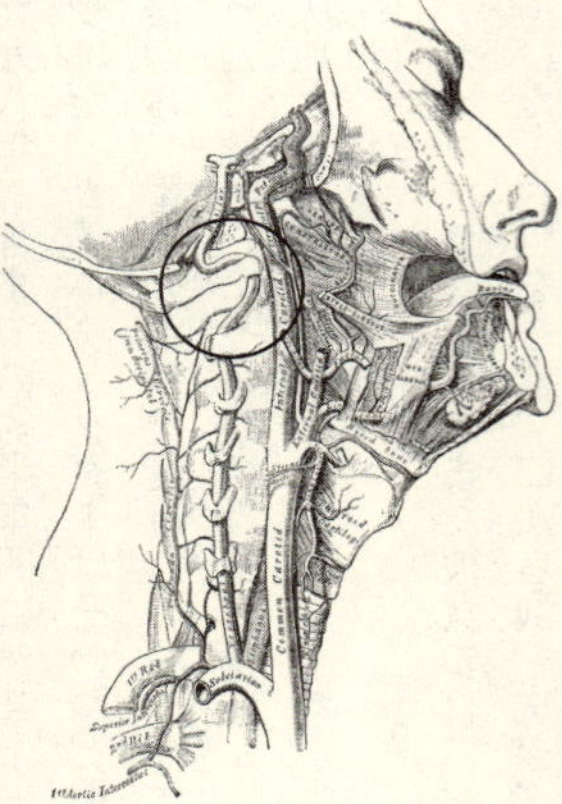
円で示した部分で、椎骨動脈は最後の椎骨のところで急カーブしている。

脊椎マニピュレーションの危険性を見せつけたのは、二十歳のカナダ人女性、ローリー・マサイアソンのケースだった。マサイアソンは腰痛を治そうと、一九九七年七月から一九九八年二月までの約半年間に、二十一回にわたって一人のカイロプラクターの治療を受けた。カイロプラクターはそのつど彼女の頸椎にマニピュレーションを施したが、最後から二番目の治療を受けたのちマサイアソンは、首に痛みがあり、肩が凝っているようだと語った。その晩のうちに身体がうまく動かせなくなり、働いていたレストランで灰皿と料理の皿を落としてしまった。翌日、彼女はそのカイロプラクターの治療を受けに行った。

カイロプラクターがまた彼女の首にマニピュレーションを施すと、ローリーは悲鳴を上げた。白目をむき、口から泡を吹き、身体が痙攣して、顔から血の気が失せた。マサイアソンはすぐに病院に担ぎ込まれたが、昏睡状態に陥り、三日後に死亡した。

ローリーが異常な突然死を遂げたことから、死亡時の状況を明らかにして、以後同様の悲劇が起こるのを防ぐべく死因が調べられた。四日に及ぶ検証ののち、最後から二番目のカイロプラクティックの施術で、ローリーの頸椎動脈が傷ついたことがほぼ確実になった。その傷のせいで、脳に血液を運ぶ二本の動脈の一方に血栓が生じ、その晩、彼女が感じたような比較的穏やかな影響が出た。そして最後の治療によって、血の塊がその場からはがれてローリーの脳に運び込まれ、彼女を殺すことになったのである。

検死陪審は、ローリーの死は「左の頸椎動脈の外傷性破裂によるもの」としたうえで、次のように述べた。「ローリーは頸椎動脈の破裂によって死亡し、その破裂は、首へのカイロプラクティック・マニピュレーションにより生じたことが示された」。陪審はまた、患者のリスクを最小限に抑えるために、一連の方策をとることを提案した。当初、カイロプラクティック界の上層部は、その提案を前向きに受け止めたようだった。しかし残念なことに、建設的な態度はすみやかに消え去り、カイロプラクティック界は検死陪審員団の勧告を実施できなかったばかりか、ローリーの死に責任はないと言いはじめたのである。

検死陪審が終わってから二日後、カナダ・カイロプラクティック保護協会の会長であるポール・ケアリーは、CBCラジオで大胆にもこう述べた。「陪審員団のメンバーは、カイロプラクティックのアジャストメントに直接的な関係があるとは言っていない」。その数週間後に、カナダ・カイロプラクティック保護協会はプレスリリースを発表し、「陪審は、カイロプラクティックの治療がこの悲劇の原因だと裁定を下したわけではない」と述べた。これに続いて、カイロプラクティック関連の新聞やニュースレター、リーフレット、広告などで、検死の結果と矛盾するような発言がなされ、マサイアソンの家族の悲しみに拍車をかけた。ローリーの母親シャロン・マサイアソンは、そうした見解に対してはっきりと批判的な態度を示した。

カイロプラクターたちは、カナダの一般大衆に対して意図的に詐欺（さぎ）と欺瞞（ぎまん）を働こうと力を合わせています。彼らがやっていることは、カイロプラクターの治療を受けようとするすべての人に対し、ローリーの死について十分かつ正確な真実を知らせまいとする行為です。一般大衆は、カイロプラクティックの危険性について、きちんとした情報を与えられていません。

ローリー・マサイアソンのケースは、決して特別なものではない。実際、カナダだけに限っても、ドーラ・ラボンテ、ラナ・デール・ルイス、ピエレット・パリジャンら、何人かの若い女性が首にカイロプラクティック・マニピュレーションを受けてまもなく死亡している。こうしたケースは新聞にも載り、カイロプラクティック・マニピュレーションの安全性をめぐって大論争を巻き起こした。だが、これに関して重要なのは、こうした悲劇は、患者がすでに脳卒中を起こしやすい状態にあったために起こった例外的事故なのか、それとも、これらは氷山の一角にすぎず、どんな患者にも広く危険性があることを示唆(しさ)しているのかという点だ。

カイロプラクティックの首へのマニピュレーションの危険性を評価しようという試みは、すでにいくつか行われているが、そのなかでカイロプラクターがよく引き合いに出すのは、「頸椎へのマニピュレーションとモビリゼーションの適切さについて」と題する研究である。一九九六年に行われたこの研究では、脳卒中、脊髄圧迫、骨折、大きな血栓ができるといった有害事象が起こる率は、首のマニピュレーション百万回に対して一・四六件と推定された。これはざっと百万分の一という驚くべき低率だが、その数字は二つの理由から信用できない。まず第一に、医療の専門家は、事故の大多数は報告されないまま埋もれており、この研究には含まれていないとみていること。第二に、一人の患者はどれかひとつの症状のために十回以上の治療を受けるとみられるため、事故の率も十倍以上になるということである。

他の調査では、危険性はもっと高いことが示唆されている。おそらくもっとも重要な研究は、二〇〇一年にカナダの研究者たちが発表したもので、それによると、動脈損傷が起こる率は、カイロプラクティックで首へのマニピュレーションを受けた患者十万人に一人と結論されている。この研究者たちは、椎骨動脈に損傷のある患者と、脳卒中の病歴のない対照群の患者とを比較した。その結果、年齢が四十五歳未満の若い患者で、それまでに動脈破裂を起こしたことのある者は、同年齢の健康な個人と比べて、損傷が認められるのに先立つ一週間以内にカイロプラクターにかかっていた率が五倍に達することが示された。つまり、カイロプラクティック治療を受けると、動脈損傷を受ける危険性が五倍になる可能性が示唆されたのである。

本書の著者のひとりであるエルンスト教授は、脊椎マニピュレーションの危険性に関する文献についてたびたびレビューを行ってきた。それらの文献には、約七百件の重篤(じゅうとく)

な合併症が詳細に報告されている。報告されずに埋もれているケースも含めると、実際にはもっとずっと多くの事例があるとみられることから、保健当局はこれを重く受け止めるべきだろう。実際、もしも脊椎マニピュレーションが医薬品だったなら、これほど重篤かつ広範な副作用があり、証明できる効果がこれほど少ないとすれば、今ごろはほぼ確実に市場から姿を消しているだろう。

カイロプラクターによって引き起こされる動脈破裂の危険性、およびそのような損傷によって引き起こされる悲惨な事態は、カイロプラクティック界に三つの重大な批判を突き付ける。第一に、脊椎マニピュレーションにともなう危険性について、正確なところがほとんど把握されていないという驚くべき状況にあることだ。カイロプラクターは、自分がうっかり引き起こしてしまった損傷を記録したりモニターしたりするためのシステムをもたず、彼らの医療行為の安全性を査定するためのいかなる試みも行われていないようなのである。その問題性がとくに注目されたのは、二〇〇一年に、エッアート・エルンストを含む研究者チームが、英国神経学会の会員に対し、首へのマニピュレーションを受けてから二十四時間以内に起こったと患者が主張している神経系の合併症について報告を求めたときのことである。神経学会の会員たちは、一年のうちにそのような合併症を三十五件も突き止め、そのうち九件は脳卒中だった。エルンストと共同研究者たちは、それまではこうした例がひとつとして注目されていなかったことに衝撃を受けた。医学の文献をはじめ、どこにも報告がなされていなかったのである。

カイロプラクティック界の医療行為への向き合い方は、安全性を厳しく評価されてはじめて薬品を使えるようになる主流の通常医療とはきわだって対照的だ。医師たちは、ある薬が処方薬として使えるようになってからも、めったにない副作用まですべて見つけ出そうとモニターを続け、どんな小さな事故も報告するように奨励されている。イギリスで今日実施されているこの警戒プログラムは、「イエローカード・スキーム」と呼ばれ、英国医薬品・健康関連製品監督庁（ＭＨＲＡ）が運営にあたっている。このシステムをはじめとするさまざまな方策のおかげで、それまで知られていなかった危険性を突き止め、もしも危険があれば薬品を回収することもできるようになった。しかしカイロプラクティック界には、多少ともこれに似たシステムは何ひとつ存在しない。

カイロプラクターに対する第二の批判は、彼らは患者に対し、治療にともなうリスクの可能性についてあらかじめ知らせないことが多いという点に向けられる。カイロプラクターたちが二〇〇五年に発表した研究によると、イギリス国内でランダムに選ばれた百五十人のカイロプラクターについて、コンセント・ポリシー（患者に治療内容を説明して同意を得るという考え方）がどの程度実施されているかを調べたところ、治療を行う前に、重大な危険性について説明を行っている者は、わずか二十三パーセントにとどまった。これは英国保健省による次の通達に違反している。「適切な判断能力のある成人に対しては、診察、治療、看護を行うに先立ち、同意を得なければならない。……患者は、十分な情報提供を受けたのちに同意を与えるかどうか決断を下す必要がある。その情報とは、たとえば、提案された治療の危険性や受益性について、他にどんな治療があるかといったことである」。また、患者にあらかじめリスクを知らせないカイロプラクターは英国一般カイロプラクティック委員会の服務規程も満たしていない。「カイロプラクターは、いかなる診察ないし治療を行うにあたっても、あらかじめその治療や診察について、インフォームド・コンセントを確実に得るようにしなければならない。インフォームド・コンセントを得なければ、犯罪ないし民事訴訟になる場合がある」

第三の批判は、脊椎(せきつい)マニピュレーションは筋骨格系の症状以外には効果がないにもかかわらず、カイロプラクターはいまだに筋骨格系以外の症状も治療し続けていることに向けられる。これはすでに提起した問題だが、先の二つの批判を踏まえるとき、さらなる問題性を帯びてくる。たとえば、喘息の治療として行われる脊椎マニピュレーションは、単に無益であるばかりか、死に至る危険性さえあるにもかかわらず、患者は必ずしも事前にそれを知らされていないということだ。

本章の前のほうで(二八〇ページより)、カイロプラクターにかかろうと考えている人にいくつかアドバイスをしたが、いま概観した重篤なリスクを踏まえて、次の点を付け加えたい。前のアドバイスでは、腰痛治療としてのカイロプラクティックは多少は効くかもしれないので、ミキサーのカイロプラクターに短期間治療を受けるのは良いだろうが、その場合でも、カイロプラクティックの効果は普通の理学療法ととくに変わらないことに留意しようと述べた。しかし、カイロプラクティックのマニピュレーションに比べると、理学療法のエクササイズははるかに安全なので、最初に受ける治療としては、理学療法のほうを試してみるよう強く勧めたい。

もうひとつ、カイロプラクティックよりも勧めたいのは、《整骨療法(オステオパシー)》である。整骨療法は、カリスマ性のある医療界の反主流派である先駆者が、十九世紀末に北アメリカで作り上げたという点では、カイロプラクティックとよく似ている。整骨療法の創始者は、アンドリュー・テイラー・スティルという人物である。スティルは、脊椎だけでなく骨全般に整骨を施せば、血流を良くし、神経系の機能が向上すると考えた。さらに彼は、整骨すれば、どんな病気も治せるという驚くべき主張をした。

カイロプラクティックと整骨療法の世界で受けつがれてきたビジョン——背骨や骨全般を整えることによって、どんな病気でも治せるという考え——は、どちらも同じぐらいに奇妙だし、事実とも異なるが、次に述べるいくつかの理由から、本書の著者たちはカイロプラクティックよりは整骨療法のほうを勧めたい。第一に、今日の整骨療法は、初期の奇妙な信念や主張はほぼ捨て去り、よりしっかりと科学に基礎づけられていること。第二に、整骨療法では、悪い副作用の少ない、より穏やかなテクニックが使われるのが普通であること。第三に、整骨療法ではX線はあまり使わず、有効性の示されていない診断方法は使わないことが多いこと。そして第四に、整骨療法では、背骨や筋骨格系の症状だけに治療を制限し、それ以外の病気は、他の専門家にゆだねるのが一般的であることだ。しかし、《頭蓋整骨療法(クラニオサクラル・セラピー)》という治療法は、効果があるという科学的根拠がないため勧められない。整骨療法と頭蓋整骨療法に関する詳しい説明については、付録を参照してほしい。

以上、心配される点や注意点を述べてきたが、それでもカイロプラクティックの治療を受けてみようという人には、診察が始まったらすぐに、首にマニピュレーションを行わないようカイロプラクターにはっきり伝えることを強く勧めたい。たとえあなたが腰痛で治療を受けるのであっても、あらゆる症状の治療として、インフォームド・コンセントなしに首にマニピュレーションを行うカイロプラクターが多いので、首にはさわらないよう念を押すことが大切だ。実際、一九九八年に死んだローリー・マサイアソンは、腰痛の治療だったにもかかわらず、首にマニピュレーションを受けたのだった。

この節では、カイロプラクティックの危険性について述べてきたが、懸念(けねん)される点のすべては、子どもの治療にもあてはまるということを強調しておきたい。子どもをカイロプラクティックにかからせる親は、子どもにとって良かれと思ってやっているのだが、結果として、子どもを危険なX線にさらし、一時的な悪い副作用を引き起こし、背骨を損傷する危険性や、脳卒中の危険にさえさらしていることを知るべきだろう。実際、子どもの骨は十代の終わりまで成長を続けるため、カイロプラクターは未熟な骨にマニピュレーションを施すことになり、子どもへの危険性のほうがむしろ心配なのだ。

大人の場合と同様、多くのカイロプラクターは子どもに対しても、喘息、夜尿症、ぎこちなさ、耳炎、胃の障害、多動性障害、免疫系の諸問題、学習障害、呼吸器障害をはじめ、この治療には適さない症状でも治療しようとする。カイロプラクターはそうした症状も治せると言うかもしれないが、科学的根拠を見れば、脊椎マニピュレーションに効果があるとは思えない。ジャーナリストのポール・ベネデッティとウェイン・マクフェイルは、カイロプラクターの根拠のない主張に触発されて、子どもにカイロプラクティックの治療を受けさせることの問題を調査し、その結果を『スピン・ドクター――吟味されるカイロプラクティック界』という本のなかで紹介した。ベネデッティとマクフェイルの議論は、母国カナダの状況を中心に据えている。カナダでは、ほとんどすべてのカイロプラクターが子どもの治療を手がけ、かなりの割合の親たちが、子どもにカイロプラクティックを受けさせる。実際、二〇〇四年にトロントで行われた調査によれば、三十一パーセントの子どもたちがカイロプラクターの治療を受けているという。

子どもがカイロプラクターの診察を受けた場合、どういうことになるかを知るために、ベネデッティとマクフェイルは、二〇〇一年に次のような実験を行った。共同研究者のひとりが、ジュディという名前の十一歳の少女に付き添って、トロント地域で開業する五人のカイロプラクターを訪れた。ジュディは、あらかじめトロント小児病院の経験豊富な小児整形外科医ジョン・ウェッジ医師の診察を受けて、「申し分なく健康な少女」との太鼓判をもらっていた。目標は、カイロプラクターたちの診断がウェッジ医師のそれと一致するかどうかをみることだ。

カイロプラクターに対しては、ジュディはおおむね健康だが、耳が少し痛み、軽い頭痛とアレルギーがあり、喘息ではないかと心配していると説明した。ひとりのカイロプラクターは、ジュディを診察し、健康だという点でウェッジ医師の判断と一致し、脊椎マニピュレーションは勧めなかった。しかしそれ以外の四人は、ジュディにはいろいろな健康上の問題があると言った。しかもカイロプラクターによってジュディの健康上の問題は異なり、互いに矛盾する診断が下されたのである。

ベネデッティとマクフェイルは次のように述べた。「ほかの四人は、彼女にさまざまなテストを行い、バランスが悪いとか、部分的に脊椎が固着しているとか、非対称性があるとか、体重の分布に偏(かたよ)りがあるとか、脊柱が上から下に向かってサブラクセーションだらけになっているなどと言った。彼らは、脊柱の上部と、中間部と、下部にサブラクセーションがあると言ったが、問題があるとされた椎骨は必ずしも同じではなかった」。カイロプラクターたちは、見つかったサブラクセーションのせいで、学習障害や、消化器の問題や、不妊などの問題が起こりかねないと言い、そのうちのひとりは、変形性関節症の初期の兆候があると言った。驚くにはあたらないが、四人とも脊椎アジャストメントを受けるよう勧め、ひとりは、すぐに治療を開始し、まず二週間のあいだ週に六日のペースで治療し、その後六週間にわたり週に三回のペースにし、さらに症状が改善されるまでは一週間に二度のペースで通院するよう勧めた。

ベネデッティとマクフェイルは、カイロプラクターたちの発言を文章に起こした。カイロプラクターのひとりは、ジュディの症状は、誕生時にその原因を求めることができるとして、次のように述べた。「外科医か誰かがジュディの頭をつかんで、どちらかにひねったのでしょう。かなりの圧力が加わったようですね。成人にみられる問題の八十五パーセントから九十五パーセントは、出産のときにはじまっているのですよ。信じられないことですが」

別のカイロプラクターは、ジュディの背中の温度分布を調べたのち、彼女のおじに電話をかけてその結果を説明した。「実をいいますと、彼女のスキャンの結果はひどいことになってます。サーモグラフィーの結果がとても悪いのです。首のつけねから腰の上部まで、神経干渉が起こっていることがわかりました。この年齢としてはとても広い領域です。ところで、私は彼女のX線を見ていないのですが、まだ撮影されたことはないのでしょうか？」。おじは、ジュディの母親が、娘にはX線写真を撮らせたくないと思っていると説明したが、そのカイロプラクターは、母親の考えを変えさせようとした。「それでは、お母さんとお話しする必要がありますね。しかし、X線撮影は必要だと思いますよ。とくに、スキャンと診察の結果がこのような状態ですので」

子どもに必要もないX線撮影を勧めることや、重篤な症状について不安を煽るようなことを言うこと、そして未熟な骨に脊椎マニピュレーションを施すことはすべて、カイロプラクティック界の信用を損なう行為である。しかし、ベネデッティとマクフェイルはこの本のなかで、いっそう気がかりな医療行為があることを明らかにした。赤ん坊にもカイロプラクティック・マニピュレーションが行われているようなのである。ベネデッティとマクフェイルの同僚が、耳の感染を起こしやすい二歳児の母親を装って、トロントの電話帳からランダムに選んだ五十名のカイロプラクターに電話をかけた。すると、対象となったカイロプラクターの七十二パーセントまでが、カイロプラクティックは耳の感染の治療に役立つという科学的根拠はないにもかかわらず、その架空の赤ん坊の治療を引き受けようとしたのである。

◇代替医療の危険性

代替医療は安全だと思っている人は多い。一方、通常医療は医薬品の副作用や手術にともなう危険性があるとしばしば批判を受けている。しかし代替医療は本当に、通常医療よりも安全なのだろうか？

カイロプラクティックには、X線照射にともなう比較的小さなリスクから、頸椎へのマニピュレーションによって引き起こされる恐れのある脳卒中まで、さまざまな危険性があることはすでに見た通りである。カイロプラクティックが通常医療の理学療法よりもリスクが高いのはほぼ確実である。では、それ以外の代替医療はどうなのだろう？

鍼とホメオパシーを扱ったこれまでの章では、安全性という問題はあえて取り上げなかった。なぜなら、まずは治療に効果があるのかどうかという点に的を絞りたかったからである。しかし、今や安全性が問題になったので、本章の残りの部分では、鍼とホメオパシーの安全性について論じることにしよう。これら二つの治療法についてまずやるべきは、危険性を評価することと、受益性が危険性を上まわるかどうかを判定すること、そして危険性と受益性の比率を、通常医療のそれと比べてみることだ。

鍼の場合には、治療にはわずかな痛みがあり、出血したり、青あざができたりする。これらの有害反応はささいなものだし、反応がみられるのは患者のおよそ十パーセントにすぎず、しかも一過性である。もう少し重い副作用として、失神、めまい、吐き気、嘔吐があるが、これらの症状が起こることは稀で、たいていは針を怖がる患者の不安が原因である。ほとんどの患者は、針を刺せばそれぐらいのリスクはあるものとして受け入れるだろうが、患者が鍼治療師にかかる前に考えるべき重大な有害反応が二つある。

ひとつめは、感染である。患者が肝炎などになったケースがいくつか詳しく報告されている。たとえば『ヘパトロジー』誌には、ロードアイランドの某鍼治療クリニックで、三百六十六人中三十五人の患者がB型肝炎にかかったというケースが報告されている。この肝炎の流行を詳しく調べたところ、鍼治療で打たれた針の本数が百五十本よりも少なかった患者では、B型肝炎にかかるリスクは九パーセントだったが、打たれた針の本数が四百五十を上まわる患者では、感染率が三十三パーセントにのぼった。この感染は、適切に殺菌されていない針を再利用したために起こったもので、中国では針をアルコール溶液に保存しておく習慣があるためかもしれない。アルコール溶液に浸けることは、肝炎ウイルスに対する予防措置としては不十分なのである。

もうひとつ、患者にとって重いリスクとなりうるのは、針を刺すことで、主要な神経や臓器を傷つける恐れがあることだ。たとえば、頭蓋の基底部に針を刺せば脳を傷つけることにもなりかねず、腰に深く針を刺せば腎臓を傷つける恐れがある。また、肺に穴を開けてしまい、《気胸》として知られる状態になったケースが六十件以上報告されている。とくに気がかりなのは、ある鍼治療師がオーストリアの女性患者の胸に針を打ち、心臓に突き刺さったケースが報告されていることだ。普通なら、心臓は胸骨によって守られているため、そのあたりに針を刺してもまったく安全なのだが、二十人に一人ほどの割合で、胸骨に穴の開いている人がいる。胸骨は非常に強い靭帯で覆われているために、手で触れてもその異常はわからず、目で見てもわからない。だが、鍼治療の針は、この構造を突き抜けてしまう。このオーストリアの女性患者の場合、針は心臓に突き刺さり、患者を死に至らしめた。

鍼には、ありふれたリスクと重大なリスクがあるが、ありふれたリスクは心配するに及ばず、重大なリスクはめったに起こらないという点は強調しておくべきだろう。この数十年間に報告された六十件の気胸の例は、年間何百万件もの鍼治療が行われているという状況をふまえて理解しなければならない。さらに、医療の訓練を受けた鍼治療師は使い捨ての針を使用するから、そういう鍼治療師にかかるようにすれば、重大なリスクは最小限に抑えられる。

しかしその一方で、鍼の有効性に関する科学的根拠は、どんな症状に対しても効果はないというものから、ある種の痛みや吐き気に対して微々たる効果が認められるというものまでだったことを思い出そう。したがって、痛みや吐き気の治療として鍼を検討するのは、鍼の受益性が、わずかな危険性に比べて十分に大きいと考える場合だけとなる。

第Ⅲ章では、ホメオパシーの有効性（というよりは、有効性のなさ）について論じた。そこでの結論は、ホメオパシーの効果はすべてプラセボ効果だというものだった。ホメオパシーのレメディは極度に薄められているため、普通は有効成分をまったく含んでいないことを思えば、それも驚くにはあたらないだろう。そこで、ホメオパシーは少なくとも安全ではあるはずだと思うかもしれない。ホメオパシーのレメディに有効成分が含まれていないのなら、当然、害もないはずではないだろうか？

残念ながら、ホメオパシーには思いがけない危険な副作用がありうる。それは、どれかのレメディによって直接的に引き起こされる副作用ではなく、医師の代わりにホメオパスが医療についてアドバイスを与えることによる、いわば間接的な副作用である。

たとえばホメオパスの多くは予防注射に対して否定的なので、普段からホメオパスにかかっている親では、子どもに予防接種を受けさせないことが多くなるかもしれない。その問題性を評価するために、エクセター大学のエッアート・エルンストとカーチャ・シュミットは、イギリス国内のホメオパスについて興味深い調査を行った。二人はインターネット上の職業別広告から電子メールのアドレスを得て、百六十八人のホメオパスに電子メールを送った。そのメールでは一歳児の母親を装い、はしか、おたふく風邪、ふうしんの予防注射（ＭＭＲ）を受けさせたものかどうかと相談した。二〇〇二年のこの時点では、ＭＭＲをめぐる科学上の論争はすでに終結しており、科学的根拠は明らかにワクチン接種を支持していた。百四名のホメオパスがメールに返事をくれたが、調査の監督にあたった倫理委員会は、電子メールの背景にある真の目的をホメオパスに情報として与えたうえで、調査に参加したくなければ回答を撤回する機会を与えるよう求めた。案の定、二十七名のホメオパスが、それと知って回答を撤回した。残る七十七名のうち、予防接種を受けるよう母親にアドバイスしたのはたった二名（三パーセント）だった。もちろん、調査から降りた二十七名のホメオパスの回答は、発表もされず評価もされていないが、彼らの回答を平均すれば、より否定的だったと考えるのは妥当だろう。ホメオパスの圧倒的多数は、予防接種を受けることは勧めないのである。

予防接種に反対の立場は、ホメオパスに限らず、他の代替療法のセラピストにも共通している。エルンストとシュミットは、ホメオパスに対する調査と平行して、カイロプラクターにも電子メールを送り、予防接種について同様のアドバイスを求めた。二十二件の返事があったが、自分の返事が学術研究に利用されることを知って降りた者が六名いた。残る十六の返事のうち、子どもに予防接種を受けさせるようアドバイスしたカイロプラクターは四名（二十五パーセント）にとどまった。ここでもまた、調査から降りた人たちの答えを平均すれば、より否定的だったと考えられる。カイロプラクターの大部分も、予防接種は勧めないのである。

カイロプラクターの否定的な反応は、彼らの著作物の多くにはっきりとみられる予防接種に敵対的な態度と合致する。指導的立場のカイロプラクターたちが、「アメリカとイギリスでは、天然痘のワクチン接種は中止されているが、それはワクチンを接種された者のほうが、天然痘のせいでひどいめにあったからである」とか、「幼い子どもへのワクチン接種は非常に危険で……場合によってはワクチンのせいで、その子どもが元来もっていた慢性病の傾向を非特異的に助長することもある」と述べている。いずれも誤解を招き、被害を引き起こす発言だ。実際、予防接種は、医療の歴史上、おそらくはもっとも重要な発見なのである。読者の多くは――たぶんあなたも――子ども時代にみんなが受けた予防接種が存在しなかったなら、今日まで生き延びてはいないだろう。

ありがたいことに、今日こうした伝染病は、先進諸国ではめったにみられなくなったが、逆にそのせいで、伝染病が広まればどんな悲惨なことになるかは忘れられてしまう――かつて伝染病がなぜそれほど恐れられていたのか、私たちにはもうわからなくなっているのである。しかし、先進国以外に目を向ければ、子どもの病気がどれほど危険か、そして予防接種にどれほど大きな価値があるかを思い出すことができる。二〇〇一年に発足した「はしかイニシアティブ」を例に挙げよう。これは、子どもたちにはしかワクチンを接種して、世界中ではしかのために死亡する子どもを減らそうという運動である。プログラムが開始されて五年のうちに、アフリカではしかで死亡する子どもの数は年間四十万人から三万六千人にまで減った（九十一パーセントの減少）。

代替療法のセラピストたちのあいだに広くみられる予防接種に否定的な態度だが、彼らが親に与える有害なアドバイスはそれだけではない。たとえば代替療法のセラピストは、患者の処方薬に関してアドバイスを与える資格はないにもかかわらず、患者が通常医療で受けている治療に口出しすることがある。二〇〇四年に行われたイギリスの鍼治療師に関する調査によれば、患者の三パーセントは、彼らから処方薬についてアドバイスを受けており、なかにはその悪影響に苦しんだ人たちもいた。

おそらく代替療法のセラピストがとる行動のうちでもっとも危険なのは、患者が通常医療の医師による治療を受けなければならないときに、自分の代替治療を受けるようアドバイスすることだろう。重い病気（糖尿病、ガン、エイズなど）の患者が、医師のアドバイスに従わず、セラピストの無責任なアドバイスに従ったために苦しんだ例は枚挙にいとまがない。

その危険性をさらに大きくするのが、代替療法の多くがもつ、《好転反応》という奇妙な一面だ。好転反応とは、治療によって症状が改善する前に、いったん状態が悪くなることを指し、身体が反撃に出たり、毒素が追い出されるためだと言われる。あるケースでは、膵炎の治療を受けていた患者が（それは生命にかかわる病気だった）、「腹部の痛みは好転反応の一部です」とラベルに書かれたレメディを与えられた。そう書いてある以上、もしも膵炎が悪化して緊急に治療が必要になっても、ホメオパスは、すべては予期された通りの経過であり、安心してよいとアドバイスするだろう。

二〇〇六年、本書の著書の一人であるサイモン・シンは、ホメオパスのアドバイスの問題性を明らかにするために、マラリアの予防を受けたいという若い旅行者に対し、ホメオパスがどんなアドバイスをするかを調べた。アリス・タフおよび「センス・アバウト・サイエンス」（正しい科学知識の普及を目指すイギリスの公益団体）と共同で調査を行ったシンは、タフが、西アフリカを縦断する十週間の旅行を予定しているというシナリオを考えた。西アフリカは、三日以内に死亡することもある非常に危険な種類のマラリアが蔓延（まんえん）している地域である。そして大学を卒業したばかりのタフが、通常医療のマラリア予防薬で副作用があったのだが、ホメオパシーにはそれに相当する薬はあるだろうかとホメオパスに尋ねることにしたのである。

ホメオパスに相談する前に、タフは通常医療で旅行者の相談に乗っている医院に行き、同じ話をした。するとその医院では、まずたっぷりと時間をかけて診察を行った。彼女の診察にあたった医療の専門家は、マラリア予防薬で副作用が起こるのはそれほどめずらしいことではないが、ほかにも選択肢はたくさんあるので、別のタイプの薬を試してみてはどうかと説明した。旅行に出発する一週間前に服用すれば、不快な副作用があるかどうかをあらかじめ知ることができる。またその医療専門家は、タフの病歴について詳しく質問したうえで、虫刺されの予防法などについても詳しくアドバイスをしてくれた。

タフは、若い学生なら誰でもやるように、インターネットでさまざまなホメオパスを見つけた。そしてそのなかから、ロンドン市内、またはその近辺で診療しているホメオパス十名を選び、直接訪れるか、電話で相談をした。そのなかの数名は、自分でクリニックを経営し、数名はホメオパシー専門の薬局に勤め、一名は主流の医薬品を主に扱う大手の薬局に勤めていた。いずれの場合も、タフは診療内容を詳しく記録するために、相談の内容をこっそり録音しておいた。

結果は衝撃的だった。十名のホメオパスのうち七名までが、患者の病歴については何も尋ねず、虫刺され予防のための一般的なアドバイスもしなかったのである。さらに悪いことに、十名全員が、通常医療ではなく、ホメオパシーによる予防を行うようアドバイスした。タフが実際に旅行をするつもりだったとしたら、生命を危険にさらすことになっただろう。

タフに与えられたレメディは、ホメオパスごとにバラバラだった。マラリア・ノソド（腐った植物から作られる）を与えた者もあれば、キナ・オフィキナリス（キニーネから作られる）や、ナトルム・ムリアティクム（塩から作られる）を勧める者もいた。どの場合も、レメディはきわめて高度に希釈されているため、いずれにせよ有効成分は含まれておらず、どれも同じように無益である。

ホメオパスたちは、ホメオパシーの効果を説明するためにいろいろな逸話を語った。あるホメオパスによると、「ある人から聞いた話ですが、その女性が仕事でアフリカに行ったとき、マラリア予防薬を飲んだ人はマラリアにかかったのだそうです。おそらくそれは完全なタイプのマラリアではなく、別の破壊的なタイプのマラリアだったのでしょう。でも、ホメオパシーをやっていた人はマラリアにかからなかったそうです。ホメオパシーをやっていた人たちは、まったく病気にかからなかったのです」。またその女性ホメオパスは、ホメオパシーで黄熱病、赤痢、チフスも予防できると述べた。別のホメオパスは、レメディの基礎となるメカニズムを説明しようとして次のように語った。「レメディを飲めば間違いなく病気にかかりにくくなりますよ。なにしろレメディは、あなたのエネルギー、つまりあなたの生命力に、マラリアの形をした穴が開かないようにしてくれるのですから。マラリアの蚊がやってきても、穴に入ることはできません。レメディはエネルギーを整えてくれるのです」

数日後、BBCの『ニューズナイト』という番組の取材班が、このときのホメオパシー・クリニックのいくつかを内密に撮影したところ、マラリア予防のために、まったく同じ無益なレメディが実際に与えられていることが明らかになった。取材が行われたのは夏休み直前の時期で、熱帯地方特有の病気を予防しようとしてホメオパシーに頼ることは、現実に危険だということを旅行者たちに知らせるためのキャンペーンに利用された。『ブリティッシュ・メディカル・ジャーナル』には、西アフリカのトーゴを旅行しているときにホメオパシーに頼った女性が、重篤(じゅうとく)なマラリアの発作に襲われた例が報告された。結局この女性は、多臓器不全に陥り、二カ月にわたって集中治療を受けることになった。

代替療法のセラピストのなかには、危険な病気の人に無益なレメディを売るという行為を納得ずくでやり、金を儲けて満足している人もいるだろう。しかし、本章を終えるにあたって強調しておくべきは、セラピストの大部分は、心から良かれと思ってやっているということだ。誤った考えに導かれたセラピストは、患者と同様、治療が効くと信じているのである。

善意あるホメオパスの痛ましい例として、イギリスのデヴォン州で治療にあたっていた女性の身に起こったことを挙げておこう――その女性ホメオパスの氏名を明かすことはできない。二〇〇三年、彼女は自分の腕に茶色のシミができていることに気がついた。そのシミはしだいに大きくなり、色も変わっていった。当時彼女は、エルンスト教授が組織したある研究に参加していたので、医師たちとは定期的に会う機会があった。その研究は、ホメオパシーで喘息を治すことができるかどうかを調べるものだった。しかしそのホメオパスは、腕の病変のことを研究仲間の医師たちには相談せず、自分で作ったレメディで治療することにした。

彼女は、自分のレメディに絶大な信頼を置いていたので、数カ月にわたりシミの治療を続け、医師たちにはそのことを黙っていた。悔やまれることに、そのシミは悪性のメラノーマだった。一カ月が過ぎるごとに、急速進行性のガンに早期治療を行う機会は失われていった。そして喘息患者の治験がまだ終わらないうちに、このホメオパスは亡くなった。もしも彼女が早い時期に通常医療を受けていたなら、五年生存率は九十パーセントほどだっただろう。ホメオパシーに頼ったことで、彼女は若くして自らを死に追いやったのである。

第Ⅴ章　ハーブ療法の真実

癒(いや)しのわざは自然に由来し、医師に由来するにあらず。それゆえ医師は虚心坦懐(たんかい)に、自然よりはじめるべし。

パラケルスス（一四九三～一五四一年）

ハーブ療法

どんな病気の治療や予防にも、植物そのもの、または植物エキスを用いる。あらゆる治療法のうち、もっとも古い歴史をもち、もっとも広く利用されているもののひとつ。アジアやアフリカでは、各地域に自生する植物と伝統にもとづくハーブ療法が、今も医療に大きな役割を果たしている。近年ではアジア、アフリカ以外でも、ハーブ医療、あるいはフィトセラピー（植物療法）と呼ばれる代替医療の一分野が急成長している。

本書で最初に取り上げた代替医療の例は、一九九一年にオーストリアで氷漬けの死体となって発見された五千年前の登山家、エッツィーだった。彼の体に施された入れ墨が、今日の鍼治療師にはおなじみの位置にあったことから、エッツィーは鍼に似た治療を受けていた可能性がある——というより、その可能性はかなり高そうだ。しかし、エッツィーは鍼だけでなく、もうひとつの代替医療であるハーブ療法も受けていたらしいことを示唆する証拠があるのだ。

エッツィーの遺体を調べた考古学者たちは、クルミ大の塊がふたつ、革ひもに通してあるのを見つけた。その塊は、抗生物質として作用するポリポレン酸という物質を含む、カンバタケ（ピプトポルス・ベトゥリヌス）というキノコと同定された。その後、科学者たちがエッツィーの腸に鞭虫（トリクリス・トリキウラ）という寄生虫の卵を発見すると、キノコの件は一躍興味深いものになった。この寄生虫は、ポリポレン酸で殺すことができるからである。人類学者のルイジ・カパッソ博士は、『ランセット』誌に寄せた記事のなかで次のように述べた。「このキノコが発見されたことにより、アイスマンは自分の腸に寄生虫がいることを知っていて、ピプトポルス・ベトゥリヌスを使って寄生虫と戦ったことが示唆される」

エッツィーのキノコ療法や、それと類似の考古学的証拠から、人類のもっとも古い医療体系は植物を利用したものだったことがわかっている。もちろん、私たちの祖先は、ピプトポルス・ベトゥリヌスに含まれるポリポレン酸がトリクリス・トリキウラの卵を殺すことなどは知らなかっただろうが、カンバタケを食べればある種の腹痛が多少とも治まることや、別の植物を使えばまた別の症状が治まることに気づいたのだろう。

人間社会は世界中で、試行錯誤により、その土地で手に入る植物を用いて独自の医療知識体系を発展させ、部族の治療師(ヒーラー)たちは専門知識のデータベースとなり、人びとに薬を与える役割を果たしていた。世代が進むにつれ、薬草医(サンゴマ)やシャーマンたちは、身のまわりに生えている天然の治療薬に関する情報を充実させ、ハーブ療法はしだいに強力な医療体系となっていった。そして十八世紀に入り、ハーブ療法は突如として新時代を迎えた——天然の薬箱を改良しようとする科学者たちによる、徹底的な研究の対象になったのである。

一七七五年のこと、バーミンガム総合病院で働きはじめてまもないウィリアム・ウィザリングという医師が、月光協会の集まりに出席するようになった。月光協会とは、イギリスの啓蒙主義的な知識人のサークルで、月に一度、満月に近い月曜日に会合をもっていた。満月に近いおかげで、夜遅くまで科学について論じ合っても、月明かりが帰り道を照らしてくれたのだ。ウィザリングは医師であると同時に科学にも興味があったおかげで、《ジギタリス》の名でも知られるキツネノテブクロという植物の医療上の効用を明らかにするという重要な研究を成し遂げることになった。ジギタリスが鬱血性心不全にともなう浮腫の治療に利用できることは古くから知られていたが、ウィザリングは九年という歳月をかけて、全部で百五十六人の患者に対し、この植物がどんな影響を及ぼすかを詳細に記録した。彼は、ジギタリスの調製方法を変えてみたり、投薬量を変えてみたりしながら、どうすればこの薬草の効果を最大にしつつ、副作用を最小にできるかを調べた。たとえば、乾燥させて粉末にした葉は、生の葉より五倍も効き目があることや、茹でた葉では患者への影響が弱まること、たくさん使いすぎると、吐き気、嘔吐、下痢が起こったり、まわりが黄緑っぽく見えたりしがちなことなどだ。

一七八五年に、彼は研究の成果を『ジギタリスとその薬用』と題する本として発表した。それを読むと、彼がジギタリスの分析を行うにあたり、どれほど厳密かつ公正だったかがよくわかる。

治療に成功した例だけを取り上げれば話は簡単だったろう。成功した例は、薬の効き目を雄弁に物語ってくれただろうし、私の評判も高まったことだろう。しかし真実と科学とは、そういうやり方を強く批判する。そこで私は、良い結果も良くない結果も、成功したものも失敗したものも分け隔てなく、すべての例に言及することにした。

ウィザリングの研究は、ハーブ療法の歴史上、ひとつの転回点となるものだった。このときからハーブ療法は、古代からの行き当たりばったりなやり方から、より系統的で科学的なものへと変わり、伝統的な薬草が、ひとつ、またひとつと綿密に調べ上げられていった。この新しい合理的方法の好例となるのが、科学者たちがキナノキの樹皮（キナ皮）の可能性を引き出したときのやり方だろう。キナ皮は、ペルーの先住民がマラリアを治療するために古くから用いていたハーブである。一六二〇年代にイエズス会の司祭がキナ皮の治療効果を知ると、それから二十年と経たないうちに、「イエズス会の樹皮」と呼ばれたキナ皮は、ヨーロッパのほぼ全域で高い値で取り引きされるようになった。実際、十七世紀のイタリアの医師セバスティアーノ・バドは、キナ皮のことを、南アメリカからもたらされるすべての金より価値ある宝とまで言っている。

ハーブ療法師がキナ皮を薬用に調製するときには、乾燥させてから細かい粉末に挽くだけだった。第Ⅲ章で述べたように、ザムエル・ハーネマンがホメオパシーを発明するきっかけとなったのは、このキナ皮の粉末だった。しかし科学者たちは、従来のハーブの使い方を大きく変え、ついにはその可能性を最大限に引き出すことになった。科学者たちは、薬としての効能をもつのは、キナ皮に含まれるさまざまな成分のうち、どれかひとつだけだろうと考え、その成分を単離して濃縮し、より効きやすい形にして人びとに届けようとしたのである。そのためには長い時間がかかり、ようやく一八二〇年になって、二人のフランス人科学者、ピエール＝ジョゼフ・ペルティエとジョゼフ＝ビアネメ・カヴァントゥーが、キナ皮からある化合物を単離することに成功する。二人はその物質に、キナノキにちなんで《キニーネ》と名づけた。それ以降、科学者たちはこの抗マラリア物質の効果を本格的に調べ上げ、人命を救うためにもっとも効果的な使い方ができるようになった。

キニーネがキナ皮から単離されてからわずか数年後、科学者たちは今度はヤナギの樹皮に着目した。これもまた数千年の長きにわたり、鎮痛や解熱のために用いられていたハーブである。このたびも科学者たちは有効成分を突き止め、ヤナギを表すラテン語「サリクス」にちなんで《サリシン》と名づけた。しかし、サリシンは毒であることがわかったため、化学者たちは天然の薬に手を加えて改良しようとした。サリシンは、純粋な化学物質として摂取するにせよ、ヤナギの樹皮として摂取するにせよ、胃に重い障害を引き起こすことが知られていたが、サリシンの構造をわずかに変えてアセチルサリチル酸という分子にすると、その副作用をほぼ取り除けることに化学者たちは気がついた。そして一八九九年、ドイツのバイエル社は「アスピリン」という名前でその驚異の薬を売り出し、ヨーロッパ中の三万人の医師たちにダイレクトメールを送るという、薬学史上はじめてのメール大量送信キャンペーンを行った。アスピリンはまたたくまに成功を収め、数え切れないほどの著名人がその効果を請け合った。たとえばフランツ・カフカは、アスピリンは存在の耐え難き痛みを和らげてくれると婚約者に語っている。

科学的アプローチのおかげで、アスピリンは躍進を続けた。いまでは世界中でもっとも安価で大量に売られている薬になったばかりか、当初考えられていた鎮痛剤としての役割を大きく超えるようになっている。臨床試験から、アスピリンは心臓発作や脳卒中、さまざまな種類のガンのリスクを引き下げることが示されたのだ。一方、マイナス面として、アスピリンは千人に三人の割合で胃からの出血を引き起こすことや、喘息（ぜんそく）の発作を起こしやすくする危険性があることも明らかになった。また、十二歳以下の子どもにアスピリンを用いることは勧められない。

ハーブ療法を取り上げる本章が、鍼、ホメオパシー、カイロプラクティックを扱ったこれまでの章とは大きく異なるものになることは、すでに明らかだろう。他の治療法は、主流の医療として認められようとして苦戦を強いられているが、その理由のひとつは、治療法の基礎となる考え方が、今日の解剖学、生理学、病理学をはじめとする科学的知識とは相容（あいい）れないからである。存在してもいない経絡に鍼を打って耳が聞こえるようになるものだろうか？ 有効成分を含まない超高度希釈のホメオパシー・レメディを飲んで、花粉症が治るだろうか？ 脊椎（せきつい）をマニピュレートして、喘息が軽快するだろうか？ それに対し、植物には薬理学的活性をもつ化学成分が多数含まれており、そのうちのいくつかが人間の健康に役立ったとしても驚くにはあたらない。そのためハーブ療法は、ほかの三つの治療法と比べて、はるかに広範に科学的に利用されている。

それどころか、今日の薬理学のかなりの部分がハーブ療法の伝統から発展してきたことは、いわば常識である。神経科学者のパトリック・ウォールによれば、今日の医師が用いる鎮痛剤の九十五パーセントは、アヘンまたはアスピリンを基礎としており、抗ガン剤タキソール（イチイ属の木から得られる）や、抗マラリア剤アルテミシニン（ヨモギから得られる）をはじめ、実に多くの薬が植物由来だ。天然物に由来する薬のなかには、みすぼらしい出自のものもある。たとえば《ペニシリン》は、ロンドン西部のパディントン地区にあった、とある研究室に漂ってきた、ペニシリウムというカビの胞子が繁殖してできた小さなシミから発見された薬である。遠い国からやってきた薬もある。たとえば、ガンの化学療法に用いられるビンクリスチンやビンブラスチンをはじめ、何十もの興味深い化学物質をもたらしたツルニチニチソウの一種は、マダガスカル原産である。

無数のハーブが主流の医療に組み込まれていることは、以上の例からも明らかだが、ハーブ療法のかなりの部分が、今も代替医療とみなされているということは強調しておかなければならない。実際、代替医療のハーブ療法と、科学的なハーブ医療とでも言うべきものとは、容易に区別することができるのである。この二つのカテゴリーがどう違うかを知るためには、十九世紀と二十世紀に植物由来の薬を調べた科学者たちが、何を目指したかを見ればよい。

科学者たちは、それぞれの植物に含まれる有効成分を突き止め、それを単離したいと考えた。そして単離した有効成分を工業的に合成し、安価に大量生産しようとした。さらには、はじめの成分分子を操作して、性質を改良することさえ試みた。とくに重要なのは、どのハーブ・エキスは安全で効果があり、どれは危険で効果がないのかを知るために、ハーブが患者にどんな影響を及ぼすかを明らかにしようとしたことである。ハーブ療法への科学的なアプローチからもたらされたさまざまな治療薬は、今ではすっかり主流の医療に組み込まれているため、もはやハーブ療法と言われることはなく、現代薬理学の一部となっている。薬（drug）という言葉が、「乾燥した植物」を意味するスウェーデン語の drug に由来すると聞けば、なるほどとうなずけよう。

一方、代替医療のハーブ療法では、植物全体を使うか、もしくは植物のどれかの部位を全体として使うのが大事だと言われることが多い。なぜならこの療法の基礎となる哲学によれば、植物は人間を癒（いや）すために作られたものだからである。伝統に忠実なハーバリストたちは、母なる自然はひとつの植物のうちにさまざまな物質を複雑に混ぜ合わせ、それらすべてが調和して働くように計らったのだから、植物全体を使うことで、部分の和よりも大きな効果が生み出せると信じている。ハーバリストはそれを《相乗効果（シナジー）》と呼ぶ。

つまり、代替医療であるハーブ療法のセラピストは、母なる自然は何が最善かを知っており、植物を全体として使うことこそ理想的な薬のありかただと今も信じているのに対し、科学者は、自然は出発点にすぎず、よく効く薬を手に入れるためには、植物に含まれる成分のうち、治療に役立つものを知らなければならない（そしてときにはそれを操作しなければならない）と考えるのである。

植物由来の科学的な薬の効果に疑問の余地はないが、本書のテーマにかかわる重要な問いは、植物を全体として使う代替医療のハーブ療法は、本当に効くのかということだ。ハーブ薬の大半は、通常医療の薬と同じ水準の精査をまだ受けていないが、具体的などれかのハーブによる治療の効果を調べた研究ならすでに多数行われている。そこで次節では、今日得られるかぎりの科学的根拠に照らして、それぞれのハーブは本当に効くのかどうかを見ていくことにしよう。たとえばエキナセアは本当に風邪に効くのだろうか？　イブニングプリムローズのオイルは湿疹（しっしん）を改善してくれるのだろうか？

また、安全性という、いっそう重要な問題についても論じよう。患者は、どのハーブ薬に効果があるかだけでなく、ハーブ薬のなかには危険なものや、悪くすると命にかかわるものもあることを知っておく必要があるからだ。

◎ハーブの薬学

この二十年ばかりのあいだに、抗鬱効果をもつとされるセントジョンズワート由来のハーブ薬について、たしかに効き目があるとする新聞記事が相次いだ。たしかに一九九〇年代には、セントジョンズワートの売り上げが急増し、人気のある他のハーブ薬のどれよりも消費量が伸びた。しかし、売り上げの急増に正当な根拠はあるのだろうか？ セントジョンズワートは本当に、抑鬱の人の役に立つのだろうか？

セントジョンズワート（*Hypericum perforatum*）はヨーロッパ原産の植物で、おそらく昔の農夫たちはこれを毒草とみなしていたことだろう。なぜならこの植物は草食動物に有害で、家畜を流産させたり、場合によっては死に至らしめることもあるからだ。悪霊を退散させるためにセントジョンズワートを軒に吊すという習慣が生まれたのは、おそらくその毒性を利用しようとしてのことだろう。やがて、ちょうど黄色い花が咲き出す時期にあたる六月二十四日の聖ヨハネの日に、この植物を軒に吊すという伝統が生まれた。そして聖人の名に古英語で「植物」を表す言葉「ワート」をくっつけて、

「聖ヨハネの草（セントジョンズワート）」と呼ばれるようになった。

セントジョンズワートは外界の悪霊を退散させると考えられていたことから、古代の治療師（ヒーラー）たちは、私たちを病気にさせる内なる悪霊も退散させてくれるにちがいないと考えたのだろう。今から二千年以上前から、ヒーラーたちは、座骨神経痛、関節炎、月経痛、下痢などを治療するためにセントジョンズワートを使っていたことが知られている。しかしこの植物が、《幻覚（ファンタズマ）》として知られる精神症状にも使われていたとわかるのは、ようやく十六世紀になって、医師のパラケルススがそれについて書かれた最初の文献を残してくれたおかげである。次の十七世紀になると、アンジェロ・サラというイタリアの医師が、この植物を抑鬱、不安、錯乱の治療に用いる方法について書き記し、さらには「セントジョンズワートは、まるで稲妻のように速やかにこれらの症状を癒す」とその効き目の良さを指摘した。

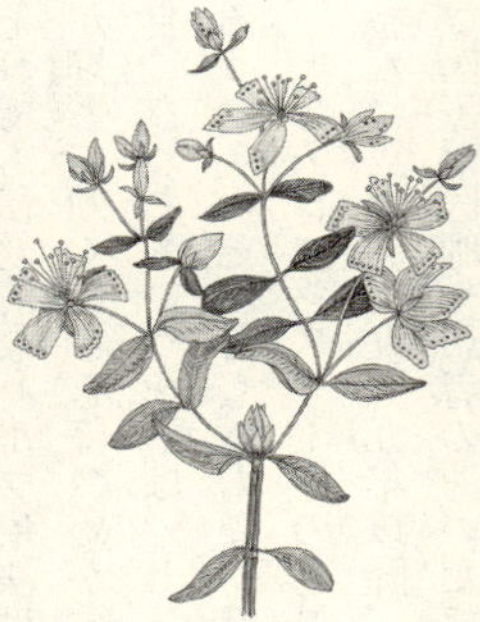

セントジョンズワート

セントジョンズワートは二十世紀に入るまで抑鬱の治療に使われていたが、他のハーブ薬と同様、新たに開発された薬のほうを好んだ欧米の医師たちのあいだでは徐々に使われなくなっていった。医療は科学の時代に入り、新薬が好まれた結果、古代からの天然の薬は見捨てられる傾向にあったのである。

それでも伝統的なハーブ療法は欧米全域で局地的に命脈を保ち、セントジョンズワートが抑鬱に効くことをほのめかす逸話は途切れることなく生まれていた。しかし、抑鬱が良くなったという逸話は、セントジョンズワートが本当に効くことを意味しているのだろうか？ それとも強力なプラセボ効果として説明できてしまうのだろうか？

セントジョンズワートの効果を明らかにするためには、科学的に検証してみるのが一番だ。実際、一九七九年以降、さまざまな臨床試験が行われてきた。その多くは、ハーブ医療が医師や患者のあいだで今も根強く支持されているドイツで始められたものだった。代替医療ではよくあることだが、どれかひとつの臨床試験からでは、ハーブの有効性についてはっきりとした結論は得られなかった。しかしセントジョンズワートに関しては、その効き目が単なるプラセボ効果ではないことを示唆する興味深い結果が繰り返し得られた。そこで次に必要なのは、メタ・アナリシスを行い、すべての臨床試験のデータを注意深く総合し、セントジョンズワートの効き目を見極めることだった。

一九九六年、セントジョンズワートに関する最初のメタ・アナリシスが二十三件の研究を対象として行われた。以下に引用する結論では、セントジョンズワートは学名のヒペリクムとして言及されている。「ヒペリクムのエキスについては、軽いものから中程度の抑鬱症に対し、プラセボを越える効果があると考えるだけの科学的根拠がある」。

一九九七年には、時事問題を扱うアメリカのテレビ番組「20／20」が、セントジョンズワートの発見は、「真に驚くべき医療上の大躍進であり、軽い抑鬱症をわずらう何百万人もの人たちに役立つだろう」と報じた。こうした報道のおかげで、アメリカにおけるセントジョンズワートの売り上げは三年間で三十倍に増えた。

一九九六年に行われたこのメタ・アナリシスの結果は、二〇〇五年にはコクラン共同計画によっても裏付けられた。コクラン共同計画は、それまでに発表されていた三十七の臨床試験のすべてに言及しつつ、「抑鬱とセントジョンズワート」と題する系統的レビューを行った。そして、軽い、もしくは中程度の抑鬱症状については、「ヒペリクムと標準的な抗鬱剤は同程度の効果がある」とされた。しかしこの系統的レビューの著者たちは、セントジョンズワートの限界を次のように強調した。「重い抑鬱に対しては、近年行われたいくつかのプラセボ対照比較試験によると、ヒペリクム・エキスの効果はごくわずかなものでしかなかった」

とはいえ、セントジョンズワートに関する全般的結論は、軽い、もしくは中程度の抑鬱症状に対しては、今日の医薬品と同程度の効果があるという肯定的なものである。したがって、通常医療で現在用いられている薬が効かない患者には、これを用いるという方法もあることになる。セントジョンズワートの有効成分（ヒペルホリンまたはヒペリシンと考えられている）を単離する試みがすでに行われているが、臨床試験を行ってみると、植物そのものを用いた場合ほどの効果はなさそうである。したがって、セントジヨンズワートに関しては、ハーバリストたちの主張は正しいようにみえる。セントジョンズワートの効果は、いくつかの化学物質が互いに強め合って得られる相乗効果らしいのだ。

研究による裏づけを得たことで、セントジョンズワートは、いまや年間ざっと百億ポンド規模となった世界のハーブ薬市場で、最大の売り上げを誇っている。今日、薬局やヘルスショップには何百種類ものハーブ薬が並び、そのほとんどはいくつもの症状に効くとされている。薬も効能もそれだけ多いと、セントジョンズワートについて述べたのと同じ水準ですべてを吟味するのは実際的ではないが、売れ筋のハーブ薬について手短に判断を示すことはできる。

表2は、それぞれのハーブ薬と、適応する主な症状を示した。各ハーブに対し、有効性を支持する科学的根拠に応じて、「可」、「どちらともいえない」、「不可」の三段階の評価を与えた。

たとえば、デビルズクローを見てみると、筋骨格系の痛みに対する薬としての科学的根拠は「可」となっている。これは、高い水準の臨床試験が複数行われて、たしかに効果があること、そして効果にばらつきがない（効果がないことを示唆する有意の結果を出した研究がない）ことが示されたためである。

偏頭痛の薬としてのナツシロギクは、臨床試験の結果にばらつきがあるため、科学的根拠は「どちらともいえない」になっている。試験結果の多くは肯定的だが、否定的な結果も出ていることや、肯定的な結果を出している臨床試験の質がそれほど高くないため（含まれた患者数が少なかったり、観察された影響が小さかったりした）、十分な説得力はないということだ。

ラベンダーは、不眠や不安の薬としての科学的根拠は「不可」となっている。これは、これまでに行われた臨床試験の件数が少ないのに加え、結果が互いに矛盾しているためである。興味深いのは、ラベンダーのほかにも、カモミールやイブニングプリムローズなど、広く人気のあるハーブ薬のなかにも、科学的根拠の乏しいものがあることだ。おそらくこうしたハーブ薬の評判が高いのは、賢いマーケティング戦略と、買い手の経験するプラセボ効果によるものだろう。換言すれば、「不可」の評価がついたハーブ薬よりは、効果のあることが示されている通常医療の薬を買うほうがよいということになる。

表2は、ハーブ薬の効き目を知るための出発点にはなるが、全体像をつかむためには、注意すべき点が四つある。第一に、ハーブ薬のなかには何らかの症状に効きそうなものもあるが、ほとんどの場合、同等かそれ以上に効く通常医療の薬があるということだ。唯一（ゆいいつ）の重要な例外は、風邪薬である。通常医療の風邪薬はおおむね効果がないのに対し、エキナセアのエキスは、臨床試験でいくらか肯定的な効果を出している。エキナセアは、風邪を予防してはくれないかもしれないが、病気の期間を短くしてくれそうなので、風

邪をひいたらこれを試してみる価値はあるかもしれない。

第二の注意点は、表2は網羅的なものではないということだ。この表には三十以上のハーブ薬が含まれているとはいえ、きちんと検証されていないというだけの理由で、多くのハーブ薬を除外せざるをえなかった。まともに臨床試験が行われていなければ、ある治療法がどれかの症状に効くかどうかの指標を与えることはできない。したがって、この表にないハーブ薬については、説得力のある科学的根拠はないものと考えたほうが安全だろう。

第三の注意点も、この表にないハーブ薬が多数あることと関係している。この表では、いわゆる《個別化されたハーブ薬》の効果については触れていない。患者ごとに特別に調製されたハーブ薬は、市販されているわけではなく、伝統に忠実なハーバリストが患者を詳しく診察したうえで調合する。中国の漢方医や、アーユルヴェーダのヒーラー、ヨーロッパの伝統的ハーバリストたちは、何種類かのハーブを混合し、患者の目立った症状に合わせたハーブ薬を用いる。そうして調製される薬は、そのときにみられる症状だけでなく、患者の病歴や生い立ち、性格や環境によっても変わるだろう。つまり同じ症状の患者が、ハーバリストによってまったく別のハーブ薬をもらう可能性があるのだ。そんなわけで、患者ごとに特別に調製された「個別化されたハーブ薬」を臨床試験にかけるのは難しいが、不可能というわけではない。実際、水準の高いランダム化臨床試験がいくつか行われている。

そのような臨床試験では普通、ある特定の症状、たとえば過敏性腸症候群の患者グループを、三つのサブグループに分ける。Ａグループは、その症状に適した標準的なハーブ薬、たとえばペパーミントをもらうが、ＢグループとＣグループの患者は、熟練のハーバリストによって個別化されたハーブ薬をもらう。Ｂグループの患者は個別化されたハーブ薬そのものをもらうが、Ｃグループの患者は、個別化されたハーブ薬と見た目も味も同じだが、有効成分を含まない偽薬をもらう。Ａグループの患者は、自分がもらっているのは標準的なハーブ薬だと知っているが、ＢとＣグループの患者は、個別化されたハーブ薬または偽薬をもらっているということを知らない。このような研究は概して残念な結果に終わっており、個別化されたハーブ薬は、偽薬または標準的なハーブ薬よりも良い成績を出すことができていない。したがって、個別化されたハーブ薬は勧められないと言わなければならない――個別化されたハーブ薬は、悪くすると高価な偽薬であり、良くても、普通のハーブ薬（たとえば市販されているペパーミントなど）より高くつくからである。

ハーブ薬に関する第四の、そして最後の注意点は（表２に挙げられているハーブ薬も、挙げられていないものも含めて）、安全性の問題である。前章で述べたように、患者は代替医療の有効性と安全性の両方を知っておく必要がある。そしておそらく安全性は、

エゾウコギ（*Eleutherococcus senticosus*）：活力増強、ヘルペス	×
ブドウの種（*Vitis vinifera*）：ガンと心血管系の病気の予防	△
サンザシ（*Crataegus spp.*）：鬱血性心不全	○
ホップ（*Humulus lupulus*）：不眠	×
セイヨウトチノキ（*Aesculus hippocastanum*）：拡張蛇行静脈	○
カバカバ（*Piper methysticum*）：不安	○
ラベンダー（*Lavendula angustifolia*）：不眠症、不安	×
マオウ（*Ephedra sinica*）：体重減少	○
マリアアザミ（*Silybum marianum*）：肝炎およびアルコールによる肝臓病	△
ヤドリギ（*Viscum album*）：ガン	×
イラクサ（*Urtica dioica*）：良性の前立腺肥大	△
トケイソウ（*Passiflora incarnata*）：不眠症、不安	×
ペパーミント（*Mentha piperita*）：過敏性腸症候群、消化不良	△
アカクローバー（*Trifolium pratense*）：更年期障害	○
セントジョンズワート（*Hypericum perforatum*）：軽いものから中程度の抑鬱状態	○
ノコギリパルメット（*Serenoa serrulata*）：良性の前立腺肥大	△
ティーツリー（*Melaleuca alternifolia*）：真菌性感染症	△
タイム（*Thymus vulgaris*）：気管支炎	×
カノコソウ（*Valeriana officinalis*）：不眠症	△
ヤナギ（*Salix alba*）：痛み	△

○　可
△　どちらともいえない
×　不可

表2　ハーブ薬の効果

ハーブごとに、効くとされる症状と、効き目に対する評価を示した。評価には、ハーブの効果を支持する科学的根拠の質と量が反映されている。「不可」のランクを与えられたハーブは避けるべきである。なぜなら、それに効果があると考える理由がないからだ。「どちらともいえない」または「可」の評価を得たハーブも、必ずしも患者に勧められるとはかぎらない——注意を要する理由は、本章の次の節で説明する。

ガン、糖尿病、多発性硬化症、骨粗鬆症（こつそしょうしょう）、ぜんそく、二日酔い、肝炎など多くの病気や症状については、有効なハーブ薬はないという点に注意しよう。

アロエベラ（*Aloe barbadensis*）：ヘルペス、乾癬（かんせん）、傷、皮膚のケガ	×
センシンレン（*Andrographis paniculata*）：風邪	△
アーティチョーク（*Cynara scolymus*）：高コレステロール症、消化不良	×
ビルベリー（*Vaccinium myrtillus*）：目の諸症状、拡張蛇行静脈、静脈炎、月経痛	×
ブラックコホッシュ（*Actaea racemosa*）：更年期障害、風邪、月経痛など婦人病	△
カモミール（*Chamomilla recutita*）：万能薬。たとえば消化不良、過敏性腸症候群、不眠症など	×
クランベリー（*Vaccinium macrocarpon*）：尿路感染症の予防	△
デビルズクロー（*Hapargophytum procumbens*）：筋骨格の痛み	○
エキナセア（*Echinacea angustifolia, E.pallida, E.purpurea*）：風邪の予防および治療	○
イブニングプリムローズ（*Oenothera biennis*）：湿疹、更年期障害、月経前症候群、ぜんそく、乾癬、万能薬	×
ナツシロギク（*Tanacetum parthenium*）：偏頭痛の予防	△
ニンニク（*Allium sativum*）：高コレステロール症	○
ショウガ（*Zingiber officinalis*）：吐き気	△
イチョウ（*Ginkgo biloba*）：認知症、脚の血行障害	△
チョウセンニンジン（*Panax ginseng*）：インポテンツ、ガン、糖尿病、万能薬	×

有効性よりもいっそう重要な問題だろう。

◎一番大切なのは、害をなさないこと

「第一に、害をなさないこと」という教えは、ヒポクラテスの誓いのひとつだと広く信じられているが、実はそうではない。それでもこの信条それ自体は、ヒポクラテスに由来するとみられている。彼は『流行病について』という著作のなかで、これとよく似たアドバイスを医者に与えているのである。「病気については、二つのことを習いとせよ。有益なことをするか、あるいは少なくとも害をなさないこと」

現代医学はヒポクラテスのこの言葉を、危険性と受益性を天秤にかけなければならないという教えと解釈している。なぜなら今日では、ほとんどすべての医療介入に、副作用のリスクがあることが判明しているからだ。したがって、何か治療をはじめる前に、受益性が危険性よりも大きくなりそうか、両者の比率はどれぐらいか、副作用はどの程度になるかについて、あらかじめ医師と患者とが理解を共有しておく必要がある。本章ではこれまで、いくつかのハーブ薬には受益性があるという点に的を絞って見てきたが、以下では、ハーブ薬の危険性を見ていくことにしよう。

植物に見出された強力な化学物質のなかには、人間の病気を治すために使えそうなも

のがある。しかし、そうした化学物質のほとんどは、まったく別の目的のために進化したものだということを思い出そう。たとえば、植物に含まれる化学物質のなかには、その植物を害虫から守るために進化したものもあるだろう。そうした天然の殺虫剤で虫を殺すことができるなら、もしも大量に投与されれば、人間にとっても有害になることは十分ありうることなのである。

まずはじめに、セントジョンズワートの欠点を挙げよう。なぜならすでに述べたように、これは今日市場に出ているなかでとくに人気があり、有効性がもっとも明らかに示されているハーブ薬だからである。セントジョンズワートに関してとくに懸念されるのは、患者が服用しているほかの薬と干渉する恐れがあることだ。実際、セントジョンズワートは、抗HIV剤と抗ガン剤のいくつかを含む処方薬の半分以上に対して、効果を抑制する可能性がある。セントジョンズワートは肝臓内の酵素の働きを良くすることにより、他の薬が効きはじめる前にそれを破壊するからだ。またセントジョンズワートは、薬を胃腸から運び出して血液に乗せる輸送メカニズムも抑制する。つまり、破壊するか、輸送メカニズムを阻害するという、二通りの方法で他の薬に災いを及ぼすのである。

スウェーデンとイギリスの関係当局は、経口避妊薬を服用している女性は、セントジョンズワートを使わないようにと注意を促した。というのは、このハーブが避妊薬の正常な作用を妨げたために妊娠した例がいくつかあるからだ。同様に、セントジョンズワートは臓器移植の際に用いられる免疫抑制剤《シクロスポリン》の作用に干渉するため、腎臓移植を受けた患者がこのハーブを使用することにも懸念の声が上がっている。アーカンソー州に住む二十一歳の女性は、腎臓と膵臓の移植を受けてシクロスポリンを服用中に、抑鬱の治療薬としてセントジョンズワートを飲みはじめた。移植は成功していたのだが、血液中に含まれるシクロスポリンが減少し、腎臓と膵臓の機能がともに低下した。女性はセントジョンズワートを飲んでいることを医師に告げていなかったため、医師は何週間ものあいだ、その理由に見当もつかなかった。セントジョンズワートを飲んでいることが判明すると、医師はすぐに服用をやめるよう女性に求め、血液中のシクロスポリンのレベルを上げるために力を尽くした。しかし残念ながら時すでに遅く、移植した腎臓は拒絶され、この患者は透析治療に戻らなければならなくなった。

ハーブ薬が通常医療の薬と干渉して問題が起こる理由のひとつは、一般の人たちはハーブ薬が危険だとは思っていないからだろう。多くの人は、ハーブ薬は天然なのだから安全だと思い込んでいる。たとえばイスラエルで行われたある調査では、ハーブ薬を使っている人の五十六パーセントは、「副作用はない」と信じていた。そうだとすれば、次のような調査結果が出るのも無理はないだろう。ロンドンのロイヤルマースデン病院で、外来でガンの治療を受けている患者三百十八名に対して行われた調査によると、患者の五十二パーセントが代替医療のサプリメントを服用していたが、担当の医師や看護師にそのことを伝えていた者は半数に満たなかったのである。

たとえ患者がセントジョンズワート以外に薬を飲んでいなくても、このハーブ薬はそれ自体として問題を引き起こすことがある。一九九八年に発表されたあるレビューでは、セントジョンズワートが、胃腸の不調、めまい、錯乱、疲労感、意識低下、口の渇きなど、何種類かの有害反応と関係づけられた。しかしこれらの有害反応は、単に起こる可能性があるというだけのことなので、セントジョンズワートを使うことで患者に十分な利益があるのなら、容認可能なリスクとみなせるだろう。実際、このハーブ薬は、通常医療で用いられているいくつかの抗鬱剤に比べて、重い有害反応は起こりにくく、たとえ起こっても程度は軽いことが広く認められている。したがって、患者がこのハーブの問題性を理解し、服用している通常医療の薬と干渉せず、医師に使用状況を伝えているのなら、セントジョンズワートは患者の役に立ってくれることもあるだろう。

残念ながら、これ以外のハーブ薬のなかには、有害反応が重いため、どんな受益性があるにせよ、危険性が確実にそれを上まわるものもある。一九九〇年代のはじめに、ジャン＝ルイ・ファンヘルヴェームというベルギーの医師が、外来で診察した二人の若い女性の症状に首をかしげた。二人とも、突如として説明のつかない腎障害に襲われたのである。少し話を聞いてみると、二人とも、さまざまな漢方薬を含む瘦身療法をやっていることがわかった。それらの漢方薬と腎機能不全との関連性を疑うことは、この時点ではあくまでも勘にすぎなかったが、近隣の医療記録を調べてみたところ、一九九一年から一九九二年にかけて、この二人のほかに五十歳未満の女性七名が同様の腎機能不全を起こし、全員が同じ漢方の痩身療法をやっていたことが判明したのである。ファンヘルヴェームはその調査結果を一九九三年に『ランセット』誌に発表し、およそ一年後、「漢方薬腎症」として知られることになる七十の症例を突き止めて続報した。そのうち三十の症例は死に至るものだった。結局、腎機能不全を起こしたケースに共通して混合されていたハーブを調べたところ、犯人は《アリストロキア》の名前で知られるハーブであることがわかった。

一九九〇年代の末までには、このハーブはガンにも関係しているという疑いが生じた。ベルギーの医師たちが、漢方薬腎症と診断された患者の四十パーセントに多重腫瘍の兆候があることを見出したのである。これだけの科学的根拠が得られたことで、いくつかの国ではアリストロキアを含む製品の販売が禁止されたが、ハーバリストやハーブ薬の製造業者のなかには、この植物は安全であり、腎不全や腫瘍には何か別の原因があるはずだと言う者もいた。なにしろ、アリストロキアは何世紀ものあいだ使われてきたハーブであり、毒性を示唆するようなことはこれまで何ひとつなかったのだから。

実際、古代ギリシャ人も、ローマ人も、中国人も、アメリカ先住民も、蛇に嚙まれたときにも頭痛のときにも、なにかにつけてアリストロキアを治療に用いてきた。パイプ状に曲がった花が産道に似ていることから、ヨーロッパのハーバリストたちは、このハーブを安産や月経を起こさせるために患者に使わせた――「出産の草（バースワート）」という別名はそれに由来する。しかし今日からみれば、このハーブを使った患者はみな、徐々に身体を毒されていたわけである。伝統的ヒーラーたちが、アリストロキアと、服用後に起こる腎不全との関係に気づかなかったのは、腎障害の発症が数カ月、あるいは数年後になるためだろう。

アリストロキアの危険性は、徹底した調査でさまざまな問題を暴（あば）くジャーナリスト、ダン・ハーリーの『〝自然（ナチュラル）〟なサプリメントの危険を暴く』（原題 *Natural Causes*）という著書でも取り上げられているが、この本には、これ以外にも多くのハーブ薬の危険性が示されている。ハーリーが挙げた恐怖のリストのなかでも新しいところでは、中国産の麻黄（マオウ）（*Ephedra sinica*）から抽出される《エフェドラ》という薬の問題がある。科学者たちはかなり前からエフェドラの副作用を心配していたため、それに似た《プソイドエフェドリン》と呼ばれる安全な薬を開発した。この薬には充血除去剤としての効果があり、今日では市販されている多くの風邪薬に含まれている。しかしもともとのハーブ・エキスは今も何百万人という人たち、とくに体型向上に努める運動選手や減量に励む人たちに使われている。エフェドラを使用した結果として、二〇〇五年までに、一万九千人が激しい反応を起こし、百六十四人が死亡していることを示す強力な科学的根拠がある。とくに注目を浴びたのは、二〇〇三年に練習中に熱射病を起こして死亡したボルティモア・オリオールズの投手スティーヴ・ベクラーのケースだろう。エフェドラは発汗と脱水を促進するが、検死官の結論によれば、それがベクラーの突然死に「重要な役割」を果たしたという。今日、ほとんどの国でエフェドラの販売は禁止されているが、インターネットでは入手することができる。

ハーブ薬のなかには、こうした有害反応を引き起こすもののほかに、汚染という深刻な危険性をもつものがある。一九九九年、食品と薬品の品質検査官であるジェリー・オリヴェラスは、アメリカ連邦医薬管理局の委員会で次のように証言した。

中華人民共和国から来る植物性薬品は、検出にかかるレベルの重金属を含まないものから、考えられるかぎりの重金属を含むものまで実にさまざまです。成分のほとんどが辰砂(しんしゃ)だという製品もあります。辰砂は水銀塩なのです。可溶性の鉛塩でひどく汚染された辰砂もあります。そういったものが一般に市販されているのです。チャイナタウンに行って赤い小さな錠剤を買って飲み、うかうかしているうちにじわじわ自分を毒殺してしまうというわけです。

アーユルヴェーダのハーブ薬もそれと同様、重金属に汚染されていることが多い。二〇〇三年にはボストンの医学研究者たちが、地元の店を片端からまわって七十種類のアーユルヴェーダのハーブ薬を購入した。すると、十にひとつは、標準的な安全基準を上まわるヒ素を含み、最悪の場合では、許容レベルの二百倍ものヒ素が含まれていることが判明した。また、十にひとつには、許容レベルを超える水銀が含まれ、最悪の場合では、勧告されている安全レベルの千倍にも達していた。とりわけ懸念されるのは、五つにひとつの商品に、許容レベルを超える鉛が含まれていたことだ。最悪の場合では、勧告されている安全レベルの一万倍以上もの鉛が含まれていた。

ハーブ薬に含まれる汚染物質としては、有毒な金属だけでなく、期待される効果を出すためにわざと混入された通常医療の薬がある。たとえば一九九八年には、スリーピング・ブッダという商品名のハーブ鎮静剤に、通常医療で用いられる鎮静剤の《エスタゾラム》が含まれていた。また二〇〇〇年に五種類の漢方の糖尿病治療薬を調べたところ、糖尿病薬の《グリブリド》と《フェンフォルミン》が含まれていることが明らかになった。おそらくもっとも広くゆきわたっている汚染物質は、期待される効果を出すために、湿疹（しっしん）用のハーブ薬に添加される副腎皮質ホルモンと、性欲増進のためのハーブ薬に添加されるバイアグラだろう。

表2では、いくつかのハーブ製品について、言われているような効果を支持する科学的根拠はないことを見た。つまり多くのハーブ薬には、効き目がないかもしれないので

ある。しかしそこにこっそり医薬品が忍び込ませてあれば、製造業者や小売業者には夢のシナリオになる。製品はあいかわらずナチュラルだと思ってもらえるうえに、期待される効果が上がる可能性が高いからだ。しかし、そういうまやかしには深刻な問題があり、夢のシナリオはすぐに悪夢に変わる。法的な問題や倫理上の問題は別にしても、患者はそうとは知らずに薬を飲み、予期せぬ危険に身をさらすことになるからだ。そのハーブ薬が、服用しているほかの薬と干渉して、有害反応を引き起こす恐れもある。あるいはまた、患者のなかには、特定の医薬品にアレルギー反応を起こすという理由でハーブ薬を使う人もいるだろう。しかし、もしもハーブ薬がその同じ薬で汚染されているなら、患者は避けようとしたまさにその薬を飲まされることになる。

ハーブ薬汚染のなかでもとくにひどかったのは漢方薬をベースにしたと称するPC－SPESのケースだろう。この薬は前立腺（ぜんりつせん）に良いとされ、前立腺ガンの治療薬として売り出された。PCは、prostate cancer（前立腺ガン）の略で、SPESは「希望」という意味のラテン語である。男性たちは一九九〇年代の半ばから、ホルモン治療の代わりになる安全そうな天然の代替薬としてPC－SPESを使いはじめた。しかし二〇〇一年までに、PC－SPESは二重に汚染されていることが明らかになった。第一の汚染物質は、エストロゲンの代わりに用いられる人工女性ホルモン《ジエチルスチルベストロール》で、このホルモンは、血栓ができやすくなるなどさまざまな有害反応があるため、一九七〇年代までには使われなくなっていた。今からすれば、ＰＣ－ＳＰＥＳがなぜ効いたのかも、使用者のなかに血栓症で死んだ人がいたのも理解できる。

第二の汚染物質は、人間に対して血液凝固阻止剤として用いられるだけでなく、殺鼠剤(さっそざい)としても使われる《ワルファリン》である。この物質はおそらく、人工女性ホルモンの有害効果を抑えるために添加されたのだろう。しかし残念ながら、ワルファリンを添加したために、過剰出血という別の問題を引き起こすことになったのだ。前立腺ガンと闘うためにＰＣ－ＳＰＥＳを使っていた六十二歳の男性が、制御不可能な出血でシアトルの病院にやってきた。この症例を詳しく記録した医師のひとり、Ｒ・ブルース・モントゴメリーは次のように述べている。「その男性はいくつもの箇所から自然出血を起こしていた。大量の出血で心拍が早く、血圧が低下していた」

以上、ハーブ薬産業が、人間を害する場合があるという点に的を絞って見てきた。この問題は、すぐあとで改めて取り上げるが、その前に、天然薬産業が、自然そのものを害する場合もあることをざっと眺めておきたい。ハーブ療法を行っている人たちのなかには意外に思う人もいるかもしれないが、薬を作るために野生植物を採集することは、いくつかの種にとってはまぎれもない絶滅の脅威になっているのである。中国医学科学院薬用植物研究所の陳士林(チエン・シーリン)教授によれば、中国の絶滅危惧(きぐ)種のうち、伝統医療に用いられているものは三千種にものぼるという。その数は世界野生生物基金のアラン・ハミルトンによる研究結果とも合致する。ハミルトンは、採集されるせいで絶滅の危機に瀕している薬用植物は、四千種から一万種と推定している。

たとえばヒドラスチスというハーブは、生息地である広葉樹林が破壊されたために絶滅の危機に瀕しているが、さまざまな症状の治療に役立つと言われているせいで広く採集され、危機がいっそう深刻化している。ところが馬鹿げたことに、ヒドラスチスが多少とも何かに効くことを示すたしかな証拠はないのである。一方、栽培植物のエキナセアには絶滅の危機はない。ところが、テネシー・パープル・コーンフラワーとスムース・コーンフラワーはエキナセアと良く似ているため、これらの絶滅の危機に瀕した植物が、しばしば誤って採集されてしまう。あるジャーナリストはこれを、ハーブ版の「無辜の民の巻き添え被害」と呼んだ。

伝統的ハーバリストのなかには、トラの骨やサイの角のような動物由来の成分を含む薬を患者に与える者がいるが、そういう成分の取り引きは、種を絶滅に追いやっている。自然を愛するがゆえに天然ハーブで治療したいと言う人は多いが、自然と一体化したいというその願いのために、むしろ自然を破壊する恐れがあるのは皮肉なことである。

この節を終える前に、ハーブ薬が人間を害する場合があるという問題に戻り、いくつか重要な点をまとめておこう。とくに、ハーブ薬には次の三つの潜在的危険性がある。

1　ハーブ薬の直接的毒性
2　他の薬との相互作用によって引き起こされる間接的反応
3　汚染および混ぜ物の危険性

読者がこれらの危険性から身を守るために役立つ重要なアドバイスをしておこう。なによりもまず、ハーブ薬を飲み始める前に、そのハーブ薬が安全なものかどうかを自分で確認することが大切だ。表3には、とくに人気のあるいくつかのハーブ薬について、服用にともなう主な危険性をまとめた。残念ながら網羅的な手引きを作ろうとすれば何十ページも必要になってしまう。しかも新たな危険性は毎月のように発見されている。たとえば二〇〇七年には、『ニューイングランド・ジャーナル・オブ・メディシン』に、母親にラベンダー・オイルやティーツリー・オイルを胸に塗られ、乳腺が発達した三人の少年の例が報告された。そんなことになったのは、ハーブ薬が女性ホルモンに似た働きをし、男性ホルモンの働きを抑えたためらしい。

表2と表3、その他信頼できる情報から判断して、ハーブ薬は比較的安全そうだし、そこそこの効果も期待できそうなので、使ってみようと思う人もいるかもしれない。しかしその前に、使おうと思っているハーブ薬が、通常医療の薬よりも安全かつ有効かどうかを考える必要がある。一般に、通常医療の薬のほうが安全性と有効性の両方につい

能性がある。

イチョウ：出血を引き起こすか、あるいは抗凝血剤の効果を強める可能性がある。また、癇癪の発作や、スティーヴンズ - ジョンソン症候群とも関連づけられている。

チョウセンニンジン：チョウセンニンジンもシベリアニンジン（エゾウコギ）も、抗凝血剤などの薬と相互作用する可能性がある。チョウセンニンジンは、不眠、頭痛、下痢、高血圧、躁病、心血管系の障害や、内分泌系の異常と関連づけられている。

ブドウの種：抗凝血薬と相互作用する可能性がある。

サンザシ：血圧および心臓の薬の効果を強めることがある。

ホップ：経口避妊薬と相互作用することがある。

セイヨウトチノキ：抗凝血剤や、糖尿病の薬と相互作用することがある。

カバカバ：皮膚の障害と関連づけられている。また、肝臓障害が80例ある。

ラベンダー：吐き気、嘔吐、頭痛、寒気を引き起こすことがある。稀に、乳腺を発達させるなどのホルモン系の副作用を引き起こすことがある。

マオウ：エフェドリンを含む。これは神経系、心血管系を刺激して、高血圧、心筋梗塞、脳卒中を起こすことがある。

マリアアザミ：疝痛、下痢、嘔吐、失神と関連づけられている。

ヤドリギ：抗凝血剤やその他の薬と相互作用する可能性がある。

イラクサ：ライ症候群という稀な症状と関連づけられている。血圧降下剤と相互作用することがある。

トケイソウ：脳の活動と脳波テストに影響を及ぼすことがある。

ペパーミント：血圧や、心臓病の薬と相互作用する可能性がある。

アカクローバー：出血と関連づけられている。また、抗凝血剤、経口避妊薬などの薬と相互作用する可能性がある。

セントジョンズワート：このハーブの危険性については339〜341ページを参照のこと。

ノコギリパルメット：血小板に影響を及ぼし、出血を引き起こす可能性がある。

ティーツリー：稀に乳腺を膨らませることがある。

タイム：吐き気、嘔吐、下痢、頭痛などを引き起こすことがある。

カノコソウ：散発的な肝臓を傷めた症例と関係づけられている。

ヤナギ：散発的な肝臓を痛めたという報告と、出血を起こしたという報告と関連づけられている。

表３　ハーブ薬の危険性

表２に挙げたハーブはすべて取り上げる。通常医療の医薬品とは異なり、ハーブ薬はきちんとした検証を受けておらず、安全性もモニターされていないため、危険性を十分に評価することはできない。安全性が適切に検証されていないため、以下に述べる危険性のなかには、一つまたは二つの報告だけにもとづくものもある。また、多くのハーブはアレルギー反応を引き起こす場合があるという点にも注意が必要だ。アレルギー反応を起こすハーブは、スペースの都合で、この表には取り上げない。

アロエベラ：このハーブの汁は、下痢を起こさせたり、腎臓を傷めたり、電解質の枯渇を引き起こすことがある。また、糖尿病治療薬や心臓病の薬と相互作用する場合がある。ゼリーは外用にされ、有害反応を引き起こすという例は知られていない。

センシンレン：糖尿病治療薬や抗凝血剤など、いくつかの合成薬と相互作用する。また流産を引き起こすことがある。

アーティチョーク：腹にガスが溜まるのを別にすれば、有害効果は知られていない。

ビルベリー：血糖値を危険なレベルにまで下げたり、糖尿病治療薬の効果を強めたりすることがある。また抗凝血剤と相互作用することがある。

ブラックコホッシュ：肝臓を悪くした例が、約70件知られている。心臓病の治療薬と相互作用する可能性がある。

カモミール：抗凝血剤と相互作用する可能性がある。

クランベリー：血小板減少症という稀な症状と関連づけられている。（血小板が減少する結果として出血が起こる）

デビルズクロー：抗凝血剤や心臓病の薬と相互作用することと結びつけられている。流産とも関連づけられている。

エキナセア：ぜんそくや、結節性紅斑など稀な症状と結びつけられている。

イブニングプリムローズ：癇癪性の発作を引き起こすことがあり、血圧を下げる薬や、心臓病の薬と相互作用する可能性がある。

ナツシロギク：抗凝血剤と相互作用する可能性がある。口が腫れることがある。

ニンニク：血糖値を下げる可能性がある。抗凝血剤の効果を強めるなど、他の薬と相互作用することがある。

ショウガ：出血を引き起こす可能性がある。血圧関係の薬と相互作用する可て厳しい検証を受けていることを踏まえれば、通常医療の薬により安全で有効なものがあるなら、ハーブ薬を使うことに意味はないだろう。それでもハーブ薬のほうがよいと思う人は、治療を始める前に、ぜひとも次のことを守ってほしい。

1　ハーブ薬は普通の薬局から購入すること。そのほうが、汚染や混ぜ物のない良い品質の薬を売っている可能性が高く、あなたの症状と治療法について責任あるアドバイスも受けられるだろう。

2　粉末になった葉や、茶、あるいはハーバリストが調剤したものではなく、錠剤を服用しよう。適正な量を服用しているかどうかをある程度把握するためには、それが最善の方法だからである。

3　伝統に忠実なハーバリストから個別化されたハーブ薬をもらうのは避けよう。そういう商品には、汚染や混ぜ物の恐れがある。また、ハーブの摂取量が多ければ多いほど有害効果の危険性も高まることや、個別化されたハーブ薬に効果があるという科学的根拠はないことも念頭に置いておこう。

4　妊婦や子どもや高齢者に対してハーブ薬を用いるときはとくに注意しよう。

5　すでに通常医療の薬を使っている場合は、その薬とハーブ薬とのあいだに相互作用が起こる危険性があることに注意しよう。

6　かかりつけの医師や、あなたの医療にかかわるすべての人たちに、ハーブ薬を飲むつもりであることを伝えよう。

7　最後に（しかし決して重要性が一番低いわけではない）、いかなる場合にも、まずはかかりつけの医師と十分に話し合おう。通常医療の薬を飲むことを独断でやめてはいけない。

最後点はとくに重要だ。おそらくハーブ薬の最大の危険性は、効果のある通常医療の薬をやめて、ハーブ薬に切り換えることだろう。もしも効果のないハーブ薬が、効果のある通常医療の薬の代わりに用いられれば、患者の状態はほぼ間違いなく悪化する。さらに、もしもその患者が通常医療の専門家にかかるのをやめてしまえば、悪化を食い止めるすべもないまま手遅れになりかねない。

たとえばガン患者はしばしば、外科手術、放射線療法、化学療法などを受けることになるという見通しに辛い思いをするが、通常医療に批判的な人たちは、こうした治療法のことを、「切る」、「焼く」、「毒を飲ませる」などと言うことがある。そんなふうに言われれば、ハーブ薬に心を引かれるのは当然だろう。なにしろハーブ薬は、より安全で、より効果のある、天然の代替薬として売られているのだから。問題は、はたして代替医療のハーブ薬は本当に、より安全で、より効果があるのかという点だ。

抗ガン剤として売られている天然物由来の治療薬に、《レートリル》がある。これはさまざまな天然素材のエキスで、アンズの核が使われることが多く、十九世紀から薬として利用されてきた。当初この薬を支持していた人たちは、レートリルはガン細胞に入り込み、そこで分解してシアン化物になることでガン細胞を殺し、腫瘍をやっつけるのだと言っていた。またそれとは別の反応過程として、レートリルは一種のビタミンで(実際にはビタミンではない)、ガンはレートリルが欠乏するために生じるという説もあった。しかし、そういう話をまじめに受け止めた医師はほとんどいなかったため、レートリルは医療の周辺に留まっていた。ところが一九七〇年代のはじめに巧みな販売戦略があったため、多くのガン患者が、レートリルこそは生き延びるための唯一の希望だと考えるようになったのである。

ウォレス・サンプソンは、現在は『代替医療の科学的レビュー』の編集主幹を務めているが、その当時はカリフォルニアでガンの専門医として治療にあたっていた。あるときサンプソンは、三人の患者が急に通院をやめたことに首をかしげた。少し調べてみると、三人ともメキシコ国境のティファナのガン専門病院に通いはじめ、そこでレートリルをもらっていることがわかった。三人は驚くべき回復をしていると語っていたが、それから何カ月も経たないうちに三人とも亡くなった。サンプソンは、レートリルの効果をすぐには否定せず、この治療を受けている他の三十三人の患者に聞き取り調査を行い、自分が治療している十二人の患者と比較してみた。年齢、性別、ガンの種類ごとに比較すると、レートリルに頼った患者のほうが、通常医療の治療を受けた患者よりも平均して早く死んでいることがわかった。

米国癌学会は、一九七四年にレートリルを「いんちき薬」のカテゴリーに入れ、現在アメリカではこの薬は認められていない。それでも多くの患者はあいかわらずレートリルを求めてメキシコの病院に行った。メキシコではエルネスト・コントレラスのような医師が、大きな成果をあげていると主張し、いっそう大きな利益をあげていた。一九七九年までに、コントレラスは二万六千件のガンの治療をしたと豪語したが、連邦食品医薬品局が、彼が挙げるもっともめざましい十二の症例について詳しい資料を求めると、事実とは異なることが明らかになった。十二人のうち、六人の患者はガンで死亡し、一人は今もガンがあり、二人は通常医療の治療を受けるようになり、三人については所在を突き止めることができなかったのである。それにもかかわらず、患者たちは今も群れをなしてメキシコに向かっている。一九八〇年に、レートリルの治療に切り替えてから五カ月後に死んだスティーヴ・マックイーンもそのひとりだ。

ついに一九八二年、『ニューイングランド・ジャーナル・オブ・メディシン』が、レートリルには効果がないとはっきり結論づける論文を掲載した。四つの著名なガン専門病院が、レートリルを服用している百七十八名のガン患者を観察したところ、それらの患者の病状は、何も治療を受けていないときに予想されるような経過をたどって悪化することが認められたのである。さらに悪いことに、患者はレートリル（《アミグダリン》とも呼ばれる）の毒に冒されていることが疑われた。「この薬を摂取した患者に対しては、青酸中毒になる危険性があることを知らせるべきであり、また、血液中の青酸濃度を注意深くモニターしなければならない。アミグダリン（レートリル）はガンの治療には効果のない毒薬である」。この論文には編集人の次の言葉が添えられた、「レートリルは法廷に引き出された。証拠は、合理的な疑いの範囲を越えて、この薬は進行したガン患者には効果がなく、初期のガンについても効果があると考える理由はないことを示している。……（レートリルの流行に）終止符を打つべき時が来た」

これだけの科学的根拠があっても、レートリルをはじめとする植物由来の薬を選び、通常医療の治療を拒否する患者はあまりにも多い。その結果が、低い生存率だ。学術研究の結果だけではわかりにくければ、ジョセフ・ホフバウアーの痛ましい例が警鐘を鳴らしてくれるだろう。八歳で悪性リンパ腫の一種であるホジキン病を患ったジョセフは、通常医療による治療をやめさせられて、その代わりにレートリルを与えられた。ニューヨーク州当局は、ジョセフの両親がその道に踏み込むのをやめさせようとしたが、家庭裁判所の判事は、州の判断に反する判決を下した。化学療法を受けていれば、ジョセフの五年生存率は九十五パーセントだったから、今頃彼は十代の少年になっていただろう。しかしレートリルの治療を受けたために、彼はそれから二年もせずに亡くなった。

それと同じぐらい悲しい話として、セントジョンズワートに関する例をひとつ挙げておこう。この例も、患者がハーブ薬による治療の道に踏み込み、通常医療の薬の効果を顧みないと、どんな不幸なことになるかを教えてくれるだろう。カナダ人女性、シャーリーン・ドーシーは、重い抑鬱状態になり、十三歳のときから何度も自殺未遂を繰り返していた。成人後、妄想型統合失調症の診断を受けたが、一九九〇年代の半ばには、《テグレトール》という抗精神薬のおかげで危機を脱したようにみえた。実際、精神病とともに生きる人たちを取り上げたバンクーバーの『コロンビアン』紙の記事では、彼女の談話は成功例として扱われていたのである。

テグレトールにはいくつか副作用が起こりうることが知られているが、副作用の性質はよく解明されており、シャーリーンの場合には、とくに問題はなさそうだった。ところが、シャーリーンはテグレトールより天然の代替薬のほうが良いにちがいないと考えるようになり、新聞のインタビューを受けた直後に、セントジョンズワートに切り替えた。すでに述べたように、セントジョンズワートには有害反応を起こしたり、他の薬に干渉したりする恐れがあるが、それに劣らず危険なのは、不適切な症状の治療に用いられることだ。そしてシャーリーンの症状は、まさにセントジョンズワートには適さなかったのである。

セントジョンズワートは、軽い、あるいは中程度の抑鬱症状には有効だが、重症の抑鬱や、その他の精神病には役立たないようである。懸念されるのは、不適切にセントジョンズワートを用いたシャーリーンは例外ではないということだ。二〇〇七年に発表された、三万人のアメリカ人を対象とする調査によると、自己流にハーブ薬を飲んでいる人たちの大半が、科学的根拠に反する方法でハーブを服用しているという。

薬を切り替えたシャーリーンは、テグレトールの効果が得られなくなり、統合失調症の症状を悪化させるセントジョンズワートの有害効果が出るという、ダブルパンチを受けた。まもなく症状が悪化し、彼女は情緒不安定になって忍耐力がなくなり、感情の起伏が激しくなって何度も自殺を図った。

二〇〇四年六月十二日、数週間にわたってひどく行動が不安定になり、自殺未遂をしたのち、シャーリーン・ドーシーは二人の子どもを車に乗せてひと気のない採石場跡に向かった。そして二歳のブリトニーと四歳のジェシカを地面に座らせると、22口径のライフルで撃った。車でバンクーバーに戻った彼女は警察に電話をかけ、刑事たちとともに採石場に戻ると、そこには子どもたちの死体があった。

◎思慮ある人たちがなぜ？

本書ではこれまで、何百篇もの科学論文の結果にもとづいて、四つの主要な代替医療――鍼（はり）、ホメオパシー、カイロプラクティック、ハーブ療法――を吟味してきた。鍼については、ある種の痛みや吐き気には効果があるかもしれないという程度の科学的根拠は得られているが、それ以外の症状について医療上の効果は認められず、治療法の基礎となる概念は科学的には理解できないことがわかった。ホメオパシーについては、科学的根拠の示すところによれば、夢物語にすぎないものを患者に売りつけるまやかしの業界であるようだ。それに対してカイロプラクティックは、ある種の腰痛（ようつう）については理学療法と同等の効果がありそうだが、それ以外の症状について言われているような効果はありそうになく、深刻なリスクもありそうである。ハーブ療法については、この分野からいくつか興味深い薬が得られたことに疑問の余地はないが、それを大きく上まわる数のハーブ薬が、有効性が証明されていないか、あるいは有効性が否定されているか、さらには確実に危険であることが判明しているにもかかわらず市場に出回っている。

代替医療は、年間総売上数百億ポンドものグローバル産業になっているが、全般に、言われているような医療上の効果はない。つまり、何百万人という患者があてにならない治療法に頼って、金を無駄に費やし、健康を危険にさらしているということになる。しかも、本書ではこれまで、代替医療のなかでも、比較的きちんとした分野だけに絞って見てきたことを思い出そう。もっと途方もない主張をして、患者からさらに多額の金を巻き上げている怪しげな代替療法が何十となくあることを思うと、暗澹（あんたん）とした気持ちにさせられる。

そういういかがわしい治療法も含めて、付録では三十以上の治療法についてそれぞれ一節を費やし、治療法の歴史、実践、主張、危険性が吟味されている。ヨガなどいくつかの治療法にはたしかに効果がありそうだが、ほとんどの治療法は効果が証明されていないか、または効果がないことが証明されている。

たとえば磁気療法は、数ある代替療法のなかでもとくに効果のない部類に属する。ヒーラーたちは昔から磁気には病気を癒（いや）す力があると言ってきた。クレオパトラは、おそらくは若さを保つために磁石を身につけていたし、十六世紀のスイスの医師パラケルススは、「あらゆる炎症と多くの病気は、磁気によって治すことができる」と言い切った。また一八六六年にC・J・サッチャー医師が残した目録には、「生命維持に必要なすべての臓器を完璧に守ってくれる」という、七百個もの磁石を取り付けたボディースーツが含まれていた。今日、磁気療法は世界全体では年間十億ドルを上まわる売り上げがあり、磁石のブレスレットや靴の中敷き、ネックレスや枕といった商品が売られている。こうした商品の製造者は、磁石を身につければ骨の病気が治ったり、血行が良くなったり、痛みが取れたりと、あらゆる病気が治ると豪語する。しかし残念ながら、磁気療法については厳密な研究が行われ、そうした主張はどれひとつとして支持されなかった。磁気療法は、関節炎をわずらう人が、役に立たない磁石製のブレスレットを買って十ポンドほど無駄にしたというぐらいなら大した問題ではないだろう。しかし、二千五百ポンドもする商品を売っているウェブサイトが何十もあり、そのなかにはガンを治してくれるというマットレスもあるのだ。

インターネットをざっと見ただけでも、クリスタル療法やリフレクソロジー、オーラの浄化など、変わった治療法が実にさまざまあり、科学的な根拠がないまま大胆なことが言われている。たとえば、本書の著者たちがグーグルで検索してみたところ、最初のリンク先にあったのは《タキオン・セラピー》で、骨折や肉離れを治してくれるらしい。タキオンは光速よりも速く進む粒子で、半世紀ほど前に物理学者が存在を仮定した。その存在を証明した者がまだいないことを思えば、医療目的に利用することに成功した者がいるというのは驚きだ。このクリニックでは、もっと奇妙でセンセーショナルな治療も行っていた。いわく、「多次元DNA手術はチャネリング（霊界交信）のテクニックを用いて、DNAレベルで問題のある配列を取り除き、神のような完璧な配列で置き換える治療法です」

こうしたウェブサイトでは、エネルギーや波動や共鳴といった、それらしい言葉が使われていることが多い。適切な文脈で使われれば科学的に意味のある言葉なのだが、代替医療の文脈で使われている場合は、たいていは意味をなさない。たとえば《セラピューティック・タッチ》は、患者の「エネルギー場」を操作して、痛み、外傷、ガンをはじめ、さまざまな症状を治療するという代替医療のひとつである。セラピストは普通、患者の体に触れないので、「非接触セラピューティック・タッチ」とか、「ディスタンス・ヒーリング（遠隔治療）」といった名称でも知られている。セラピューティック・タッチは、エネルギー場が操作されることや、たいていは患者に触れる必要がないことなど、《レイキ療法》と共通するものが多い。セラピューティック・タッチやレイキ療法のセラピストは、一度の治療で多いときには百ポンドほどの料金を請求するが、彼らの言う「人間のエネルギー場（ヒューマン・エネルギー・フィールド）」の意味をきちんと定義したり、それがたしかに存在することをはっきりと示したり、それを操作すれば健康になることを証明した者は、まだ一人もいないということは言っておかなければならない。

実は、人間のエネルギー場なるものは作り話にすぎないということを示す証拠ならたくさんある。一九九六年にはコロラド在住のエミリー・ローザという科学者が、セラピューティック・タッチを調べるために、二十一名のヒーラーの能力を検証してみることにした。彼女が行った実験は、一枚のスクリーンに二つの穴を開けておき、ヒーラーに両手を入れてもらうという簡単なものだった。そうしておいて、ローザはコインを投げて左右を決め、ヒーラーの右または左の手のすぐ近くに自分の手を置いた。ヒーラーは、エミリー・ローザのエネルギー場を感じ取り、ローザの手がどちら側にあるかを答えなければならない。二十一人のヒーラーに対して、合計二百八十回の試行が行われた。当初ヒーラーたちは、科学者の手がどちら側にあるかを感じることに自信をもっていた。偶然だけでも五十パーセントの正答率になるはずだが、実際にやってみると、セラピューティック・タッチのヒーラーたちの正答率はたった四十四パーセントだった。この実験で示されたのは、エネルギー場はおそらくヒーラーたちの空想のなかにしか存在しないということだ。

この実験を行ったとき、エミリーはわずか九歳の少女だった。もともとエミリーが通っている学校の「サイエンス・フェスティバル」のために計画された実験だったが、彼女はその二年後に、看護師である母親の助けを借りながら結果を論文にまとめ、名望ある『米国医学会誌』に発表した。エミリーはこれをもって、査読の手続きを踏む医学専門誌に研究論文を発表した、（本書の著者たちの知るかぎり）最年少の人物となった。

当然、「セラピューティック・タッチを精査する」と題したエミリーの論文におもしろくない思いをした人たちもいた。この治療法の原理を打ち立てたドロレス・クリーガーは、「実験の計画および方法論に問題がある」としてエミリーの研究を批判した。しかし、実験はごくシンプルだし、彼女が引き出した結論はほとんど間違いようもないほど明快である。さらに言えば、彼女の得た結論を覆すような実験を考えついた者は、今に至るまでひとりもいない。

エミリーの研究やその他の臨床試験が示すように、セラピューティック・タッチやレイキのような治療法は、こうであってほしいという思いにもとづいている。治療の効果はなんであれ、プラセボ効果によるものだろう。それでもこうした治療法は巨大なグローバル産業になっている――エミリーの論文によると、セラピューティック・タッチを修得したヒーラーは世界中に十万人おり、何百万人もの患者を治療して、毎年数億ポンドの収益を上げているという。いわゆるエネルギー・セラピーや、その他効果のない代替医療を受ける人たちの大半は、頭が悪いわけでも世間知らずというわけでもない。そこから興味深い疑問が生じる。九歳の子どもにさえ、セラピューティック・タッチを検証し、反証することができるというのに、いったいなぜ大の大人が、ヒーラーにすっかりあざむかれてしまうのだろうか？

この節では、多くの代替医療に効き目がないことが示されても、思慮ある人たちがなぜ信じてしまうのか、その理由を探っていこう。かけがえのない財産である健康を守るために何百万人もの人たちが何十億ポンドもの金を注ぎ込んでいるからには、きっと説得力のある理由があるはずだからである。

人びとが代替医療に心惹(ひ)かれるきっかけは、多くの代替療法の基礎となっている三つの中心原理であることが多い。代替医療は、「自然(ナチュラル)」で、「伝統的(トラディショナル)」で、「全体論的(ホーリスティック)」な医療へのアプローチだといわれる。代替医療を擁護する人たちは、代替医療を選択する大きな理由としてこれら三つの中心原理を繰り返し挙げるが、実は良くできたマーケティング戦略にすぎないことが容易に示されるのである。代替医療の三つの中心原理は、誰もが陥りやすい罠(わな)なのだ。

1 「自然(ナチュラル)」？

自然なものが良いとはかぎらず、自然ではないから悪いともいえない。自然界には、ヒ素、コブラの毒、放射性元素、地震、エボラ・ウイルスなどが存在しているが、ワクチン、眼鏡、人工股関節(こかんせつ)などはすべて人間が作ったものである。『メディカル・モニター』誌の言葉を借りれば、「自然は公正で、流行病が広がるときも、健康な赤ん坊が生まれるときも、あざやかに、そして無情に仕事をこなす」

2 「伝統(トラディショナル)」?

伝統的であることは良いことだと考えれば、ひとさじのノスタルジアがプラセボ効果を高めてくれるため、多くの代替療法のセラピストにとっては都合がよい。しかし、伝統的な治療法だから良いに決まっていると考えるのは間違いだろう。瀉血(しゃけつ)は何世紀ものあいだ伝統的な治療法だったが、その間一貫して、病気が治った人よりもはるかに多くの人たちに害をなした。二十一世紀に生きる私たちがやるべきは、先人たちの遺産を検証することである。それをやってはじめて、良い伝統は継承し、有望そうな伝統は残し、馬鹿(ばか)げたものや悪いもの、そして危険な伝統は捨てることができるのだから。

3 「全体論的(ホーリスティック)」?

代替療法のセラピストは、自分たちのアプローチが通常医療よりも優れているということを言わんとして「ホーリスティック」という言葉を使うが、代替医療のほうがホーリスティックだと決めつけるのは不当だろう。ホーリスティックとは、心身の健康を全体としてみていくという医療へのアプローチを指し、その意味では、通常医療の医者たちも患者に対してホーリスティックな治療を行っているからだ。医師は患者の生活習慣、食習慣、年齢、家族の病歴、これまでどんな病気にかかったか、遺伝的要因や、さまざまな検査結果を頭に入れて治療にあたる。むしろ通常医療のほうが、代替医療よりもホーリスティックなアプローチをとっているほどだ。第Ⅲ章では、マラリア予防のアドバイスを求めた学生の例を挙げ、ホメオパシーと通常医療とを比較した。通常医療の医院では、時間をかけて相談に応じ、ほかにどんな薬があるか、虫除けが必要であること、どんな服装がいいのかといったアドバイスを行い、その学生がこれまでにかかった病気も考慮した。それに対してほとんどのホメオパスは、ごく手短に話を聞いただけで、虫除けなどの基本的な点については何もアドバイスをしなかったのである。

うわべは魅力的でも、陥りやすい罠である中心原理を広めるのに加え、代替医療業界は、主流の科学者たちを悪者にすることで新たな患者を獲得しようとする。もちろん、セラピストたちは、科学者は概して代替療法に批判的だということを知っているので、科学の信憑性そのものを疑問視することで、科学的批判をくつがえそうとする。科学に対する攻撃は次の三つに分類できるが、代替療法のセラピストの宣伝は、やはり陥りやすい誤解にもとづいていることを理解するのは容易だ。

1「科学は代替医療を検証することができない」？

本書のなかでこれまで見てきたように、科学は代替医療を徹底的に検証することができる。そうだからこそ、科学者は代替医療のさまざまな主張に懐疑的なのである。代替療法は、鎮痛からガンの治療まで幅はあるものの、いずれも正真正銘の生理学的影響を及ぼすことができると豪語するが、医療科学は、さまざまな治療法が及ぼす影響の測定方法を開発してきた。もしも代替医療の効き目が科学によって検出できないのなら、それはその治療法に効果がないか、治療として考慮に値しないほどわずかな効果しかないかのどちらかだろう。

2「科学は代替医療がわかっていない」？

これは事実だが、問題にはならない。ある治療法のメカニズムがわからないからといって、効くかどうかがわからないという話にはならないからである。実際、医療の歴史上には、明らかに効果があるにもかかわらず、当初はなぜ効くのかわからなかった大躍進の例がたくさんある。たとえば十八世紀にジェイムズ・リンドが、レモンで壊血病が予防できることを発見したとき、彼はなぜレモンが効くのかがわからなかった。それでも彼の治療法は世界中に広まった。一九三〇年ごろになってはじめて、科学者がビタミンCを単離し、レモンが壊血病を防いでくれる理由が明らかになったのである。いずれかの代替療法に効果があることが明日にでもきちんと示されれば、科学者はすぐさまそれを受け入れて応用しようとするだろうし、基礎となるメカニズムを解明しようとするだろう。

3「科学は代替医療に偏見をもっている」？

これははじめの二つよりいっそうありえないことだ。代替療法を考えついた人たちは反主流派だったし、現代科学そのものが――ガリレオから最近のノーベル賞受賞者まで――反主流派たちによって築かれてきた。実際、偉大な科学者はすべて、なんらかの意味で反主流派だと論じるのも難しくはないだろう。しかし残念ながら、その逆は真ではない。反主流派だからといって、偉大な科学者だとは限らないのである。抜本的に新しいアイディアを考えついた反主流派は、その考えが正しいことを世界に向かって証明しなければならない。代替医療の開拓者のほとんどは、そこでつまずくのである。

この三つめの点は、もう少し深く掘り下げておきたい。というのは、科学は部外者を受け入れない閉鎖的な世界のように言われることが多いからだ。しかし実際には、科学者の世界は、自分の主張を支持する証拠を見出すことのできた反主流派を暖かく受け入れる。たとえば一九八〇年代には、オーストラリアの二人の研究者、バリー・マーシャルとロビン・ウォレンが、消化性潰瘍の多くは、細菌によって引き起こされているという新説を提唱した。それまで消化性潰瘍は、胃酸過多や、食習慣上の問題、過剰なストレスなどによって引き起こされると考えられていたので、当初はマーシャルとウォレンの革命的アイディアをまじめに受け止めた者はいなかった。しかし、有名な勇気ある実験で、マーシャルは悪さをする細菌を突き止め、それを培養し、自ら飲み込んで潰瘍を生じさせ、潰瘍が細菌に由来することを示したのである。今では、ほかの医療科学者たちも彼の新説は正しいと認め、マーシャルとウォレンは二〇〇五年にノーベル賞を受賞した。いっそう重要なのは、細菌を撃退し、胃潰瘍に苦しむ人たちを治すための併用薬物療法が開発されたことだろう――その併用薬物療法は、従来の治療法よりも効果的で、安価で、効き目も速いため、今では世界中で何百万人もの人たちが、かつては反主流派のアイディアだった学説の恩恵を受けている。

その反主流派が何者なのか、いつ、どこで、どのようにしてそれを発見したかは問題ではない。たまたま運良く見つけただけでも、発見の正しさが証明されれば、主流派はすぐにそれを認める。近年もっとも成功した薬のひとつであるバイアグラは、もともとは狭心症の治療のために開発された薬だったが、臨床試験の段階で、狭心症の改善にはあまり効果がないことがわかった。ところが、研究者がさっさと臨床試験を切り上げて、未使用の錠剤を回収しようとしたところ、ボランティアで臨床試験に参加してくれた人たちが錠剤を返したがらなかった。不思議に思った研究者が聞き取り調査を行ったところ、バイアグラには予想もしなかったありがたい副作用があることが判明した。その後、臨床試験を重ね、安全性のテストが行われた結果、インポテンツの治療薬としてのバイアグラが広く手に入るようになったのである。ホメオパシーやカイロプラクティックやハーブ療法や鍼(はり)では、勃起(ぼっき)不全の治療でこれほど劇的な影響を示すことはできない。

興味深いことに、代替医療は何かと科学を批判する一方で、自分たちに都合のいいときには科学を利用することにも同じぐらい熱心だ。しかしその場合もやはり、代替療法のセラピストの宣伝は、飛躍のある議論と陥りやすい誤りにもとづいている。注意を要する点は、大きく三つに分類することができる。

1　代替医療に対する「科学的説明」

代替療法のセラピストのなかには、治療法に信憑性を与えるために科学的な言葉を使って説明する者がいるが、なるほどと思える説明でも、それが事実だとは限らない。たとえば磁気療法のセラピストは、磁石は血液に含まれる鉄に働きかけて、体の電磁気的バランスを取り戻させると言うことがあるが、その説明は科学的には理解できない。血液中のヘモグロビンにはたしかに鉄が含まれているが、その鉄は磁気に反応しないタイプだからである。それを確かめるためには、血液を一滴垂らして、そのすぐ近くに強い磁石を置いてみればよい。代替医療の説明には、ニセ科学のジャーゴンが出てくることもある。たとえばロンドンのあるヒーリング・クリニックでは、「患者の電磁回路」とか、「体をデフラグする」といった表現が使われている。専門家ではない人たちはこう言われて納得するかもしれないが、科学的には意味をなさない。本書の著者たちは二人合わせて、医学と素粒子物理学と血液流動学で三つの博士号をもっているが、それでもここで言われていることは理解できないのである。

2 代替医療の「科学的装置」

代替医療のセラピストのなかには科学的に見える装置を使う者がいるが、そういう装置が実際に機能するとはかぎらない。たとえばアクアデトックスという装置は、体から毒を排出させるという電気式のフットバスである。実際、使っているうちに水が茶色になり、あたかも体が浄化されているかのように見える。イギリスに本部を置く代替医療クリニックは、次のように主張している。「(アクアデトックスは) 赤ちゃんから (そのためには特別のユニットを用いる) お年寄りまで、すべての年齢の人に役立ち、消化器の病気や、皮膚病、慢性疲労、偏頭痛等々、数え切れないほどの病気を改善してきました。……ガン患者にも用いられており、化学療法を受けた身体(からだ)から放射能を排出させます」。しかし残念ながら、アクアデトックスの水が茶色になるのは、フットバスの側面についている鉄の接点がさびるせいなのだ。水は毒で濁るのではなく、サビだらけになるのである。医療ジャーナリストのベン・ゴールドエーカーが、アクアデトックスによる治療の前後で水を分析したところ、案の定、鉄の含有量は五十倍に増えていたが、あるはずの毒素はまったく認められなかった。さらにそのフットバスにバービー人形を入れておいたところ、やはり水は茶色になった。つまり、水に色がつくのは装置自体のせいだという見方が裏づけられたのである。

3　代替医療に関する「科学的臨床試験」

これまで力説してきたように、治療が本物かどうかを判定する際には臨床試験が重要な役割を果たす。しかし、代替療法のセラピストがどれかひとつの臨床試験を挙げて、その治療法を擁護しても、治療法に効果があるということを意味するわけではない。というのは、治療法に効果があるかどうかを示すためには、一度きりの臨床試験では不十分だからである。その臨床試験にミスがあったかもしれず、予測不可能な運命のいたずらや、不正行為もないとはいえない。だからこそ、本書ではこれまで、個々の研究にもとづいて結論を出すのではなく、信頼できる科学的根拠の総体から引き出された幅広いコンセンサスを吟味してきたのである。とくに本書で頼りにしてきたメタ・アナリシスと系統的レビューは、科学者たちのチームが、包括的な結論を得るために、これまで行われたすべての研究を吟味するという取り組みである。

この三つめの注意点の大切さを教えてくれるのが、「祈りは患者のためになるかどうか」という研究のケースだろう。自分のために家族が祈ってくれていることを知っている患者では、回復率がわずかに高いことを、科学者たちはすでに認めている。自分のために祈ってくれる人がいれば、患者は愛と希望を感じ、困難な時期を支えてもらっていると思うだろうから、回復率の高さは心理学的効果として容易に説明できる。したがって、家族の祈りを知っている患者に祈りが効くからといって、超常現象をもちだす必要はない。しかし科学者たちは、祈ってもらっていることを、患者が知らなければどうだろうかと考えた。その場合、患者は祈りに対して「目隠し（ブラインド）」されているので、もしも祈りに効果があれば、それは心理学的効果とはいえない。つまり、こっそり祈ってくれる人がいることで患者の回復に効果があるなら、なんらかの神の介入が示唆されるのである。

祈りの力に関する研究のなかでもとくに有名なのは、二〇〇一年に三人の著者によって発表されたものである。著者のひとりは、ニューヨークにある名門コロンビア大学の科学者だった。この研究では、不妊治療を受けている患者にとって、祈りが役に立つかどうかが調べられた。臨床試験に参加したのは、韓国の女性、百九十九名だった。そのうち百名は体外受精による治療を受けており、それぞれの女性の写真がカナダとオーストラリアの祈る人たちの団体に送られた。残る九十九人は体外受精を受けたが、祈ってはもらわなかった。ここで重要なのは、その女性たちは、自分が祈ってもらうグループに入っているかどうかを知らなかったにもかかわらず、祈ってもらったグループの妊娠率が、対照群よりも二倍も高かったことだ――これは注目すべき有意の結果である。

この研究結果は、この分野では評価の高い専門誌『ジャーナル・オブ・レプロダクティブ・メディシン』に発表され、祈りが患者のために役立つことを科学者が証明したとして世界中の新聞に取り上げられた。しかしほかの研究者たちは、そんな結論に飛びつくのは時期尚早だと考えた。興味深い研究であることは間違いないが、この臨床試験は一回限りのものであり、たったひとつの研究結果をそのまま認めるわけにはいかないというのが科学界の考えだった――とりわけ、結論がこれほど途方もないものとあっては。

その結論がまじめに受け止めてもらえるためには、追試でも同じ結果が出なければならない。つまり、もしもその後に行われた研究で、祈りには何の影響もないということが示されれば、はじめの研究には何か欠陥があったと考えられ、無視するのが妥当だということになる。

そして早くも同じ二〇〇一年に、祈りの効果について同様の研究が行われた。そのとき研究対象になったのは、アメリカで冠疾患集中治療室に収容されている七百九十九名の患者だった。患者の半数は、当人は知らないまま、ヒーラーのグループによる「代禱」（とりなしの祈り）を二十六週間にわたって受け、残る半数は代禱を受けなかった。その結果、死亡、心臓発作といった重篤な病気の件数はどちらの群も同等で祈りには効果がないことが示された。

二〇〇五年にはまた別の研究が行われ、三百二十九名の患者は、祈ってもらわずに血管造影などの心臓病の治療を受け、三百七十一名の患者は、キリスト教徒、イスラム教徒、ユダヤ教徒、仏教徒からなる祈りのグループに祈ってもらった。しかし祈りもむなしく、重い心臓発作、再入院、死亡については、数値に表れるほどの効果は認められなかった。そして二〇〇六年、十年の歳月と二百五十万ドルの費用をかけて、ハーバード大学やメイヨー・クリニックを含むアメリカの六つの医療センターで、心臓バイパス手術を受けた千人以上の患者に対して祈りの効果を調べた研究結果が発表された。その研究では、約半数の患者は、数年間にわたってキリスト教徒のグループに祈ってもらい、残る半数は祈ってもらわなかった。この場合も、平均するとどちらのグループも同じ結果になり、祈りには効果はないという結果に終わった。

今日、科学的根拠の天秤は、祈りによって神の癒しが行われる可能性はないというほうにはっきりと傾いている。祈りの効果について衝撃的なほど肯定的な結果を出した最初の研究には、おそらくは実施の過程で重大な欠陥があったのだろう。実際、その臨床試験に関しては、いくつか疑ってみるだけの理由があるのだ。

第一に、研究結果が発表されてから判明したことだが、その研究はインフォームド・コンセントなしに行われていた。具体的には、研究に参加した女性たちは、自分の写真が祈りのグループに送られるということを知らなかったのである。不妊はプライベートでデリケートな問題であることを考えれば、プロトコルに重大な違反があったと言わなければならない。この件を調査したブルース・フラム医師は次のように述べた。

> さらにこの研究が行われたのは、仏教やシャーマニズムの信者、そして宗教をもたない人の多い韓国だったため、研究対象となった患者の多くは、キリスト教徒に祈ってもらうことを望まないか、冒瀆的だと考えるか、自分の信条に反するとして、祈りを拒否した可能性がある。しかしこの研究は、患者に祈りについて知らせることも、

許可を受けることもなく行われたので、患者は抗議の声を上げることもできず、研究から降りる選択肢もなかった。

患者に同意を得ていないからといって、臨床試験の結果が無効になるわけではないが、これをきっかけに、三人の研究者のうちの一人が、いっそう気がかりな問題を明らかにした。コロンビア大学で学部長を務めるロゲリオ・ロボは、この研究に信憑性を与えていた人物だったが、実は研究には直接関与しておらず、論文を監修して発表に手を貸しただけであることを認めたのである。ロボ博士はすでに問題の論文から自分の名前を取り下げており、この研究がきちんとしたものだとは考えておらず、関わり合いにならないことを選んだという判断がうかがえる。

第二執筆者であるダニエル・ウィルトは、今もこの研究は信頼に値すると信じているようだ。しかし二〇〇四年に、詐欺（さぎ）事件を起こしたことや、さまざまな偽名を使った重罪を犯したことを認めてからは、人格的に信頼のおける人物かどうかが疑問視されている。ウィルトは連邦刑務所で五年の刑を言い渡された。祈りと不妊に関する論文の第三の著者は、車光烈（チャ・グァンヨル）だが、彼は今もこの研究を見捨てず、なおかつ重罪犯でもないという独特な立場にある。

病気をもつ人たちが、うさんくさい経緯や、矛盾する研究結果がたくさんあることを知らずに、祈りには効果があるという結果だけを知ったらどうなるだろう。病気の人たちは祈りの力を信じ込み、スピリチュアル・ヒーラーに金を払って頼りたいと思うかもしれない。

以上、祈りと不妊治療に関する研究の経緯をざっと眺めてきたが、この一件には代替医療の全般にかかわる大切な点が表れている。病気をもつ人たちが時間と金と希望を代替療法にかけようと決心する前に、その治療法について行われた研究のすべてを踏まえて得られた全般的結論を知る必要があるということだ。本書のなかで、四つの主な代替療法のそれぞれに一章を割いて科学的根拠を吟味してきたのはそのためである。付録では、それと同じアプローチで、さらに三十種類以上の代替療法を吟味した。そこでは、結論を簡潔に述べたが、その結論に達するまでのプロセスは本文と同程度に厳密である。

読者はすでにお気づきのように、本書が代替医療について導き出した結論は、いくつかの重要な例外を除けば、おおむね否定的である。著者たちはたびたび、「効果のないことが証明された」、「証明されていない」、さらには「危険である」と書かなければならなかった。これらは科学的根拠を天秤にかけてわかったことであり、著者たちは、その結論がいかにして導かれたのか、なぜそれをまじめに受け止めなければならないのかを、言葉を尽くして説明してきたつもりである。しかし、それでも本書の結論を受け入れず、「疑わしきは罰せず」としたいという人もいるだろう。人びとがそう考えたくなる理由がひとつある。本章のしめくくりの節では、うむを言わせぬ説得力がありながら、事実を見誤まらせることにもなる、その理由をみていくことにしよう。

◎実際に経験したのだから疑いようがないという心情

多くの患者にとって科学的根拠は、代替療法を使ってみるかどうかを判断する決定的要因にはならない。たとえすべての研究を踏まえて得られた結論は否定的だと知っていても、治療法の効果を目の当たりにすれば、患者はそれを使ってみたくなるだろう。要するに、自分の経験こそは、何にもまさる証拠になるのだ。そういう反応はとても自然だし、その気持ちはよくわかる。しかしそのせいで患者は、効果のない、危険でさえあるかもしれない治療を受けることになってしまう。

ホメオパシーを例にとると、何百万人という人たちが、自分自身の経験から、この治療法には効果があるのはまちがいないと思っている。なんらかの症状が出ているときにホメオパシーのレメディを飲んで具合が良くなれば、当然、具合が良くなったのはホメオパシー・レメディのおかげだと思うだろう。第Ⅲ章で論じたように、科学的根拠によればホメオパシーにはまったく効果がないことが示されているのだが、そういう経験をした人たちにとって、科学的根拠はほとんど重みをもたない。

こうした個人的経験と科学的研究との矛盾は、どのように解消されるのだろうか？ 二百年のあいだ積み上げられてきた科学的検証の結果が間違っているとは考えにくいので、私たちは（少なくとも当面は）、ホメオパシーには効果がないものと仮定しよう。そうすると、個人的経験が、私たちを騙(だま)していることになる。しかし、いったいどうやって？

一番の問題は、二つの出来事が立て続けに起こると、私たちはその二つに関係があるはずだと思ってしまうことだ。ホメオパシーの錠剤を飲んで病気が良くなったのなら、ホメオパシーの錠剤のおかげで良くなったに決まっているではないか？ 二つの出来事のあいだに相関があるなら、一方が他方の原因なのは常識ではないだろうか？ だが、答えは「ノー」なのだ。

『空飛ぶスパゲッティ・モンスターの福音書』という著書のなかでボビー・ヘンダーソンが作った傑作な例をみれば、相関と因果関係とを混同してはいけないことがわかる。ヘンダーソンは、過去二世紀間に起こった地球規模の温度上昇と、海賊の減少とのあいだに非常に興味深い相関があることに気がついた。もしも相関が因果関係と同じことなら、海賊が減ったために地球が温暖化したのにちがいない、とヘンダーソンは推理した。そこで彼は、政治指導者たちは地球温暖化と戦うために、もっと多くの海賊が出没するよう奨励すべきだと提案したのである。あきれた話だと思うかもしれないが、ヘンダーソンはそのほかにも証拠を挙げて、海賊と地球温暖化とには関係があることを裏づけた。たとえば、ハロウィンのときには多くの人たちが海賊のコスチュームをつけるが、ハロウィンの仮装パーティーが開かれる十月三十日から数カ月間は、概して温度が下がるのだ。

ヘンダーソンが作ってみせた「海賊＝天候」というばかげた例をみれば、二つの出来事が同じ時期に起こったからといって、両者のあいだに必ずしも関係があるわけではないことは明らかだろう。そうだとすると、ホメオパシー・レメディを飲んだら具合が良くなったからといって、レメディが原因とは限らないということは十分に考えられる。しかし、ここで新たな問題が生じる。それではなぜ、患者は具合が良くなったと言うのだろうか？　ホメオパシーのおかげで具合が良くなったという説を却下するためには、ホメオパシーの丸薬を飲んだら「具合が良くなった」と患者が主張することに対し、より合理的な説明を見出(みいだ)さなければならない。実を言えば、それに対する合理的な説明を見出すのはわりと簡単なのである。

たとえば患者は通常医療の薬を飲んでいて、たまたま患者がホメオパシーの丸薬に頼った時期に効果が出はじめたのかもしれない。その場合、効果があったのは通常医療の薬のほうなのだが、患者はホメオパシーの丸薬のおかげだと思うだろう。別の説明として、ホメオパスのアドバイスのうち、レメディを飲むこと以外の何かが効いた可能性もある。たとえば、リラックスする時間を作りなさいとか、食事内容を改善しましょうとか、運動しなさいといったアドバイスが効くこともあるだろう。生活習慣を改善すれば、さまざまな症状がすぐにも改善するのはよくあることだが、具合が良くなったのはそのとき飲んだホメオパシーの丸薬のおかげだと勘違いされるかもしれない。また、ホメオパシー・レメディが汚染され、ステロイドなどの医薬品が含まれていた可能性も考えなければならない。以上のような場合、患者に効いたのはホメオパシーの丸薬ではなく、丸薬に加えられていた混ぜものや、ホメオパスのアドバイスや、並行して受けていた通常医療による治療のほうだということになる。

ホメオパシーが効くように見えるもうひとつの理由として、患者の体そのものに起こるさまざまな変化がある。病状が変化するのはごく自然なことで、ホメオパシーの丸薬を飲んだ時期が、患者の症状が改善する時期と重なったとも考えられる。実際、患者がホメオパシーを試してみようと思ったのが、インフルエンザにかかるなどして非常に具合が悪かった時期だったとすると、あとは良くなる一方だ。この現象は、《平均への回帰》と呼ばれている。つまり、具合が悪いと感じるのは症状が一番重い時期にあたっているので、それ以降、普段の（平均的）状態へと戻りはじめる可能性がとても高いということだ。

それに加えて、多くの症状はいずれ自然に治り、身体はそのうち自力で回復する。原因のはっきりしない腰痛（ようつう）の場合、治療を受けていない患者の約九十パーセントは、六週間ほどで大幅に状態が改善する。したがって、ホメオパスが二カ月のあいだ患者を引き留めておくことができれば、いずれにせよ回復する見込みは高い。その場合、腰痛は自然に治ったにもかかわらず、患者は代替医療が効いたからだと思うだろう。

以上に挙げた説明のいくつかは、レメディを飲み始めた時期と、治癒（ちゆ）の時期とがたまたま重なったということであり、偶然の一致に大きく依拠している。たしかに、驚くほどの偶然の一致はそうそう起こるものではない。パズル専門家のコリー・カルフーンが、そういう驚くべき例を見つけている。彼は、シェイクスピアの『ハムレット』のセリフ「To be or not to be: that is the question: whether 'tis nobler in the mind to suffer the slings and arrows of outrageous fortune...」（生きるべきか、死ぬべきか、それが問題だ。どちらが気高い心にふさわしいのか。非道な運命の矢弾をじっと耐え忍ぶか、それとも……〔河合祥一郎氏の訳による〕）を並べ替えれば、いかにもありそうな次のセリフになることに気づいた。「In one of the Bard's best-thought-of tragedies our insistent hero, Hamlet, queries on two fronts about how life turns rotten.」（エイヴォンの歌人、シェイクスピアの最高傑作とされる悲劇のひとつのなかで、執念深いわれらが主人公ハムレットは、人生はいかにして台無しになるかに関する二つの態度について疑問を投げかけた）。一方、驚くほどではない偶然の一致ならありふれている。何百万人という人たちが風邪をひき、レメディを試してみる人もたくさんいるのだから、偶然の一致により、レメディを飲んでまもなく具合が良くなる人はかなりの数にのぼるだろう。

代替療法のセラピストたちは幸運にも、予測不能な偶然の一致のおかげで、人間の身体がもっている治癒力を、自分の治療が効いたからと思ってもらうには理想的な立場にある。彼らは症状がたえず変化する慢性病の患者を治療することが多いため、偶然の一致で具合が良くなるタイミングはいくらでもある。腰痛、疲労、頭痛、不眠、喘息（ぜんそく）、不安、過敏性腸症候群などはすべて、予測できないサイクルで改善と悪化とを繰り返す。一番具合の悪いときにハーブやホメオパシーの丸薬を飲んだり、どのみち改善に向かう時期に鍼（はり）を打ってもらったりした患者は、治療のおかげで良くなったと思うだろう。たまたま患者の症状が悪化する時期に治療を始めたとしても、すでに第Ⅳ章で取り上げたように、「好転反応」だと言えばすむ。たいがいの代替医療では、好転反応は治療にはつきもので、毒が排出されるなどの理由により、患者の具合は、いったん悪くなってから改善すると言われる。しかし現実には、そのおかげでセラピストは時間かせぎをすることができる。結局、理由はどうであれ患者が回復しはじめれば、代替療法のセラピストは治療が効いたと言うことができるのだから。

以上に述べたような偶然の一致が起こると、代替医療が効くものとはじめから信じている患者はいたく感銘を受けるだろう。というのも、信じる者は《確証バイアス》をもちやすいからだ。確証バイアスとは、何が起こっても、先入観を強めるようなかたちでその出来事を解釈する傾向のことである。言い換えれば、信者は、信念を支持するような情報は拾い上げ、信念に矛盾する情報は捨て去る。セラピストはとくにこの確証バイアスをもちやすい。なぜなら彼らは、自分の治療が効くのを見れば、感情的にも金銭的にも大いに見返りがあるからだ。確証バイアスは、トルストイによる次の言葉にちなみ「トルストイ・シンドローム」と呼ばれることがある。

自慢げに人に教えたことや、人生の礎（いしずえ）としてきたことが、間違いだったと認めなければならないような事態になれば、たいがいの人は——難しい問題をやすやすと理解できる人まで含めて——明々白々たる事実さえ認められないものだ。

もうひとつ、これほど多くの人たちが、科学的根拠からするとまったく効き目がない場合でさえ、代替療法のおかげで具合が良くなったと言う理由を説明してくれる現象がある。それについては第Ⅱ章で詳しく論じたので、おそらく読者はすでに予想がついているだろう。そう、プラセボ効果だ。治療が効くと信じるだけで、治療が効いたかのような反応が起こるのである。プラセボ効果はまぎれもなく実在の効果なので、医者はおそらく遠い昔からこの効果に気づいていたはずだし、ここ半世紀ほどは科学的にも調査されてきた。プラセボ効果は、場合によっては非常に強く、鎮痛効果から、患者の免疫システムの強化まで、実にさまざまな影響を及ぼす。

本書のなかでこれまで見てきた科学的根拠によると、大部分の代替療法は、多くの症状についてプラセボ効果を上まわる効果はないと言ってよい。そのため、そうした治療を受ける価値はないと批判したくなるかもしれない――しかし、その考えは単純すぎる。なぜならそう考えることは、プラセボ効果によってまぎれもなく症状が改善することを無視しているからだ。

そこから、第Ⅱ章の最後で簡単に触れた問題があらためて浮かび上がる。それは代替医療をめぐる問題のなかでも、もっとも議論のある、きわめて重要な問題のひとつである。代替医療がほぼプラセボ効果だけに頼っているとしても、代替療法のセラピストがプラセボ効果を利用して病気の人の力になってはいけないない理由があるだろうか？　プラセボ効果は、場合によっては非常に強力になる以上、これは重大な問題だ。つづく最終章では、この問題に対するわれわれの考えを概説することにしよう。

第Ⅵ章　真実は重要か？

補完代替医療の価値をきちんと知るべきだろう。
ひとつには、年間十六億ポンドがそれらに費やされていると推定される以上、
それに見合う価値が求められるからだ。

英国皇太子

よく気のつく読者なら、本書の扉に掲げたチャールズ皇太子への献辞に目を止めたかもしれない。著者たちが本書を皇太子に捧げることにしたのは、彼が長らく代替医療に関心を寄せているからである。実際彼は、一九九三年という早い時期に、「通常医療に従事する人びとと、代替医療に従事する人びとがよりいっそうの協力関係を作ることを奨励し、統合医療の発展を促す」ことを目標に掲げ、統合医療財団を設立している。

英国皇太子は、病院訪問の折りや、一般医のための講演、WHOの会議などさまざまな機会を捉えて、代替医療について肯定的な発言をしてきた。また、代替医療に関する記事も執筆しており、たとえば、二〇〇〇年の英国貴族院科学技術委員会報告書に対する意見として発表されたものもそのひとつである。委員会の結論は、代替医療の多くは有効性と安全性のどちらについても、十分に検証されておらず、ほとんど何もわかっていないというものだった。チャールズ皇太子はそれに対して『タイムズ』紙に記事を寄せ、たしかにその通りだと認めつつ、委員会報告書に盛られた別の論点、すなわち、有効性と安全性を明らかにするためには、代替医療についてさらに研究を進めなければならないという点を強調したのである。

チャールズ皇太子は、「代替医療にもっと研究資金を——代替医療は研究に値する」と題するその記事のなかで、自分は以前から、代替医療に対して科学的根拠にもとづくアプローチを取るべきだと訴えてきたとして、次のように述べた。

これらの治療法は、主流の医療と同じぐらい効き目があるのではないか、場合によっては主流の医療よりも効くのではないだろうか？　もしもそうなら、どの治療法がどの病気に効くのだろうか？　一九九七年には、私が創設し会長を務める統合医療財団が、通常医療とは異なるアプローチが、医療界の主流派に受け入れられるためには、厳密な科学的根拠にもとづく研究開発を行うことがひとつの鍵(かぎ)であることを明らかにした。

チャールズ皇太子の記事は非常に楽観的な調子で書かれており、検証が進めば進むほど代替療法は受け入れられるはずだと言いたげだったが、医療研究者の多くは懐疑的だった。いずれにせよ、さらなる研究が今後の課題だという点では、おおむね意見が一致した。

二〇〇〇年以降、代替療法についての研究は世界中で四千件ほども発表されており、本書はチャールズ皇太子の問いに答えるために書かれたと言ってもよい。皇太子は、どの治療法には効果があり、どの治療法に効果がないかを明らかにするためには、もっと研究が必要だと述べた。今や研究結果が出そろい、どの治療法はたしかに患者に役立ち、どの治療法は中身がなく、どの治療法はその中間にあるのかを知ることができるようになった。

これまでの章では、四つの主要な代替療法を吟味してきたが、各章の結論から、それぞれの治療法の効果は期待を裏切るものであることが明らかになった。四つの治療法のなかでは比較的成績の良かったハーブ療法は、いくつかのハーブで効果が示されているものの、ほとんどのハーブでは効果が誇張されていることがわかった。カイロプラクティックにはわずかな効き目がありそうだが、それも腰痛の治療だけに限られる――それ以外の主張には裏付けがない。鍼も同様で、ある種の痛みや吐き気に対してはわずかな効果があるかもしれないが、それも微々たるものでしかなく、鍼にはやるだけの価値がないという可能性も高い。また、糖尿病、心臓病、不妊をはじめ、有効性が示されていない多くの病気を治療するのは明らかに間違っている。ホメオパシーはこれら四つのなかでもっとも成績が悪い――誕生以来二世紀が経ち、二百以上の臨床研究が行われているにもかかわらず効果が証明できていないという、信頼するに値しない治療法であ要するに、ここで見た四つの治療法はみな、今日の医療研究の水準に適うような科学的根拠に裏づけられてはいないということだ。効果はあったとしても微々たるものでしかなく、結果に一貫性がなく、なにかと異論がある。しかも、(いくつかのハーブ薬を別にすれば)、同じ病気に対する通常医療と同等の効果をもつものはひとつもない。この惨憺たる状況は、他の多くの代替療法に関する調査結果をまとめた本書の付録でも、たびたび繰り返されることになる。

ずけずけと言いすぎではないかと思う読者は、ここに述べたことはまさしく、貴族院委員会と英国皇太子がともに望んだ通り、科学的方法によって得られた知識を分析した結果にもとづいていることを思い出そう。第I章で見たように(そして本書のなかで繰り返して述べてきたように)、科学的な臨床試験と観察および実験が、医療における事実を知るためにはもっとも公正かつ最善の策であることは明らかなので、右にまとめた結論は容易には捨てられない。

こんな残念な結果になってみれば、代替療法には奇跡のような効果があるかのように大げさに言い立てられているのは不思議な気がする。実際には、これらの治療法は、単に効果が証明されていないばかりか、ときに危険でさえあることは繰り返し見てきた通りである。カイロプラクターが首にマニピュレーションを行えば、死に至る脳卒中を引き起こしかねない。ハーブ薬のなかにも、有害反応を引き起こしたり、通常医療の薬と干渉して深刻な悪影響を及ぼしたりするものがある。鍼も、専門家に打ってもらえばおそらく安全だろうが、わずかな出血はめずらしくなく、針を再利用すれば感染という重大な問題が起こり、重要な内臓に穴を開けることさえある。有効成分を含まないホメオパシー・レメディでさえ、通常医療で一般に効果の認められた治療法を受ける時期を失したり、効果のある治療法の代わりに用いたりすれば危険ともなる。実際、効果のない代替医療はどれも、効果のある通常医療の代わりとして用いられれば、患者の健康を危険にさらすことになる。この問題をみせつけるのが、オランダの喜劇女優シルヴィア・ミルカムの悲劇的死だ。

　ミルカムがオランダで有名になったのは、一九九〇年代にテレビショーのホステス役を務めるようになってからだった。しかし一九九九年に、かかりつけの一般医が彼女の胸に小さなしこりを見つけた。医師は、精密検査のために放射線の専門医を受診させたが、その時点では確定的なことはわからなかった。その後、さらなる検査のため外科にかかるべきときに、彼女は電気鍼療法を受けはじめた。乳ガンであることが確定してからも、ミルカムは通常医療を拒否し、二年間に二十八人の代替療法の施術者にかかった。彼女が受けた無益な治療法には、ホメオパシー、補助栄養食品、細胞特異的ガン治療（ゾーイトロンという磁気治療装置でガン細胞だけを狙って破壊すると称し、治療費は数万ドルに及ぶ。二〇〇四年には米国の裁判でいんちき治療として有罪判決を受けた）、ソルト・セラピー、心霊療法などがあった。用いられた診断方法には、電磁気診断やベガ診断（鍼とホメオパシーを合体させたような装置を用い、体内にある低周波を検出するというもの）などがある。そのうちにガンは広がり、二〇〇一年八月、ミルカムは病院に収容された。しかし時すでに遅く、彼女はその四日後に四十五歳にして亡くなった。痛ましいことである——すぐに適切に対処していれば、彼女はおそらく今も生きていただろう。医療の専門家による調査団がシルヴィア・ミルカムの一件を調査して、彼女は「科学的根拠のない治療」を受けたこと、そして彼女に治療を行った代替医療のセラピストたちは、「彼女が回復する機会」を奪い、「受ける必要のない苦しみ」を彼女に与えたと結論づけた。

代替療法のセラピストたちは、しばしば効果がなく、危険にさえなりかねない治療を行うばかりか、診療や医療品に多額の請求をする。費用はあらゆるレベルで問題になる。あまり豊かではない親が、子どもの健康のために間違った努力をし、むざむざ代替医療に金を注ぎ込むこともあるだろう。一方、その対極はといえば、政府は大きな財源をもっているが、それもやはり限りある財源である。政府もまた、国民の健康のために間違った努力をし、代替医療に金を無駄に費やすかもしれない。

鍼を打ってもらったり、カイロプラクティックのマニピュレーションを受けたり、ホメオパシーの診断を受けたりすれば、一回に五十ポンドほどかかり、しばしばその倍以上の額になる。そのほかの代替療法、たとえば心霊療法（スピリチュアル・ヒーリング）では、一回の治療でそれら数千ポンドにのぼることもある。この章のはじめに引用したように、英国皇太子はとほぼ同額が請求され、言われるままに最後まで治療をやり通せば、総額で数百ポンドか二〇〇〇年の時点で、イギリスでは年間十六億ポンドが代替医療に費やされていると述べたが、これはおそらく過小評価だろう。代替医療に費やされているとされる金額は調査により異なるが、一般に上昇傾向にあることは疑いようもなく、最近の推定では、イギリス人は年間五十億ポンドを代替療法に費やしている――そのうち四十五億ポンドは国民が個人として、残る五億ポンドは国家医療制度（NHS）として。地球全体で代替医療に費やされている金額は、年間四百億ポンド相当（約八兆円）と推定されていることも忘れてはならない。

人は誰でも、自分の金を使いたいように使う権利があるとも言えるが、もしも代替療法のセラピストが、証明されていないことや否定されていること、あるいはひどく誇張のある主張をし、しかもその治療法が危険でさえあるとしたら、私たちは自らの健康を犠牲にして金を巻き上げられていることになる。

英国政府の支出について言えば、代替医療のロビイストたちは、国家医療制度の予算のうち、代替医療に費やされているのはわずか一パーセントにも満たず、五億ポンドは妥当だと論じるかもしれない。しかし、効果が証明されていなかったり、反証されていたりする治療法に費やす五億ポンドがあれば、二万人以上の看護師を雇うことができる。

政府が代替医療に金を使うことの影響を知るために、二千万ポンドを費やして最近改装したロンドンのロイヤル・ホメオパシー病院の例を挙げよう。この病院は、ユニヴァーシティーカレッジ・ロンドン病院、NHS基金トラストに属しているが、二〇〇五年の末には千七百四十万ポンドの赤字があることを公表せざるをえなくなった。つまり、中身のない医療を実践、奨励している病院の改装に金を費やしたりしなければ、赤字は出さずにすんだのである。

ユニヴァーシティーカレッジの薬理学教授デーヴィッド・コフーンは、ロイヤル・ホメオパシー病院に金を投入することを、もっとも声高に批判している人物のひとりである。コフーンはこう述べた。

この赤字の額が、ロイヤル・ホメオパシー病院の改装費用とほぼ同額であることに注意しよう。なるほど、NHSが補完医療に費やす額は、NHSの予算全体とくらべれば大した額ではないかもしれない。しかし、トラストの別の部門で看護師が解雇されているときに、いくらであれ金を費やすのは大きな間違いである。

多くの科学者が、代替医療に費やす金はないと考えているにもかかわらず、英国皇太子は相変わらず、代替医療は政府の医療施策のなかでもっと重要な役割を担（にな）うべきだと熱弁を振るう。皇太子はその主張に説得力をもたせようと、「まずはじめに有効性に関する科学的根拠を調査し、次いで、主流の代替療法のコストを調査」して、報告書を作成するよう委託した。ここで「主流の代替療法」とされたのは、鍼、ホメオパシー、ハーブ療法、カイロプラクティック、そして整骨療法である。報告書の作成には、経済学者クリストファー・スモールウッドがあたった。二〇〇五年にスモールウッド・レポートが発表されると、主要な結論のひとつに医療の専門家は驚愕した。

科学的根拠は断片的であるにもかかわらず、ＣＡＭ（Complementary and Alternative Medicine：代替補完医療）の多くは、直接的医療コストを大幅に削減できる可能性をもち、通常医療と同程度の費用がかかるＣＡＭについても、費用に見合った効果が得られる可能性がある。また、成功している主要な代替療法を広く利用することにより、何億ポンドにものぼる経済便益があがるだろう。

本書のなかで見てきた否定的な科学的根拠の数々に照らせば、スモールウッドの結論はまったく馬鹿げているように見える。高名な経済学者がなぜ、代替医療に対してこれほどまでに偏った薔薇色の色眼鏡をかけるようになってしまったのだろうか？ スモールウッド自身が認めているように、彼とその研究チームは医療経済を専門としているわけではなく、実際、代替医療に関する研究データの読み方はあまりにも甘い。そのため彼のレポートは、基本的な誤りを多数含むものになってしまったのである。

たとえばコクラン共同計画の系統的レビューによれば、ホメオパシーの有効性は今に至るも確かめられていないというのに、スモールウッドは、ホメオパシーは喘息（ぜんそく）の治療法として対費用効果が高いと述べた。こんな調子であってみれば、スモールウッド・レポートが、イギリスの一般医の四パーセントが最先端の治療法であるホメオパシーを採用すれば、一億九千万ポンドの節約になるなどという間違った主張をするのも無理はないだろう。

スモールウッド・レポートで引き出された結論は、不正確であるばかりか、きわめて危険でもあった。たとえば、もしもホメオパシーが喘息の治療に使われれば、惨憺たる結果になりかねない。『ランセット』誌の編集人であるリチャード・ホートンは、この点を指摘して次のように述べた。

> 英国では毎年千四百人ほどが喘息で死んでいる。喘息は、生命の危険はあるが、薬を使って効果的にコントロールできる病気である。皇太子のレポートが提案するような、ホメオパシーを通常医療の代わりに用いるという考えは、完全に間違っている。この信じられないような誤った意見を支持する、信頼に足る科学的根拠はひとかけら

もない。

チャールズ皇太子は、過去の王室メンバーの誰よりも、建築や若者の雇用機会、環境問題、そしてもちろん代替医療など、さまざまな問題について率直な発言をしてきた。皇太子の発言は重要な問題に光を当て、大衆に目を向けさせるために役立つことも多かった。しかし代替医療などの場合には、皇太子は論争を不毛な領域に導き、優れた専門家たちの見解にまっこうから対立する意見を述べている。たとえば二〇〇四年に開かれた医療関連の会議では、皇太子は、厳しい食事療法とコーヒー浣腸(かんちょう)にもとづくゲルソン療法を擁護して次のように述べた。

末期ガンで、もう一度化学療法を行っても、治療が終わるまで生きられないだろうと言われ、ゲルソン療法に切り換えた女性患者がいます。その女性は、七年後の今日もちゃんと生きています。つまりこうした例を否定するのではなく、むしろそういう治療法の効き目についてさらに調査を行うことは、生命にかかわる問題なのです。

チャールズ皇太子はこうして、すでに信用を失い、危険でさえある治療法を奨励したのである。ゲルソン療法は、それでなくても栄養状態の悪い患者にひもじい思いをさせ、生命維持に必要な栄養をとれなくさせる。しかも、ゲルソン療法をはじめた患者は、たいていは通常医療を受けなくなるので、回復のための頼みの綱も手ばなしてしまう。ガンを治せると主張するゲルソン協会は、アメリカのカリフォルニアに事務所をもっているが、診療は主にメキシコのティファナで行っている――メキシコに行かざるをえないのは、アメリカでは、医師がゲルソン療法を行うことは違法とされているためだ。

科学的根拠がまったく逆の方向を指し示しているというのに、チャールズ皇太子がゲルソン療法でガンが治せるかのように公に発言したのは、良くて間違い、悪くすれば無責任なことだった。また、本書に示されたように、鍼、ホメオパシー、カイロプラクティック、ハーブ療法にはほとんど効き目がない以上、彼が今後も代替医療全般を擁護するのは無謀というものではないだろうか。

チャールズ皇太子には、自らの思い込みに引きずられるのではなく、まずは科学者の声に耳を傾けてもらいたい。ロンドン大学ユニヴァーシティーカレッジのガン専門家マイケル・バウム教授は次のように述べた。「私の発言の重みは、四十年に及ぶ研究と、二十五年に及ぶガン研究への積極的な関与の上に築かれた知識の裏付けによるものである。あなたの権力と威信は、たまたまどんな家に生まれたかにかかっている」

◎プラセボ――罪のないささいな嘘なのか、医療として不正な嘘なのか

これまで見てきたように、代替療法の大半は、ほぼすべての病気について、まったく効果がないか微々たる効果しかない。しかし、ここで「効果がない」というのは、患者にとってまったく効き目がないという意味ではない。なぜなら、大なり小なり症状を緩和するプラセボ効果が常に存在するからである。それでは、医師は効果がないことが証明されている代替療法を――治療としては偽物でも、十分に効果を信じている患者には役立つかもしれない治療法を――勧めるべきなのだろうか？　信じる者が救われるなら、代替医療産業の多くは存在を正当化できるのだろうか？

もちろん、生命にかかわる病気の患者はプラセボ効果に頼ってはいけないが、それほど深刻ではない病気の場合、問題はそれほど簡単ではない。それを理解するために、ホメオパシーを例にとって、プラセボ効果の価値を見ていくことにしよう。以下に述べることはすべて、その他の代替医療におけるプラセボ効果にもあてはまる。

ホメオパスは、自分たちのレメディにはたしかに効き目があると言うだろうが、もっとも信頼できる厳密な科学的根拠によれば、ホメオパシーのレメディには中身がなく、患者に及ぼす効果は全面的にプラセボ効果によることがわかっている。たとえば、ホメオパシーで用いられるアルニカ・クリームを打ち身に塗ることには心理的効果しかなく、

患者は打ち身がすみやかに治り、痛みが引いていくように感じているだけだ。血圧の高い人がホメオパシー・レメディを使えば、これできっと良くなるという気持ちが血圧を下げてくれるかもしれない。花粉症のためにホメオパシーを使う患者は、ホメオパシー・レメディには効き目があると思うことでプラセボ効果が現れ、実際に症状が軽減したり、症状に耐える気力が湧いたりするだろう――いずれにせよ、患者の気分は良くなる。風邪のように、どのみち一週間かそこらで治る症状にホメオパシーを使う患者もいる。この場合には、患者は病気を自分の支配下に置いたような気になり、そのおかげでプラセボ効果が現れて、症状が軽快したように感じるのかもしれない。腰痛などいくつかの症状については、通常医療では納得のいく治療法が今のところないため、ホメオパシー・レメディは、他のどんな治療法にも劣らない。ホメオパシーは患者がつらい症状に耐えるための、心の支えになってくれるだろう。

こうした効果自体には疑う余地がないため、患者に希望と安心を与えてくれるのなら、プラセボとしてホメオパシーを使っても良さそうに思えるかもしれない。それだけでも、通常医療の医師たちがホメオパシーを受け入れる十分な理由になると論じる人は少なくないだろう。

しかし、われわれはそうは考えない。安価で（つねにそうとは限らないが）、安全で、患者の役に立つプラセボ効果はたしかに魅力的だが、医者をはじめ医療従事者がプラセボ効果のためにホメオパシー・レメディを用いることは間違いだと、われわれは強く信じている。そう考えるのにはいくつもの理由がある。

われわれがプラセボにもとづく代替医療は用いるべきではないと考える主な理由のひとつは、医師と患者との関係が、嘘のない誠実なものであってほしいからである。この数十年ほどのあいだに、医師と患者が情報を共有し、十分なインフォームド・コンセントにもとづいて関係を作り上げていく方向にはっきりと合意が進んだ。それにともない、医師たちは、成功する可能性がもっとも高い治療法を用いるために、《科学的根拠にもとづく医療》の立場をとることになった。プラセボ効果だけしかない治療に多少とも頼れば、目指すべき目標のすべてをくつがえすことになるだろう。

たとえば、医師がホメオパシーに関する研究結果を調べれば、それが中身のない療法であることや、患者に現れる効果は、あったとしてもすべてプラセボ効果によるものだとわかるだろう。それにもかかわらず、医師がホメオパシーの薬を処方する決心をしたとすれば、プラセボ効果を引き出すためには患者に嘘をつかなければならない。つまり、ホメオパシーには驚くべき威力があるという、患者の間違った信念を強めるようなことを言うか、あるいはそういう嘘の信念を患者に吹き込むかしなければならないのである。問題はごく簡単なことだ。私たちは嘘のない誠実な《科学的根拠にもとづく医療》の基礎の上に医療を築きたいのだろうか、それとも嘘とごまかしの上に築きたいのだろうか?

実際、プラセボ効果を最大限に引き出すには、その治療法が特別なものに見えるように誇張した嘘をつくのがもっとも効果的である。たとえば医師たちはこんなふうに言えばいい。「このレメディは、アフリカのティンブクトゥからの輸入品なのです」、「このレメディは、今ではもう手に入らなくなっているので、治療に用いるのはこれが最後となります」、「このレメディは、今年はこれまでのところ百発百中で効いているんですよ」、「このレメディは、あなたの細胞のひとつひとつに含まれている邪悪な反物質を中和してくれるでしょう」。そう言われれば患者の期待は高まるから、プラセボ反応が起こる可能性も大きくなり、効果自体も強まるだろう。要するに、ホメオパシーの効果を最大限に引き出そうとすれば、医師は考えられるかぎりの大げさな嘘をつかなければならないのである。

昔の医師は、患者にしてやれることがほとんどないなか、たびたびプラセボ効果を利用していた。しかし現代の医療は、検証され、効果の証明された本物の治療法を手に入れた。プラセボに頼った医療システムには二度とふたたび戻ってはいけない、というのがわれわれの強い思いなのである。これについては、医師でジャーナリストでもあるベン・ゴールドエーカーも、同じ立場から次のように述べている。

主流派の医師は、昔のやり方に戻って、プラセボ効果を最大限に引き出そうとする代替療法セラピストの手管を使いたいのだろうか？　その問いにはすぐ答えることができる。断固、お断りだ。かつて医師がまとっていたマント――教師然として、家父長主義的で、神秘化して煙に巻く権威の象徴としての衣鉢（いはつ）――は、すでに代替療法セラピストの手に渡った。そのマントをふたたびまとうためには、大半の医師にとって不愉快なもの、すなわち不誠実さが必要なのである。

医者は患者に嘘をつくべきではないから、プラセボ効果を当然のように利用するわけにはいかないという著者たちの立場は、厳格すぎると思う人もいるだろう。実際、われわれの立場に反対する人たちは、象牙（ぞうげ）の塔の住人が言いそうな倫理を振りかざした理屈よりも、嘘をつくことで得られる受益性のほうが大きいと言う。そういう人たちは、患者の健康のためならば、罪のない嘘をつくぐらいは許されると思っているのである。それに対してわれわれは、こっそりプラセボ効果を利用することが当たり前になれば、医療に詐欺（さぎ）文化が広まり、医療という職業が蝕（むしば）まれていくもとになると反論したい。もしも医師がホメオパシーのようなプラセボ効果に頼った薬を処方したら、医療はどういったものになるか考えてみよう。

1　医師はホメオパシーには中身がないことがバレないように共謀して口をつぐまなければならない。医師は誰ひとり、「王様は裸だ」と言うことを許されない。それを言えば、ホメオパシーのプラセボ効果が台無しになるからだ。

2　医療研究者は病気を理解すること、つまりその病気の原因と治療法を探ることが仕事なので、その共謀関係には加わらないだろう。進歩の名において、そして名誉にかけて、今日得られている研究結果は、ホメオパシーを支持しないと指摘するだろう。こうして科学者と医師とは、互いに相反するメッセージを発することになる。

3　ホメオパシーの処方薬は、ちょうどゲートウェイドラッグ（より強い麻薬にのめり込む入り口となる弱い薬物）のような役割を果たし、患者に理屈では説明のできないほかの治療法も試してみようと思わせる。デーヴィッド・コフーン教授は、油断のならないホメオパシー・レメディの危険性を、次のように巧みに言い表した。「ホメオパスのくれる砂糖粒には何も含まれていないのだから、体には毒にならないだろう。むしろ危険なのは、人の心を毒することだ」

4　親は子どもを守ろうとして、ワクチンなど、命を守る医療介入を勧める科学者の言薬を無視し、ホメオパスが勧める代替の（そして効果のない）方法を用いるかもしれない。啓蒙（けいもう）の時代が始まってから二世紀の進歩を経た今になって、《科学的根拠にもとづく医療》から撤退するという決断を下せば、新たな蒙昧（もうまい）の時代へと逆戻りすることにもなりかねない。

5

製薬会社は、自分たちも偽（にせ）の薬剤を売り出してもいいはずだと強く言えるようになる。偽薬の砂糖粒を万能薬と称して売ればはるかに儲（もう）かる商売になるというのに、金のかかる新薬開発の手順を踏む必要があるだろうか。

最後にもうひとつ、プラセボ効果に頼った治療を避けなければならない理由がある。実際、その理由は非常に有力なので、偽の薬や治療法を日常的に利用する必要はどこにもなく、まったく正当化できないことがすぐに明らかになるだろう。プラセボ効果はときに非常に有益なものにもなるという点は誰も否定しない。しかし実をいえば、プラセボ効果を引き出すために、偽薬を使う必要はないのである。一見すると逆説的だが、少し詳しく説明すれば、あまりにも当然のことだとわかるだろう。

医師が効果の証明された薬を処方すれば、患者には生化学的、生理学的な効果があるだろう。そしてその効き目は、プラセボ効果によってつねに強められるということを思い出そう。薬の標準的な効果のほかに、その薬が効くと患者が期待することによって、標準的なレベルを上まわる効果があるはずなのである。別の言い方をすれば、効果の証明された薬には、プラセボ効果というおまけがついてくる。それなのになぜ、プラセボ効果だけしかない治療を受けなければならないのだろうか？　なぜセラピストは、プラセボ効果だけしかない薬を使うのだろう？　それは単に、患者を騙しているだけではないのだろうか？

医師は、治療にはプラセボ効果がつきものであることや、プラセボ効果の大きさはさまざまな要因によって決まることをよく知っている。たとえば、医師の服装や、自信がありそうかどうかなど、ごく普通の振る舞いなどもプラセボ効果の引き金になる。優れた医師はプラセボ効果を最大限に引き出すが、最低の医師はプラセボ効果をほとんど引き出すことができない。神経科医のJ・N・ブラウは次のように述べた。「患者にプラセボ効果を及ぼすことのできない医師は、病理学者になるべきだ」

前に、ホメオパスに治せそうな、つまりプラセボ効果だけで改善が見込めそうな症状を挙げた。その同じ症状を考えてみると、通常医療の医師たちは一般に、直接的効果に加えて間接的なプラセボ効果もある、より信頼性の高い治療法を勧めるであろうことがわかる。たとえば、ひどい打ち身を治療する場合には、医師たちはアルニカのホメオパシー・レメディを勧める代わりに、けがをした当日は冷湿布をし、その後は温湿布をしてくださいと言うだろう。高血圧の患者に対しても、ホメオパシー・レメディを勧める代わりに、食習慣を変え、アルコールとタバコを減らしましょうと言うだろう。それでもだめなら、降圧剤を使うこともできる。花粉症の患者に対しても、有効性の証明された、眠くならない抗ヒスタミン剤に加えて、おまけとしてついてくるプラセボ効果を用いるほうが、プラセボ効果だけしかないホメオパシー・レメディを使うよりずっといいだろう。普通の風邪の治療法は、まだ科学の手が届いていないため、通常医療の風邪薬は対症療法でしかないが、それでもホメオパシーよりは効き目がある。この場合もやはり実証された効果とプラセボ効果を合わせた通常医療の風邪薬の方が、プラセボ効果だけしかないホメオパシーの飲み薬よりはましなのである。

一番難しいのは腰痛（ようつう）などの場合で、医師にできることは限られているが、それでもホメオパシーのようにプラセボ効果だけに頼った代替療法よりは効果が見込める。二〇〇六年、B・W・コースとそのオランダの同僚たちは、『ブリティッシュ・メディカル・ジャーナル』誌に「腰痛の診断と治療」と題する臨床報告を発表した。

非ステロイド抗炎症剤は、偽薬よりも痛みを緩和するという強力な科学的根拠がある。継続的運動を勧めることは、患者の回復を早め、慢性の身体障害になる率を低下させる。筋肉弛緩（しかんざい）剤は偽薬よりも痛みを和らげてくれるが、眠気などの副作用が起こるということを示す強力な科学的根拠がある。逆に、ベッドで安静にしていることや、腰痛の治療のための特別な運動（筋肉強化、柔軟体操、ストレッチ、屈伸、伸展などのエクササイズ）には効果がないことを示す強力な科学的根拠がある。

本書も終わりに近づくにつれ、代替医療の大半には効果がないことや、たとえプラセボ効果があったとしても、そういう治療法を奨励すべきではないことがしだいに明らかになってきた。今日の代替医療は、いろいろな意味で、一世紀前のアメリカに横行した「テックス・ベイリーのラトルスネークオイル」や、「モンスター・ブランド・スネークオイル」といったスネークオイルの現代版である。スネークオイルは患者には何の効き目もなかったが、それを売り歩く行商人にとっては大した儲けになった。とくに有名なスネークオイル商人のひとりであるクラーク・スタンレーは、「筋肉や膜や組織に染み込み、やがては骨にまで染み込んで、医者も驚く威力で痛みを消してくれる塗り薬」と言ってその商品を売り込んだ。もちろん、スネークオイルにそんな効果はなく、スタンレーの塗り薬が一九一六年に科学的に検証されてみると、ヘビの油はまったく含まれておらず、「主成分は軽鉱物油であり、それに一パーセントほどの脂肪油、おそらくは牛脂と、トウガラシ、そしておそらくは微量のショウノウとテレビン油が添加されている」ことが判明した。

スネークオイルも超高度希釈のホメオパシー・レメディも、有効成分は含まれておらず、プラセボ効果だけしかない。しかし、スネークオイルのほうは今では笑い話になり、ハリウッドのカウボーイ映画で見るぐらいだが、ホメオパシー・レメディのほうは、今でもどの薬局でも売られている。理屈に合わないという点では、むしろホメオパシーのほうがスネークオイルの上を行っていることは、あるホメオパスが奇妙なレメディについて書いた次の手紙を見ればよくわかる。「この患者は、頭皮にできた腫れ物が治らず、インフルエンザのような病気もありました。しかし、カシノシン（ガン細胞から作られるレメディ）・ノソド30Cをその日に何度か与え、その後、ある朝にベルリンの壁30Cを与えたところ、全般的な体調が改善しました。……」。この手紙を取り上げた『メディカル・モニター』誌の記事は、「ベルリンの壁」がホメオパシー・レメディになるおかしさを次のように強調した。「そこらの家の庭の壁や、スパゲッティ交差点（英国バーミンガム北部にある自動車道交差点の俗称。空から見るとからまったスパゲッティのように見えるところから）のコンクリートよりも、ベルリンの壁に医療上の効果があるというのだろうか？　スコットランドのホメオパスは、我が国の史跡であるハドリアヌスの壁の粉末をレメディとして利用しているのだろうか？　ぜひ教えてもらいたいものだ」

私たちはいったいなぜ、地球全体で年間四百億ポンドもの金を、大半はホメオパシーと同様に無益で、多くはホメオパシーよりも危険な代替療法に注ぎ込むことになってしまったのだろうか？　本書の最後から二番目にあたる次の節では、人びとをこれほどまでに代替医療に熱中させた十の責任者集団を見ていこう。それぞれ、代替医療に不当な信憑性を与えるにあたってどんな役割を果たしてきたかを説明し、今日広く流布しているあまりに楽観的で無批判な、間違った代替医療に対する見方を是正するためにできることを提案していく。以下に述べるのは、過去四半世紀間で何を誤ったのかについての分析と、《科学的根拠にもとづく医療》が果たす役割を再確認するためのマニフェストである。

◎効果が証明されていない、または反証された医療を広めた責任者トップテン

1　セレブリティ

このリストは順不同であり、効果のない代替医療を不当にも助長したという点で、セレブリティが一番罪が重いというわけではない。しかし、この数十年間、セレブが大きな役割を果たしたのは間違いない。エルンスト教授とその同僚のマックス・H・ピットラーは、二〇〇五年から二〇〇六年にかけて出た、代替医療を使っている著名人に関する記事を調べた。その結果、効果の証明されていない治療法との関係で名前の挙がった

セレブが何十人もいることがわかった。パメラ・アンダーソン、シンディ・クロフォード、シェールのようなホメオパシーの熱心な愛好家から、ゴールディー・ホーンやクリスティ・ターリントンのようなアーユルヴェーダの熱烈な実践者までさまざまな人たちがいる。こうした露出度の高い人たちが使っているとなれば、大衆は代替医療に絶大な信用を置くだろう。なぜならセレブは金持ちなので、最高の医療を受けることもできるからだ。言い換えれば、リッチな有名人が金に糸目をつけずに使っているぐらいだから、こうした治療法の方が主流の医療よりも優れているに違いないと思われてしまうのである。

俳優や歌手に加え、ボリス・ベッカーやマルチナ・ナブラチロワら、多くのスポーツ関係者が代替医療にのめり込んでいる。スポーツ・セレブは役割モデルとなって、代替医療にさらに信憑性を付け加える。なぜなら大衆は、スポーツ・セレブは健康に格別の注意を払っているはずなので、健康アドバイザーとしても優れているに違いないと思い込んでいるからだ。しかし実をいえば、裕福なスポーツマンやコーチたちは、法外な値段のプラセボに金を使うだけでなく、通常医療でも最高の治療を受けるために多額の金を費やしているのである。

アメリカのホメオパス、ダナ・ウルマンは、大衆に代替療法を売り込むためにはセレブを利用するに限ると考えているらしい。なにしろウルマンの近著、『ホメオパシック・レボリューション』の副題は、「なぜ有名人や文化人はホメオパシーを選ぶのか」なのだ。ウルマンは、十一人の合衆国大統領、七人の教皇、ベートーヴェン、ゲーテ、テニソン、ガンズ・アンド・ローゼズのリードボーカルであるアクセル・ローズをはじめ、歴史上のこれほど多くの有名人が使っているのだから、ホメオパシーには効き目があるに違いないと大衆に思い込ませようとしている。

こういうセレブたちが無益なセラピーをやっているのは、知識不足か、間違った情報を吹き込まれたせいだろう。しかし、その治療法を支持することをやめれば、セレブは大衆のために大きく役立つことができる。できるかぎり正確な科学的根拠で自らを武装し、効果が不安定で欠陥があり、ときに危険でさえある治療法を批判すればなお良い。まさにそれをやってのけたのが、歌手のカイリー・ミノーグである。ミノーグは二〇〇五年に、ガンを治療するために代替療法をやっているらしいとの噂（うわさ）が流れたとき、代理人を通して次のような声明を発表した。「彼女（カイリー・ミノーグ）はこれまでにもファンのみなさんに対し、劇的な減量をしているとか、代替療法を懸命に探しているといった作り話を信じないでほしいとお願いしてきました。カイリーは代理人に対し、次のようにはっきりと述べています。彼女がどんな病状にあるのか、そしてどんな医師にかかっているかに関する間違った話を、同じ病気をもつ人たちは信じないでほしいということです」

さらに印象的なのは、俳優のリチャード・Ｅ・グラントの例だろう。グラントは、ヤギの血清はエイズから命を救う治療法だとする危険な詐欺話を暴露したのである。アフリカのスワジランドで育ったグラントは、ヤギの血清を治療法として推薦してもらえないかと頼まれた。それに対する彼の返事は、ヤギ血清を売る連中が期待したようなものではなかった。「死人がラザロのごとく墓から蘇ったというのか。馬鹿馬鹿しい！」。グラントは責任ある行動を取り、ＢＢＣの番組「ニューズナイト」の仕事をしているジャーナリストにそのことを知らせ、そのジャーナリストは、ヤギの血清は昔のスネークオイルと同じ類のインチキ薬にすぎないことを広く世間に伝えた。

2 医療研究者

このグループが挙がったことに驚かれた読者は多いだろう。なにしろこれまで著者たちは一貫して、代替医療について調べるために、医療研究者を頼りにしてきたのだから。彼らの努力があったからこそ、これほど多くの治療法に効き目がないことが明らかになったのだ。彼らは代替医療を研究しただけでなく、さまざまな治療法に言われているような効果はないことを広く世間に知らせようと努力してきた。しかし、医療研究者の大半は、代替医療ではなく、通常医療の開発に的を絞って研究を行っている。ここでの批判は、そういう研究者たちに向けられたものである。

医療研究者たちはこれまで、自分の専門分野、たとえば新しい抗生物質やワクチン、外科手術の技術などを開発することだけに的を絞り、代替療法のセラピストが通常医療について恐ろしげなことを言い、自分の治療法の効果を大げさに宣伝することで、医療研究者の仕事の信用を落としていることに目をつぶりがちだった。言い換えれば、代替医療とそれが拠り所にするおかしな理論がこれだけ興隆するのを、指をくわえて見ていた研究者があまりにも多いのである。

そういう立場から一歩踏み出して、多くの代替医療が抱えている矛盾や、大げさな主張や嘘を暴露することで輝かしい貢献をした学者もいないわけではないが、その数はごくわずかである。しかしどれほどわずかでも、その多くは注目すべき成果を上げている。二〇〇六年には、志を同じくする科学者たちがゆるやかな連合体を作り、医療に財源を割り当てることに責任をもつNHSトラストの最高責任者たちに向けた公開書簡を発表した。その書簡に署名した人たちのなかには、代替医療の分野で研究を行っている専門家がひとりだけ含まれていた（エッァート・エルンスト）。書簡には、ホメオパシーをはじめ代替療法の多くは、有効性が示されていないこと、そしてNHSは、有効性がはっきり示されている治療法に財源をまわすべきだという、実にわかりやすい主張がなされていた。「NHSが経済的に逼迫している今日、患者、国民、そしてNHSそのもののために何よりも役立つのは、財源を、科学的根拠によって有効性の示された治療法に振り向けることである」

その書簡は『タイムズ』紙の一面に掲載され、その後ラジオやテレビでも取り上げられた。多くの人はこのときはじめて、ホメオパスが事実とは異なる主張をしていること、そして自分たちの税金が中身のない薬にむざむざ費やされていることを知ったのだった。それればかりか、NHSの最高責任者たちはこの書簡にしかるべき注意を払ったらしく、ホメオパシーに対する方針の見直しを行った――二〇〇七年半ばまでに、二十一のトラストはホメオパシーへの財政支援をそのまま続け、四十のトラストはホメオパシーへの支出を公表していないものの、八十六のトラストは、四つあるホメオパシー病院に患者をまわすことを止めるか、厳しく制限するようになった。ヒリンドン一次診療トラストの責任者であるヒラリー・ピクルスは、ホメオパシーに資金を供給することについて、『タイムズ』紙上に次のような見解を発表した。

「これは単に、ホメオパシーを支持する科学的根拠がないというだけの問題ではない。何に金を費やすかという、優先順位の問題でもある。NHSの資金を、何かに支出するという決定がひとつ下されるたびに、別の何かが資金を奪われる。有効性の示されていないホメオパシーに金を費やすということは、有効性の示されている治療法に使える金が減ることを意味し、それはまったくあってはならないことである。

二〇〇五年には獣医師たちのあるグループが、「イギリス獣医学ブードゥー協会」を設立して、ホメオパシーの使用に反対する風刺的なキャンペーンを打った。この獣医師グループは、英国獣医師会がホメオパシー療法を行う医師のリストを公表するという決定を下したことに愕然（がくぜん）とした。なぜならそれは事実上、ホメオパシーを奨励し、暗黙の支持を与えることだからである。ホメオパシーの使用に反対するこの獣医師グループは、動物たちができるかぎり良い治療を受けられるようにとの思いから、ホメオパシーは科学的根拠の有無と有効性に関するかぎり、ブードゥーといい勝負だと述べた。彼らが打ったキャンペーンのおかげで、獣医師会はもう少し責任のある行動を取るようになり、今ではヨーロッパ獣医師連合（FVE）もその会員に対して、「科学的に証明された、科学的根拠にもとづく治療法だけを利用し、科学的根拠にもとづかない方法は手がけないこと」を強く求めるようになっている。

医療研究者たちが立ち上がれば大きな影響力を持ちうるので、もっと多くの研究者たちが立場を明らかにする必要がある。しかし、代替医療の価値にあえて疑問を投げかければ、評判を傷つけたり、身の潔白に疑問を投げかけるような攻撃にさらされることがある。医療研究者の場合には、大手製薬会社から金をもらっているとして非難されることが多い。そうした攻撃から身を守るためには、医療研究者は総じて、人びとの病気を治し、生活の質を高めて、健康に長生きしてほしいという願いに駆り立てられているのだという点を訴えていくしかないだろう。

たとえば、乳ガンの専門家であるマイケル・バウム教授は、二〇〇六年に発表された、有効性が科学的に示されていない治療法に反対するＮＨＳへの公開書簡に署名した研究者のひとりだが、《科学的根拠にもとづく医療》のテーマで講演するときにはいつも、次のように話すことにしているという。「私はいつもこんなふうに自己紹介をしています。私は、母親である女性の息子です。そして、妻である女性の夫であり、妹である女性の兄で、二人の娘の父親で、七人の若い女性のおじです。私の母は、乳ガンのために痛ましくも亡くなりました。妹にもガンが見つかりましたが、その後、もう長いこと生きています」。つまりバウム教授は、乳ガンに対する最善の治療法を明らかにすることに、個人としても医者としても、多大な利害をもっているということだ。彼が人命を救う仕事に献身しようと決心したのは、母親の死がきっかけだった。

3　大学

科学の学位はいつの時代も尊重されてきた。理学士という科学の学士号を取得するということは、一般的な科学の考え方に加え、どれか特定の分野の基礎を学び、より高いレベルの勉強に向かう準備ができたことを意味する。理学士の学位を得て大学を卒業した者は、実験によってこれまでに得られた知識を身につけ、自分で研究を行えるレベルに近づいたことを世に示している。少なくともかつては、理学士の学位はそれを証明するものだった。ところが今日、大学のなかには、この科学の伝統を貶め、学問の信頼性を売り渡す決断を下したところがある。

今では世界中の大学がさまざまな代替医療で学位を授与しているが、それは大学が体現すべきもののすべてを傷つける行為である。いったいどうすれば、科学的にはまったく意味をなさない「気」や「ポテンシタイゼーション」や「サブラクセーション」などという原理を大学で教えて、理学士の学位を授与できるというのだろうか？（この三つはそれぞれ、鍼、ホメオパシー、カイロプラクティックの中心概念である）そんな学位を出すことは、学生に害をなすことにほかならない。なぜなら学生たちは、それを学ぶことで、医療システムの基礎となる科学を学んだかのように錯覚するだろうからだ。患者も惑わされるだろう。大学で代替医療が教えられていると聞いた患者は、それなら代替医療にはきっと効果があるのだろうと思い込むにちがいない。つまり大学は、代替医療に不当な信憑性を与えているのである。

代替医療の学位がどれほどひどいものかは、二〇〇五年にロンドンのウェストミンスター大学で、「ホメオパシーのマテリアメディカ　2A」という講座の試験に出た問題を見ればよくわかる。「プソリヌムと硫黄は、疥癬のレメディである。これらのレメデイで治療される症状が、病気の瘴気をどのように反映しているかを論じよ」。これを見れば、医療の暗黒時代へと後戻りが起こっているのがわかるだろう。かつて病気は、《瘴気》という、毒気を含んだ空気によって起こると信じられていた。この考えが廃れたのは、十九世紀も末になり、科学者たちが正確で有用な媒菌説を発展させてからのことだった。

二〇〇七年にはデーヴィッド・コフーン教授がイギリスの状況を調べて、代替医療の学位を出す課程をもつ大学が十六に増えていること、課程そのものは六十一あり、そのうち四十五の課程では、理学士の学位が授与されていることを明らかにした。その学士号のうち五つは、ホメオパシーを専門としている。これはつまり、学生は三年もの歳月をかけて、本書のたった一章でひっくりかえしたものを学ぶということを意味している。もっとも罪が重いのはウェストミンスター大学で、代替医療の学位を十四種類も出している。この大学は、まともな学問分野で多くの学位を出しており、他学部の教授は概してその専門分野で高く評価されている。それなのになぜこの大学は、こんなあやしげな分野で、意味のない学位を授与するようになってしまったのだろうか？　コフーンによれば、有効性が科学的に示されていない治療法の教育課程をもつ大学は、信頼性よりも利益を優先したのである。

これは大学において、「まじない師」を養成することに匹敵する。もしもあなたが理学士の学位をもっているなら、それは科学の名でくくられる性格のものであるはずだ。大学の実質的な責任を負っている副学長たちは、どうか誠実になってほしい。彼らは堕落して、お客様である学生を獲得するためなら何でも教える。金になりさえすればいいと思っているのだ。そういう教育課程が、他のどんな分野よりも急速に増えている一方で、数学などの講座が減少していることは明らかなのである。

大学の責任ある立場にある人たちは、今こそ優先順位を変えるべきだろう。金のために学問の水準を犠牲にしてはならない。利益を最優先するという戦略は、先見の明がなさすぎる。短期的にはそれでうまくいっても、長期的には、高等教育という制度の信頼性を傷つける行為だからである。

4 代替医療の導師(グル)たち

私たちの生きるこの時代は、代替療法の施術者(せじゅつしゃ)が通常医療の医師より名を知られているという不思議な時代である。たとえば、アメリカの医療グルであるディーパック・チョプラは、アーユルヴェーダなどの代替療法を推進する世界的著名人であり、彼のグローバルな名声に太刀打ちできる通常医療の医師は、ただのひとりもいない。

チョプラや、彼と同業の医療グルたちが、代替医療の福音を広めるようになって十年以上になる。医療グルは大きくメディアに取り上げられ、人気のテレビショーに出演し、膨大な人数の聴衆に向かって講演を行ってきた。否定しようのないそのカリスマ性に、実業家としてのプロ意識が加わって、絶大な影響力をもって大衆に代替医療を普及させてきた。こういう医療グルたちは概して、それでなくても誇張された誤った主張に説得力を与えている。

たとえば、アメリカでもっとも成功している代替医療の推進者、アンドリュー・ワイル医師は、『タイム』誌の表紙を二度も飾り、『オプラ・ウィンフリー・ショー』や『ラリー・キング・ライブ』といった人気のテレビショーにたびたび出演し、「信頼される健康アドバイザー」を自称している。たしかにワイルには医学の素養があるので、彼のアドバイスのなかには、運動をしましょうとか、タバコは控えましょうといった有益なものもある。しかしそれ以外の多くのアドバイスには意味がない。彼のアドバイスに従う多くの人たちにとってとくに問題になるのは、意味のあるアドバイスと、そうではないアドバイスとの区別がつかないことだろう。たとえばワイルは、二〇〇四年に出版された『ナチュラル・ヘルス、ナチュラル・メディシン』という著作のなかで、関節リウマチに処方薬を使うのはやめるようにさかんに説いた——薬のなかには、明らかに病気の経過を変え、体が不自由になるような変形を防止してくれるものがあるというのに。

ワイルは、効果のある通常医療をしばしば中傷する一方で、ホメオパシーをはじめ効果のない代替療法を奨励する。そして病気をもつ人たちに向かって、さまざまな代替療法を試してみて、自分に合うものを見つけようなどとアドバイスする。引退した内科医のハリエット・ホールは、とくにその点を心配している。ホールは、『スケプティカル・インクワイアラー』誌の書評でワイルの本を取り上げ、次のように述べた。「だが、多くの病気はそのうち治り、そうでない病気も良くなったり悪くなったりを繰り返す。病気がたまたま良くなる時期にあたっていたとしても、良くなったのはそのとき使った薬のおかげだと、患者は思ってしまうだろう」。ワイルは、患者が自分の身体(からだ)を実験台にして結論めいたものを引き出すようアドバイスするのではなく、注意深く安全に行われた臨床試験の結果をきちんと知らせてはどうだろう。

ワイル博士の、「実地に試してみる」という哲学は、代替医療の分野で本を出している著者の多くに共通する立場である。エルンスト教授とその同僚たちが、代替療法をテーマとする主要な著作七点を調査したところ、それらの著者たちは、ありとあらゆる代替療法を何のためらいもなく読者に勧めていることがわかった。七点の本には、糖尿病の治療法が全部で四十七種類も挙がっていたが、複数の本に出てくる治療法はわずか十二種類だけだった。そのうち五つは(催眠療法、マッサージ、瞑想(めいそう)、リラクセーション、ヨガ)、患者の全般的な健康改善には役立つかもしれないが、それ以外は、何にせよ病気の治療に効果があることを示す科学的根拠はひとつもないような治療法だった。ガンについても状況は同様で、互いに矛盾した、読者を誤解させるアドバイスがなされていた。七点の本を合わせると、全部で百三十三種類の代替療法がガンの治療法として勧められていた。

もうひとり露出度の高いグルに、ケヴィン・トルドーがいる。その著作『自然治癒――彼らがあなたに教えたくないこと』（邦題『病気にならない人は知っている』幻冬舎）は五百万部も売れ、『ニューヨークタイムズ』のベストセラー・リストの第一位にもなった。トルドーが医療に関する資格を何ひとつもっていないことを考えれば、その売れ方には首をかしげざるをえない。ウィキペディアの彼の項には、「アメリカの著述家で、ポケットビリヤードの興行主（国際プール・ツアーの設立者）、重罪で有罪の判決を受けた。セールスマン、代替医療の唱道者」とある。トルドーはクレジットカード詐欺で連邦刑務所に二年間服役したのち、「ニュートリション・フォー・ライフ」という会社と協力して仕事をはじめた。その後まもなく、彼はふたたび法を犯した。いわゆるネズミ講のようなシステムを運営して訴えられたのである。しかしトルドーは三たび復活し、テレビショッピングで商品を売り始めたが、たびたび嘘をついたり根拠のない主張をしたりしたために告発され、二〇〇四年には米国の連邦取引委員会が、彼に二百万ドルの罰金を科したうえで、「今後はいかなる製品、サービス、プログラムの宣伝のためであれ、テレビショッピングの番組に出演したり、コマーシャルを作成したり、それを放映したりすることを禁じる」という判決を下した。

こうしてトルドーは、テレビで商品を売ることはできなくなったが、言論の自由はあるため、テレビに出演して著作の宣伝をすることはできた。彼は過去に何度か、一週間でテレビショッピングに登場した回数が一番多い人物になっている。ベストセラーになったトルドーの著作には、たとえば次のように、まったくのナンセンスであるばかりか、危険でさえあることが書いてある。「太陽を浴びてもガンにはなりません。それどころか、太陽を浴びないとガンになることが示されているのです」、「ＯＴＣ医薬品（市販薬）であれ処方薬であれ、薬はすべて病気を引き起こします」などと。二〇〇五年にはニューヨーク州の消費者保護委員会が、この本に書かれていることは、「トルドーが約束しているような、ガンやその他の病気に対する〝自然治癒〟をもたらすものではない」と警告を発した。またこの委員会は、一般の人びとに対して、「トルドーは自費出版の本に事実とは異なることを書いているだけでなく、消費者にその本を買わせるために、〝推薦のことば〟をでっち上げている」と警告した。

しかし残念ながら、トルドーの活動を抑え込むのは難しいようで、彼は今もウェブサイトで代替健康商品を売っている。ニューヨークのジャーナリスト、クリストファー・ドレーアーは、トルドーの商売人としての儲け方には、はっきりとした戦略があるという。すなわち、「テレビショッピングに出て本を宣伝する。その本には、彼のウェブサイトが宣伝されている。かくしてトルドーは巨万の富を得るというわけだ」。代替療法のグルたちの定石は、直接間接に、自分の儲けになる健康商品を売り込むことである。それほど過激ではなく、慈愛にあふれるおじさんといった風貌のワイル医師でさえ、健康グルである彼に企業からの働きかけがあれば断りはしないことは、「ドクター・ワイル・セレクト」というバナーで売られている代替療法ブランドがあることからもわかる。また彼は、二〇〇三年から二〇〇四年にかけてドラッグストア・ドットコムと契約し、ロイヤリティーとして三百九十万ドルを受け取っている。

同様に、アメリカのラジオ番組司会者であり、「健康予言者」を自称するゲイリー・ナルも、自分のウェブサイトで商品を売っている。彼のマーケティング・ポリシーのひとつは、代替療法を売り込むために通常医療をこき下ろすことである。そしてこの路線から、とくに無責任で危険な発言が出てくる。ナルは、『ＡＩＤＳ――セカンドオピニオン』という著書のなかで、「一九九〇年代のＡＩＤＳは、免疫抑制剤のせいで引き起こされたか、あるいは悪化させられている医原病である」と述べた。つまりナルは、通常医療はエイズ患者のために役立つどころか、むしろ害を与えていると言っているのである。ＨＩＶ感染者であるジャーナリストのピーター・カースは、ナルの本に対する書評のなかで、仮借なくこれを批判した。

ナルが無分別にも科学的根拠をないがしろにすることは、単に情況判断を誤っているというだけでなく、もはや犯罪である。……故マイケル・カレンが、まるで彼が存命中であるかのように引用されていることに、私は飛び上がるほど驚いた。（カレンは、かつてはエイズの長期生存者として有名で、アジドチミジンの使用に断固反対していたが、一九九三年に亡くなっている）

もうひとり、エイズの治療についておかしな考えをもっている健康グルに、イギリスを本拠地とする代替栄養学者、パトリック・ホルフォードがいる。彼には二十四冊の著作があり、合わせて十七の言語に翻訳されている。二〇〇七年に出版された彼の最新著作は、エイズの治療について危険な主張をしているとして非難された。南アフリカにいたとき、彼はマスコミに対して、自分の主張について次のように述べている。「『新しい最適栄養バイブル』という近著で述べたのは、〝はじめて使用できるようになった抗HIV薬アジドチミジンは有害かもしれず、ビタミンCよりも効果がないことがわかってきた〟ということです」

ホルフォードのこういう意見は、だいぶ前から実に多くの科学者の怒りを買い、ホルフォード・ウォッチ（*www.holfordwatch.info*）というウェブサイトができたほどだ。

このサイトの目的は、彼の間違いを明らかにし、それを修正することにある。ところがイギリスのティーズサイド大学は、なんとホルフォードには十分にその資格があると判断したらしく、客員教授に招聘したのである。これはすでに挙げた犯人リストのうち、ふたつのグループについて述べたことと関係がある。第一に、こと代替医療に関するかぎり、奇妙なほど卑劣な行為に走る大学があること。第二に、大学の学問水準の低下に抗議して立ち上がるべき医療研究者たちが座視したことである。

5　メディア

新聞、ラジオ、テレビは、どんな論争においても絶大な影響力をもつが、メディアには読者、聴取者、視聴者を引きつけたいという願望があるため、話題をセンセーショナルにしなければという圧力がかかる。そのせいで、事実に立脚した良い記事や番組を作れないということが起こってしまう。

そのことを明らかにしたのが、カルガリー大学の地域医療科学部で行われた活字メディアに関する調査である。三人の研究者が、九種類の新聞または雑誌について、一九九〇年から二〇〇五年までに発表された記事のなかで、ＣＡＭ（補完代替医療）によるガン治療に多少なりとも関係するものを拾い出した。九百十五件の記事が見つかったが、そのうち三百六十一件は、ＣＡＭによるガン治療そのものを記事の主題にしていた。主な結論はそれ以前に行われた同様の調査の結果を裏づけるものだった。研究者たちは次のように述べた。

CAMの治療法には効き目があるという主旨の記事がほとんどで、もっとも多いのは（六十三パーセント）、CAMのおかげでガンが治ったという話だった。大半の記事は、CAMにともなう危険性と受益性、そしてコストに関する情報を与えず、CAMを利用する前に主治医に相談するようにと勧めているものは皆無に等しかった。

要するに、カナダの活字メディアは（どこの国でも同じだが）、代替医療に対しては、あまりに肯定的、かつ素朴な見方を示す傾向があり、代替医療が新聞や雑誌に取り上げられるときには、科学的根拠とは真っ向から対立する内容になっていることがあまりにも多いのである。

テレビに目を向ければ、昼間のワイドショーは、誤った考えを抱いた代替療法セラピストをさかんに対談に招く。たとえばイギリスのチャンネル5で放映されている午前のワイドショー『ザ・ライト・スタッフ』は、おおむね評価の高い番組だが、代替療法の施術者にたびたび時間枠を与え、視聴者に間違った考えを伝えているといえよう。この番組には、補完医療協会（CMA）の会長であるジェイニー・ゴダードがちょくちょく出演し、たいていはホメオパシーの宣伝をする。第Ⅲ章で見たように、ホメオパシーにはプラセボ効果しかないのだが、そんなことを知らない『ザ・ライト・スタッフ』の視聴者は、ホメオパシーは非常に強力な治療法だと思わされてしまうだろう。

ＣＭＡのウェブサイトには次のように書いてある。「ここ数週間に何千人もの方たちから、ジェイニー・ゴダードが番組のなかで名前を挙げた商品について、ＣＭＡや『ザ・ライト・スタッフ』に問い合わせをいただきました」。これは役得というものだろう。なにしろゴダードは、番組で宣伝したサプリメント・ブランドの立ち上げに協力しており、その製品をＣＭＡのウェブサイトで売っているのだから。実を言えば、こうした役得はめずらしいことではなく、むしろ通例だと言わなければならない。番組のプロデューサーは、放映時間中の十五分間ばかりを、当たり障り（さわ）のない医療ネタの雑談で埋めているつもりだろうが、実はそれによって、効果の証明されていない薬の売り上げに貢献しているのである。そればかりか『ザ・ライト・スタッフ』は間接的に、おかしな考えを広めてもいる。ゴダードは、『鳥インフルエンザを生き延びるためのガイド――補完医療のアプローチ』という著書のなかで、次のように述べているからだ。「Ｈ５Ｎ１型インフルエンザの症状にぴったりと合わせたレメディに関する情報を提供します」。代替療法では鳥インフルエンザを治すことなどできないというのに、それができるかのように述べることは、無責任きわまる行為だと言わなければならない。

日中のテレビ番組では、代替療法のなかでも、超自然の力をもつ奇跡のヒーラーといったあやしげなものがとくに好まれる傾向がある。北アメリカで人気のある奇跡のヒーラーのひとりに、アダム・ドリームヒーラーがいる。彼は、大きな黒い鳥から、宇宙の神秘のすべてを教えてもらって以来広く名を知られる奇跡のヒーラーとなった。そういう人物がメディアに登場して絶大な人気を誇っているというのはまるで冗談のようだが、決して冗談ではなく、病気をもつ多くの人たちがドリームヒーラーの治療技術を信じている。彼のウェブサイトには次のように書いてある。「アダムはエネルギー・ヒーリングを利用して、治りたいという気持ちをもつすべての参加者のオーラを、彼にしかできない方法でひとつに溶け合わせます。そして彼はホログラフィックな視覚を用いて、その場にいる人たちの治りたいという気持ちを介し、エネルギー的な影響を及ぼすのです」

アダム・ドリームヒーラーのヨーロッパ版が、ナターシャ・デムキナだ。彼女は十歳のころからX線のように物体を透視することができるようになったと言う。「母と家にいたとき、急に見えるようになったのです。母の体内が見えたので、どんな臓器が見えるかを母に言いました。今では、普通の視力と、自分では〝医療視力〟と呼んでいるものとを切り替えて使っています。一瞬、人体内のカラー映像が見え、その後見た物を分析するのです」。しかし二〇〇四年に、彼女は科学的検証を受けたが、X線のような透視力があることは証明されなかった。

同年、デムキナはイギリスの昼間のテレビショー『ジス・モーニング』に出演した。彼女はこのショーの医療専門家であるクリス・スティールを診察して、胆嚢（たんのう）、腎結石、肝臓、膵臓（すいぞう）に問題があると言った。『スケプティカル・インクワイアラー』のアンドリュー・スコルニックが報告したように、「スティール医師は急遽（きゅうきょ）、費用もかかり侵襲性もある（針やカテーテルなどを用いて、体を傷つける）検査を受けたが、結局、悪いところは何も見つからなかった。スティールは必要もない診断用Ｘ線に曝（さら）されたばかりか、リスクが皆無というわけではない結腸内視鏡検査も受けたのである」。結腸内視鏡検査を受けた患者の五百人に一人は、結腸穿孔（せんこう）を起こしているとの研究もある。番組でデムキナを見た視聴者は、彼女が次々と診断を下す様子に感銘を受けたにちがいない。後日、彼女の診断は人騒がせな思い過ごしで、悪くすれば危険でさえあったことがわかったが、デムキナの失敗を知ったのは、はじめの番組を見た人のごく一部だろう。

昼間のテレビ番組や、タブロイド紙、大衆向けの雑誌などが、インチキ療法や奇跡のヒーラーを取り上げたからといって誰も驚きはしないかもしれない。しかし、世界でもっとも高く評価される報道番組のスタッフまでが、それと同レベルにまで落ちてしまうのは情けない。第Ⅱ章では、ＢＢＣが、心臓切開手術の際に鍼（はり）に強力な麻酔効果があるかのように思わせるシーンを放映した件を取り上げたが、そのシーンは、鍼の科学的根拠に関する「権威ある」ドキュメンタリーの一こまだった。BBCは良質のテレビ番組を放映することで高い評価を得ており、おおむねその評価に値する番組を放映しているが、こと代替医療となると、BBCの批判機能は失われてしまうようだ。

たとえば二〇〇五年には、BBCのニュース番組が、ニコチン依存症に効くという「生体共鳴装置（バイオレゾナンス）」を取り上げたが、その装置はみせかけ以外の何ものでもなかった。ロンドン大学ユニヴァーシティーカレッジの神経生理学者ジョン・アガピオは、これについて次のようにBBCに抗議した。

これは「ニコチンの波動パターン」を記録して反転させることにより、人体に対するニコチンの影響を相殺（そうさい）する治療法だと説明されていました。……要するに、この番組は全般に、軽信にもとづき、この治療法を無批判に宣伝しているのです。……生体共鳴などというものでは治療はできません。この無意味な装置については、実験的であれ理論的であれ、効果を証明するものは何もないのです。それがわかるためには、科学知識はいりません。ほんのわずかな批判的思考がありさえすればよく、ちょっとグーグルで検索してみればいいだけのことです。……番組では、生体共鳴で病気が治せると言っていました。実際、この装置を売り込んでいる人たちは、なんと、ガンも治せると言っているのです！ しかしそれは事実ではありません。このような無批判な放送は、無防備な人たちとそのお金を、ニセ医者の手に引き渡すことに一役買い、効果のある治療を受けるタイミングを失わせたり、治療を阻んだりしたことによる健康上の損害すべてに責任があるということは、ご理解いただけるでしょう。

悪い放送の見本として、もうひとつ、『〝自然〟なサプリメントの危険を暴く』のなかでダン・ハーリーが挙げたアメリカのCBSの例を挙げよう。『60ミニッツ』はCBS独自の調査にもとづく非常に優れたニュース番組だが、近年登場したなかで、もっとも怪しい代替療法のために市場を作り出したと言わざるをえないのである。一九九三年にこの番組は、「サメはガンにならない」と題する、同名の本に取材した一シーンを放映した。ビル・レーンというフロリダ在住のビジネスマンが書いたその本によると、サメの軟骨によって腫瘍が治療できるという。レーンがその治療法を裏づけるものとして挙げた根拠は、サメはめったにガンにならないという観察に端を発する、ごく予備的な研究から得られた情報だった。しかし実際には、ジョージ・ワシントン大学出版の「下等動物の腫瘍目録」によると、サメおよびその近縁種には、四十二種類のガン（そのなかには軟骨のガンもある）が見つかっている。

それまでにもサメ軟骨には、ガンの治療薬として小さな市場があったが、『60ミニッツ』が巻き起こした騒ぎが引き金となり、人びとはサメから作った薬を求めて殺到した。

レーンによれば、番組が放映されてから二週間のうちに三十の新しいサメ軟骨製品がすぐにも販売できるように用意され、それから二年のうちに、年間三千万ドルの売り上げになったという。

しかし、レーンが依拠した予備的な研究は、サメの軟骨がガンに効くという説得力のある結果を示すものではなかった。もしもこれが通常医療の薬だったなら、安全性と有効性を証明するために何年もの研究が行われなければならず、それが証明されてはじめて、処方薬として入手できるようになったはずである。ところが、これは天然の代替療法製品なので、そんな規制は何ひとつなく、効果を検証することさえ必要とされなかった。サメ軟骨は、何の検証も受けずにアメリカ中の健康商品取扱店に配送され、ガン患者はサメ軟骨をわれさきに求めた。

そのせいでサメの個体数は激減することになった。たとえば、イギリスの健康食品チェーンの最大手であるホランド&バレットは、同チェーンで取り扱っているサメ軟骨は、ツノザメとヨシキリザメのものであることを認めている。どちらも「危急種（絶滅危惧Ⅱ類）」に分類されているサメで、つまりは絶滅する恐れがあるということだ。この会社は、サメの保護団体であるシャーク・トラストに対する回答のなかで、次のように述べた。「ホランド&バレットは、これらの種が絶滅危惧種に入れられるまでは、今後とも消費者の需要に応じてサメ軟骨を販売し続ける所存です」。「絶滅危惧種」というカテゴリーは、絶滅の危険性がただ単に高いということではなく、きわめて高いということを意味する。

一九九〇年代の末、大衆が事実無根の話に乗せられていることを憂慮した科学者たちが、本来ならば、これほどサメ軟骨が宣伝される前に行われるべきだった厳密な臨床試験に着手した。臨床試験がひとつ行われるたびに、サメ軟骨には医療上の価値がないという結論が繰り返された。今では明らかなように、『60ミニッツ』は、何の効果もない治療法を全米に宣伝し、多くの人びとに大金を無駄に使わせたのである。

さらに悪いことに、ある種のガン患者のなかには、この流行に乗せられた直接の結果として被害をこうむった人たちがいるようだ。一九九七年に『ニューイングランド・ジャーナル・オブ・メディシン』誌に、脳腫瘍を摘出する手術を受けたカナダの九歳の少女の事例が報告された。医師たちは、術後の管理のために、少女に五分五分の生存率を与えてくれる放射線と化学療法を受けるよう勧めた。ところが、サメ軟骨の報道に心を引かれたその少女の両親は、通常医療による治療をおろそかにして、代替療法を受けさせることにしたのである。医師たちは、それにより生存の望みは絶たれたとして、次のように述べた。「それから四カ月後、ガンの進行がはっきりと認められ、やがて患者は亡(な)くなった。……いったいどういうわけで、通常医療の小児ガン治療法が、有効性を示す科学的根拠がまったくない代替医療のために拒否されなければならなかったのだろうか」

6 メディア（ふたたび）

マスメディアは大衆に対して絶大な影響力があるので、責任者リストのトップテンに二度ランキングされてもよいだろう。前項では、メディアが代替医療の効き目を大げさに宣伝していると述べたが、この項では、新聞とテレビが、通常医療のリスクをセンセーショナルに報道するという問題に焦点を合わせよう。

一九九九年に、エッァート・エルンスト教授が、イギリスの高級紙を対象に、八つの日付について、四紙、合計百七十六本の医療関連記事を調査した。それらの記事のうち、二十六本は代替医療に関するもので、その内容は異口同音に肯定的なものだった——まるで代替医療は、批判の手の及ばない場所にでもあるかのようだ。それとは対照的に、主流の医療に関する残りの記事のうち、ざっと六十パーセントは批判的、または否定的な内容だった。

主流の医療に批判されるべき点があることに疑問の余地はないが、問題は、新聞や放送局はいたずらに攻撃的になっているということだ。小さな問題を大きな恐怖にふくらませたり、暫定的（ざんていてき）な調査結果を、国全体の医療にとって重大な脅威に仕立てたいという気持ちに逆らえないようにみえる。たとえばここ数年ほどは、歯科で用いられる水銀を原材料とする充塡剤が有毒かもしれないという恐ろしげな話がたびたび取り上げられた。一九九四年に、ＢＢＣの『パノラマ』という時事シリーズのなかで取り上げられた「あなたの口の中の毒」と題するニュースレポートもそのひとつである。しかし、この懸念が妥当であることを裏づけるきちんとした科学的根拠はひとつもない。

実際、二〇〇六年に行われた大規模な研究では、水銀を原材料とする充塡剤に対する恐怖には根拠がないとする、それまでに何度も得られていた結果が改めて裏づけられた。研究者たちは、水銀充塡剤を使った子どもたちと、水銀の含まれない充塡剤を使った子どもたちの健康状態をモニターした。これら二つのグループを、数年間継続的に観察した結果、腎臓機能、記憶、協調性、ＩＱ、その他の性質について有意の差は認められなかった。この論文は、この分野でこれまでに発表されたもっとも重要な結果であるにもかかわらず、メディアはまったく取り上げなかったことについて、ジャーナリストで臨床研究者のベン・ゴールドエーカーはこう述べた。

私の知るかぎり、水銀充塡剤が無害であることを示唆する驚くべき新データを取り上げる『パノラマ』ドキュメンタリーを準備中だという話は聞かない。イギリスでは、この研究について報じる新聞記事はひとつも出ていない。『米国医師会誌』に掲載されたこの画期的研究について、ただのひとこともないのである。

ともあれこの一件でメディアがやったことは、たかだか大衆を怖がらせて水銀充塡剤を使わないようにさせ、もっと値段が高く、それほど頼りにならず、結果として歯科医に通う回数が増える方法を選ばせただけだとも言える。しかし、はるかに深刻な影響を及ぼすケースもある。たとえば、麻疹、流行性耳下腺炎、風疹を予防するための新三種混合ワクチン（ＭＭＲ）をめぐる報道のありかたは、まぎれもなく数千人の子どもたちの健康を危険にさらしている。報道は、ＭＭＲワクチンの安全性に問題を投げかける予備的研究や、根拠薄弱な研究ばかり大げさに取り上げる一方で、ＭＭＲが子どもたちにとって、もっとも安全な選択肢であることを示した、質の高い研究のほうは無視するのである。

無責任なメディアによる報道のせいで、子どもにワクチンを接種させる親が激減し、そのせいですでに数度にわたり麻疹の流行が起こり、大流行の危険性が今も重くのしかかっている。おそらくメディアがそういう無謀な報道をするのは、麻疹のせいで過去にこうむった甚大な損失のことは忘れているからだろう。麻疹がちょっと面倒な出来事ですむ家庭も多いとはいえ、二十人に一人の子どもで中耳炎が起こり、二十五人に一人の子どもで呼吸困難、二百人に一人にひきつけ、千人に一人で髄膜炎または脳炎、そして五千人に一人が死亡しているのである。二〇〇六年には、イギリスでひとりの子どもが麻疹により亡くなったが、これはイギリスでは十四年ぶりのことだ。

このように、研究者が何世代もかけて病気と闘うために積み重ねてきた努力が、おそまつな報道のせいで台無しになっている。たとえば、一九一九年にアメリカのモンタナ州の貧しい家庭に生まれたモーリス・ヒルマンは、一日一食しか口にできず、夜はナンキンムシに苛まれながら寝る生活を経験した。子どものころにかかる病気が、地域社会にとってどれほどの打撃になるかを目の当たりにしたヒルマンは、のちにＭＭＲをはじめ、子どもたちが普通に与えられている十四のワクチンのうち八つを開発した。彼は少しばかり長生きしすぎたために、人命を救う彼のワクチンをめぐる論争を目にすることになった。ヒルマンの同僚であるアデル・マフムドは、今もヒルマンの感想を思い出して、次のように語っている。

> 反ワクチン運動に乗せられ、そもそもワクチンとは何なのかさえ理解されないまま、知識がねじ曲げられているのを見て、彼は心を曇らせた。ワクチンとは、一人ひとりを守るだけでなく、集団免疫を作ることによって社会を守るものでもある。そう信じているモーリスにとって、イギリスの状況を見るのはつらいことだった。

マスメディアは、大衆に必要な知識を提供するために、責任ある態度で医療問題を取り上げるのか、それともショッキングな記事にしたいがために恐ろしげなレポートにするのか、立場を決めなければならない。残念ながら、メディアには利益を上げたいという動機があり、自制心が足りないため、今後も後者の魅力に逆らうのは難しいだろう――なにしろ恐ろしげなデマを飛ばすことは、実に簡単なのだから。それがどれほど簡単かを見せつけるのが、『謎の殺人化学物質』と題した次の記事である。二〇〇五年に発表されたこの記事には、一酸化二水素（DiHydrogen MonOxide：DHMO）という化学物質の危険性が説かれている。

この物質は、さまざまなガン細胞のなかに見出されている。だが、この物質の存在と、この物質の隠れ家となっているガンとのあいだに何か因果関係があるという証拠は得られていない――少なくとも、これまでのところは。しかし、いくつか驚くべき数字はある――DHMOは、致死的な子宮頸ガンの九十五パーセント以上、末期ガンの患者から集められたガン細胞の八十五パーセント以上に見出されているのである。それにもかかわらず、この物質は今も、工業用の溶剤や冷却材として用いられ、引火を遅らせたり、引火を抑えたりするために利用され、さらには生物兵器や化学兵器の製造や、原子力発電所でも使われている。そしてあろうことか、持久力を要するスポーツで、エリート・スポーツマンがこの物質を摂取しているのである。運動選手は、

ＤＨＭＯを摂取せずにはいられないこと、やめれば死に至ることを知っている。医学的には、この物質は、発汗、嘔吐（おうと）、下痢などの症状を呈する病気には、ほとんどつねに関係している。ＤＨＭＯがかくも危険な物質である理由のひとつは、背景に溶け込んで見えなくなるカメレオンのような性質をもち、さらにはその状態を変えることができるからである。固体のときは重い火傷（やけど）を引き起こすこともあり、高温ガスの状態では、年間数百人もの人びとを死に至らしめている。そして液体状態のＤＨＭＯを少量肺に吸入したというだけで、毎年何千人もの人たちが命を落としているのだ。

実は、ＤＨＭＯとはただの水（H_2O）のことである。この記事を書いたオーストラリアの科学ジャーナリスト、カール・クルシャルニツキは、大衆を怖がらせるのがいかに簡単かを示そうとしたのだという。彼はこれに続けて次のように述べた。「水に関する情報を、嘘偽（うそいつわ）りなく（しかし情緒的でセンセーショナルに）伝えた。この記事を読んだ人たちに意見調査をすれば、四人中三人はすぐにもＤＨＭＯの禁止請願に署名してくれるだろう」

7　医師

医師は、研究から得られた最良の情報と、自らの経験と、それぞれの患者に関する知識を合わせて最善の治療を行うことにより、《科学的根拠にもとづく医療》を広める大使となってしかるべきだろう。そうすれば、効果が証明されていなかったり、効果のないことが証明されていたり、危険だったり高価だったりすることの多い代替療法を患者が使わないようにできるはずだ。

ところが残念ながら、それとはかけはなれた態度をとる一般医があまりにも多いのである。国ごとに数字は違うが、おおよその見積もりを示せば、一般医のざっと半数が、患者を代替療法のセラピストに差し向けて、さらに多くの医師が、地域の薬局や健康食品店にある代替療法コーナーで売られている薬を試してみたいと患者が言えば、肯定的な反応をしているとみられる。では、いったいなぜ、これほど多くの一般医が、中身のない治療法に寛容だったり、それを奨励したり、さらには自ら施術したりするのだろうか？

医師たちがそういう態度をとるのは、事実を知らないからではないだろうか。多くの医師は、ホメオパシー・レメディには、普通は有効成分が含まれていないことを知らないのかもしれない。鍼（はり）にはプラセボを超える鎮痛効果がほとんど、あるいはまったくないことが最新の臨床試験で示されたことも、まだ知らない可能性がある。脊椎（せきつい）マニピュレーションにともなう危険性を知らず、ハーブ薬の効果に関する科学的根拠はきわめて不安定であることも知らないのかもしれない。そのせいで医師たちは、本来ならばやってはいけない治療法に、「疑わしきは罰せず」という態度で臨んでいるのではないだろうか。

もうひとつ、おそらくいっそう大きな理由は、医師たちは、咳、風邪、腰痛のように、治療するのが難しいか、または治療できない症状をもつ患者に頻繁に対応しなければならないことだろう。こうした辛い症状の多くは、数日から数週間ほどで消えていくので、医師としては、ゆっくり休養してくださいとか、一日仕事を休めませんかとか、解熱鎮痛薬のパラセタモールを処方しましょうとか、普段通りに生活してくださいなどと言うことになる。しかし患者のなかには、そんなふうに言われるとがっかりして、もっと治療らしいことをしてもらいたがって医師を困らせる人たちがいる。そんなとき、患者の気持ちをなだめ、プラセボ効果で症状を軽くしてくれそうなものを勧めておけば、医師としては都合がいいはずだ。その結果として、健康食品店や薬局に置いてあるハーブ薬やホメオパシー・レメディを使ってみてはどうですか、などと言ってしまうのだろう――たとえその医師が、ハーブもホメオパシーも、それを用いることを支持する科学的根拠はないことを知っていたとしても。

このような患者への対応――患者にプラセボ効果しか期待できない薬をつかませるやり方――については、本章のはじめのほうで簡単に取り上げた。そうしたやり方は家父長制的だし、どうしても患者を騙すことになる。しかも、放っておいたほうがよい些細な症状を医療の対象にすることや、結果として中身のない薬を宣伝してしまうこと、そして患者の足を鍼治療師やホメオパスやカイロプラクターやハーバリストに向かわせるといったマイナスの影響もある。

些細な症状の患者を代替療法のセラピストに差し向ければ、それがゲートウェイのような役目を果たし、患者は代替療法の施術者に長期的に依存するようになるかもしれない。患者はそれをきっかけに、単に効き目がないだけでなく、高額の費用がかかったり、危険だったりする治療を受けるようにもなりかねない。それに加えて、代替療法の施術者たちは、ワクチンのように有効性の証明された通常医療の介入に否定的だったり、処方薬は使わないようにとアドバイスしたりすることもあるだろう。それは医師の役割をおとしめ、患者の健康を危険にさらすことだ。

それを避けるひとつの方法は、医師が患者に対し、もっと誠実になることだろう(「数日もすれば治りますよ」と)。別の方法として——これは気詰まりな妥協策のようなものだが——いわゆる「純粋な偽薬ではない偽薬」を与えるというものがある。この方法は、「純粋な偽薬」を与えるよりは倫理的だ。ホメオパシーはプラセボ効果しか期待できない純粋な偽薬の典型で、ホメオパシーの効果はすべてプラセボ効果であり、科学的根拠にもとづいて判断するなら、この治療法を用いることは正当化できない。それに対して、不安を治療するために用いられるマグネシウムは、「純粋な偽薬ではない偽薬」の好例である。マグネシウムは、不安そのものを取り去ることはできないが、不安によく似た、ある稀な病気に効果がある。したがって、不安を訴える患者にマグネシウムを与えることは、患者がその稀な病気である可能性もあるため、妥当な投薬といえるのである。しかし実際には、マグネシウムを飲んで患者の不安が消えたとしても、それはプラセボ効果である可能性が高い。このように、「純粋な偽薬ではない偽薬」は、真っ赤な嘘はつかずにすむという意味で、純粋な偽薬よりははるかに受け入れやすい。とはいえ、これはやはり裏表のない真実とは言えず、「半面の真実」と言わなければならない。

以上、問題のある医師の二つのカテゴリーを見てきた。第一のカテゴリーは、患者に代替医療を勧め、実はその治療法に効果がないことを知らない無知な医師。第二のカテゴリーは、治療をするまでもない患者に満足感を与えようとして、代替医療を勧めてしまうふがいない医師だ。どちらの医師も、一部の患者を積極的に代替医療に差し向けている。しかし実は、第三のカテゴリーの医師がいる。患者に不満をいだかせて代替療法に向かわせる、配慮の足りない医師たちだ。

世界中のどこで行われた調査でも、代替医療を使うきっかけの少なくとも一部は、通常医療への失望であることが示されている。医師たちは、診断を下し、適切な治療をするという点では立派な仕事をしているのだろうが、「良い医師」であるための条件として、診断や治療の的確さと同じぐらい重要な資質が欠けていると感じている患者は多い。調査によると、患者は、医師は自分のためにろくに時間を割いてくれず、思いやりも共感もないと感じている。それに対して、代替療法を受けている患者は、自分のために時間をかけ、理解と共感を示してくれることをセラピストに求め、セラピストはおおむねそれに応えていることがわかる。ある意味では、医師のなかには、患者に対する思いやりを代替療法の施術者に委託している者がいるということだ。

ここには重要なメッセージが含まれていると思うのである。代替医療とは、本書のなかで論じたような意味での「治療」ではなく、患者とのあいだに作られた治療効果のある関係なのだろう。代替療法の施術者の多くは、患者とのあいだに非常に良い関係を築き上げており、それ以外には効果のない治療のプラセボ効果を最大限に高めるのに役立っている。

主流の医療に対するメッセージは明らかだろう。医師たちは、患者とのあいだにより良い関係を築くために、一人ひとりの患者にもっと時間をかけなければならない。国によっては、平均の診療時間はわずか七分というところもある。一番時間をかけている国でも、平均十五分を確保することさえままならないありさまだ。もちろん、診療時間を増やすという課題は、言うは易く、行うは難い。代替療法のセラピストたちは、ひとりの患者に三十分もかける。なにしろその時間に対し、たいていは高額の料金を請求するのだから。一方、一般医の診療時間を増やそうとすれば、政府は大きな投資を迫られるだろう。

最後に、稀なことではあるが、いっそう重大な問題を取り上げなければならない。少数ながら、科学的根拠がないにもかかわらず、代替医療の威力を心から信じて疑わない医師たちがいるのである。極端な場合には、効果の証明されていない治療を、決して用いてはならない不適切な症例に用い、患者の健康を危険にさらすこともある。愕然とさせられるような出来事が世界中で起きているが、本章のはじめのほうで取り上げたシルヴィア・ミルカムの場合もそのひとつだ。シルヴィアに施療した代替医療のセラピストのうち三人は、正式に医師としての訓練を受けており、彼女の死後、アムステルダム医療懲戒裁判所の法廷に引き出された。三人のうちひとりは医師免許を剝奪され、残る二人は免許停止になった。同様のケースとして、二〇〇六年に全英医師審議会で扱われた、マリサ・ヴィエガス医師の行為がある。ヴィエガスは、自分の診療所でホメオパスになっていたのである。彼はある患者に、心臓病の薬を飲むことをやめてホメオパシー・レメディを用いるように勧め、まもなくその患者は死んだ。全英医師審議会は、この患者が「治療を中断したことによる急性心不全」で亡くなったことを明らかにし、ヴィエガス医師を免許停止にした。

8　代替医療の協会

代替療法の施術者を代表しているという協会は、世界各地に無数にある。イギリスだけでも百を超えるほどだ。そうした協会は、代替医療に高い水準を打ち立て、良い診療のありかたを奨励し、倫理上の基本方針を徹底させるうえで大きな力になるだろう。また、治療法の有効性と安全性の両面について、さらなる検証を行うよう率先して訴えることもできるだろう。とくに、どんな症状は治療でき、どんな症状は施術者の手にあまるのかを明らかにすべきだろう。ところが、治療法について根拠のない主張をし、施術者たちがありとあらゆる不適切な介入を行うことを容認している協会があまりにも多いのである。

たとえば世界各地にあるカイロプラクターたちの協会には、今挙げた問題のすべてが存在している。カイロプラクティック協会は、脊椎マニピュレーションの有害反応を記録するための方法を、いまだに作ることができないでいる。それができれば、少なくとも、カイロプラクティックにともなう危険性を正確に評価できるようになるだろう。また第Ⅳ章で述べたように、イギリスで行われた調査からは、インフォームド・コンセントという、倫理的にも法的にもきわめて重要な基本方針に反しているカイロプラクターが、到底容認できないほど大勢いることが明らかになっている。ところが、英国カイロプラクティック協会が何らかの行動を起こす気配はみられない。さらに同協会は、科学的根拠がまったくないにもかかわらず、カイロプラクティックでは治療できないさまざまな病気に対して、この治療法を勧めることをやめようとしない。協会のウェブサイトには、「いくつかのタイプの喘息、偏頭痛を含む頭痛、幼児疝痛」がカイロプラクティックによって改善できると書いてある。しかしこれはまったく事実に反することだ。

全米医療鍼灸アカデミーは、さらに誇大な主張をしている。「鍼の効果が判明している症状」として、不眠、拒食症、アレルギー性鼻炎、頑固なしゃっくり、便秘、下痢、尿失禁、腹部膨満、高熱など、長々と病名が挙がっている。もちろんこの場合も、どの病状に対しても、鍼による治療を支持するような、有意の科学的根拠はない。

こうした協会の多くは、問題のある治療を摘発することに関してはほぼ無力である（目をつぶっている可能性もある）。さらに悪いことに、イギリスに本部を置くホメオパス協会は、ホメオパシーが不適切に用いられていることに対し、しかるべき対処をしないと非難されたとき、抜本的な問題改善に取り組むどころか、批判を抑え込むという方針をとった。懐疑的で風刺の効いたウェブサイト（*www.quackometer.net*）を運営するアンディ・ルイスが、この協会とホメオパシーによるマラリア治療の問題に関する記事を書くと、ホメオパス協会は、ルイスのウェブサイトのホストである会社に対し、不愉快なルイスのページを削除するよう申し入れたのである。ホメオパス協会は、三つの点で改善を要するだろう。第一に、施術者たちをもっと厳しく管理すること。第二に、重大な苦情が出たときには、公開で速やかに行動すること。第三に、批判する者を黙らせようとするのではなく、批判に耳を傾けることだ。

一方、科学者のコミュニティは相互批判と議論を奨励している。たとえば二〇〇七年にはコクラン共同計画が、「コクラン共同計画を批判することの価値を再認識するために」、ビル・シルヴァーマン賞を創設した。「この事業をより良いものにし、さまざまな医療介入の効果について可能なかぎり優れた科学的根拠を提供し、人びとが十分な情報にもとづいて医療に関する判断を下せるようにする」のに役立つと考えたからだ。コクラン共同計画は、代替療法のコミュニティとは逆に、自分たちの仕事を批判した人を顕彰しようとしているのである。読者はご記憶だろうか。ビル・シルヴァーマンは、未熟児の治療に関する自分の説に疑問をもち、みずからその間違いを証明した小児科医である。

われわれの見るところ、ホメオパス協会は、施術者をきちんと監督できていないばかりか、良くない診療習慣を奨励さえしている。この協会は、不正確で、人びとを誤解させ、さらには危険でさえある考えを広めようとしているようにみえる。ホメオパス協会は、二〇〇七年の世界エイズデーに、ロンドンで「ＨＩＶ／ＡＩＤＳシンポジウム」なるものを開催した。この協会のスポークスマンは、このシンポジウムのテーマは、エイズの症状を緩和することだと言い切った。しかし実際には、ホメオパシーでエイズの症状を緩和できるという科学的根拠は、ただのひとつもない。しかも、このシンポジウムではいっそう無謀なことも議論された。なにしろ講演者は、すでにボツワナでエイズ患者の治療に当たっているホメオパスのヒラリー・フェアクラフと、『ＡＩＤＳ——ホメオパシーの挑戦』という著書のあるジョナサン・スタリック、そして「エイズの流行は止められる。それを成し遂げるのはホメオパスだ」という思想の持ち主、ハリー・ヴァン・デル・ゼーだったのだ。しかし、エイズ患者にとって、偽りの希望と虚しいレメディほど不要なものはないだろう。

9　政府と規制担当当局

歴史家のデーヴィッド・ウットンは、『バッド・メディシン』という著書のなかで次のように述べた。「二千四百年間にわたり、患者たちは、医者は自分のためになることをしてくれているものと信じていた。そのうち二千三百年間は、患者たちは間違っていた」。言い換えると、人間の歴史のほとんどにおいて、大半の医療はほぼすべての病気について、効果のある治療ができなかったということだ。実際、かつての医者の大半は、私たちの先祖の病気を治すのではなく、むしろ害をなしていたのである。

転回点となったのは、科学的思考と臨床試験、そして弱い立場の患者を守るために

──身体だけでなく経済面も守るために──政府による規制が始まってからのことだった。規制のおかげで、スネークオイルの商人たちは商売ができなくなり、主流の医療は、あらかじめその治療法が安全かつ有効であることを示さなければならなくなった。

しかし規制が実施されるためには、悲劇的な出来事が起こらねばならなかったケースもある。スミソニアン協会の薬学史家、マイケル・R・ハリスが言うように、「薬の規制をめぐる物語は、墓石で綴られている」のだ。たとえば一九三七年には、テネシー州を本拠地とするS・E・マッセンギルという製薬会社が、エリクシル・スルファニルアミドという新しい抗生物質の製造過程で、溶剤としてジエチレングリコールを用いた。当時は、市場に出す前に安全性を確かめることが義務づけられていなかったので、同社が溶剤の毒性に気づいたのは、重大な副作用が報告されはじめてからのことだった。典型的なところでは、子どもたちが喉の感染症のためにエリクシルを飲み、その後腎不全になり、痙攣を起こした。この過ちによって百人以上が死亡し、同社に勤める化学者ハロルド・ワトキンスは、事件発生後に自ら命を絶った。翌年、アメリカの国会議員は、連邦食品医薬品化粧品法を通過させ、そのおかげで米国食品医薬品局は、新しい薬が市場に出る前に、あらかじめ安全性をきちんと証明するよう製薬会社に求めることができるようになった。世界のその他多くの地域では規制は不十分だったが、一九六〇年代にサリドマイドの悲劇が起こると、多くの国々で、政府は否応なく規制に乗り出さざるをえなくなった。たとえば一九六八年にイギリスで制定された薬事法は、サリドマイド禍によって直接的にもたらされたものである。

ところが代替医療は、これまでこうした規制をすり抜けてきたようにみえる。「自然な」、「伝統的な」といった意味のない常套句(じょうとうく)のおかげで、代替医療は安全性を問われない別世界のなかで、ほとんど規制を受けずにすんでいた。たとえば、ほとんどの国では、ハーブ薬などのサプリメントは安全性を証明せずに市販することができる。それどころか立証責任が逆転している――製品が無害であることを証明する責任が製造者に負わされておらず、製品が有害であることを規制当局が証明しなければならないのである。それが証明されてはじめて、製品を市場から回収させることができる。市場にはあまりにも多くの製品が出回り、規制当局は問題が起こってから行動するしかないという状況は、どうみても行きあたりばったりだ。この事態は、サリドマイド事件以前の薬物規制の状況と似ている――惨禍が起こらなければ、何も始まらないのだ。

代替療法の施術者(せじゅつしゃ)たちも、まったく規制を受けていないか、ゆるい規制しか受けていないことが多い。もちろん、国によって状況はかなり異なるが、概して代替療法の施術者たちは、医療の訓練や経験を必要とされていない。実際、イギリスでこの本を読んでいる人は誰でも、ホメオパス、自然療法セラピスト、ハーバリスト、アロマセラピスト、鍼治療師、リフレクソロジスト、イリドロジスト（虹彩(こうさい)に体全体の健康状態が反映されるという理論に基づき治療を行う人）を名乗ることができる。医療の勉強を――通常医療であれ代替医療であれ――したことのない人が、玄関先に看板を打ち付け、地元の新聞に広告を出すことを誰も止められないのである。言うまでもなくそんな状況でよいわけがない。深刻な病気が見逃されたり、ありもしない病気の診断が下され、効果のない治療や有害な治療が行われ、間違いだったり危険だったりするアドバイスが与えられ、患者は金をむしり取られたりするかもしれない――十分な規制もなければ、訴える先もないままに。

政府は代替医療に穏便な対処をすることで、多くは効果がなく、ときには危険でさえある医療に国民を曝し、多くはおかしな考えに取りつかれ、ときには確信犯的なセラピストに好き放題に商売することを許してきた。政府は、危険であるか、または効果のないことがわかっている代替療法は禁止し、害がないか、または効果のある代替療法については十分な規制をすることにより、積極的な役割を果たすべきだろう。しかしほとんどの国で、政府はそういう姿勢をとらずにあいまいに逃げてきた。政府はなんらかの理由により、総売上何十億ドルにのぼる代替医療産業と対立するのを恐れているのかもしれない。あるいは、すでに代替医療を使っていて、お気に入りのハーブ・セラピストやホメオパスが店じまいに追い込まれでもすれば腹を立てるであろう、何百万という有権者の気分を害したくないのかもしれない。

政府が、ある種の製品を禁止するか規制を強化することで介入する必要性を見せつける例は枚挙にいとまがない。たとえば、今もインターネットや地域の健康食品店では、マラリア予防のためのホメオパシー・キットが売られている。ある商品はこう謳っている。「通常医療のマラリア予防薬に代わる薬です。信頼性が高く、きわめて効果的です。……舌の下に毎日スプレーしましょう。強健な大人から、幼児まで使うことができます。味も良いです」。それが本当なら二二・五ポンドでは安そうだが、謳われているような効果はない。しかし、宣伝を規制したり取り引きに基準を設けようとする者はいないようだし、危険にさらされる国民の健康を心配する者もいないらしい。

政府は患者を守るために、セラピストと製品の規制に向けてすみやかに行動を起こすべきだろう。ところが、そんな動きが起こりそうな気配はない。それどころかイギリスの政府当局は、むしろ反対の方向に動き出しそうな兆候がある。イギリス政府当局は、効果が証明されていない治療を奨励する方向に進むつもりらしいのだ。政府当局が暗黒時代に戻ろうとしていることを示唆する例を、二つ挙げておこう。

第一に、イギリスの保健省は、チャールズ皇太子の統合医療財団が作成した、五十六ページの冊子のために資金を提供した。『補完医療——患者のための手引き』と題するその冊子は、患者のために書かれた信頼できる情報源だと謳っており、イギリス中の一般医に配布されたため代替医療に関してもっとも影響力のある文書のひとつとなっている。その『手引き』には、代替医療はどんな病気にでも効くかのように書いてあるが、私たちはそれが事実ではないこと、少なくとも科学的根拠はきわめて乏しいことを知っている。

たとえば、「ホメオパシーがもっともよく用いられるのは、喘息、湿疹、関節炎、筋痛性脳脊髄炎の場合のような疲労、頭痛や偏頭痛、月経痛や更年期障害、過敏性腸症候群、クローン病、アレルギー、繰り返し起こる耳、鼻、喉、胸の感染症、尿道感染、抑鬱、不安などの症状です」と書いてある。それらの病気にホメオパシーが「効く」とはどこにも書かれておらず、「もっともよく用いられる」とだけ書いてあることに注意しよう。しかし、そんなふうに書いてあれば、リストされた症状のある患者は、ホメオパシーを使ってみようと思うだろう。政府が助成金を出したこのプロパガンダは、カイロプラクティック、ハーブ療法、鍼、その他の代替医療に関しても同様に誤解を招くものとなっている。

保健省は、厳密性がないことの言い訳として、この『手引き』には有効性に関する科学的根拠を盛り込む予定はなかったと述べた。しかし、これは到底誠実とはいえない発言だろう。というのも、はじめエルンスト教授は、『手引き』の科学的根拠に関する節の執筆を任されていたからである。ところが教授が書いた部分はすべて、出版前に削除されてしまった。おそらく、科学的根拠に関する情報を盛り込むことは、『手引き』のねらいにそぐわなかったのだろう。また、保健省と統合医療財団とのやりとりを見ると

（情報自由法のもと、レス・ローズによって入手された情報による）、当初はこの『手引き』に、有効性について信頼できる情報も盛り込む予定だったことは明らかである。いずれにせよ、患者のための手引きに有効性に関する確かな情報が載っていないなら、いったいそんな手引きは何のためにあるのだろう？

イギリスにおいて、故意に偽の情報が与えられた二つ目の例は、英国医薬品規制庁（ＭＨＲＡ）が二〇〇六年に、「プルーヴィング」として知られているホメオパシー独自の検証方法にもとづく効能を、商品のラベルに盛り込むことを認めるという衝撃的な決断を下したことだ。第Ⅲ章で説明したように、「プルーヴィング」という検証方法は、臨床試験で有効性を示すことができていない。ところが今や、「プルーヴィング」を盛り込んで医薬品規制庁に承認されたラベルが、顧客の目に触れることになったのである。そんなことをすれば、消費者はホメオパシー製品には効果があるものと思ってしまうだろう。ＭＨＲＡは保健省の実施部門であり、誇り高くこう宣言している。「われわれは医薬品や医療機器が適切に機能すること、そしてその安全性がたしかに許容範囲に収まるよう監督することにより、国民の健康を増進し、保護するものである」。しかしＭＨＲＡは、薬事法が制定されて以来はじめて、誠実さを投げ捨ててしまった。

ＭＨＲＡがなぜこれほど無責任で恥ずべき行動をとることになったのかは理解に苦しむが、デーヴィッド・コフーン教授は、ホメオパシーを支持するこの残念な行動には、チャールズ皇太子が影響力を振るったに違いないとみている。

ＭＨＲＡは皇太子から何通かの書状を受け取っており、ＭＨＲＡのメンバーが皇太子邸クラレンスハウスで少なくとも一度は会談したことがわかっている。しかし会談の内容は、国民にはいっさい公開されていない。ＭＨＲＡの理事会議長のアラスデア・ブレッケンリッジ教授と、ハーブ薬委員会の委員長であるフィリップ・ラウトレッジ教授はともに、皇太子から書状をもらったことは認めたが、両者とも所属する専門家組織である英国薬学会からの非難にもかかわらず、その書状の詳細は語ろうとしない。

ＭＨＲＡは、安全性の観点から、ホメオパシー・レメディは規制した上で許可するほうがよいと論じているが、たとえそれが良い考えだったとしても（われわれは必ずしもそうは考えていない）、有効性について患者に誤解させるようなことを書く必要はなかっただろう。マイケル・バウム教授はこう述べた。「これではまるで、コウモリの翼が滅菌してあるかぎりは、魔女の秘薬を認可するというようなものだ」。ジャーナリストで放送人のニック・ロスも同様に仮借ない。「政治が科学よりも優先されなければならないこともあるだろう。ガリレオだって異端審問に屈したぐらいだ。しかし、いったい

ＭＨＲＡのメンバーは、どんな拷問道具で脅されたというのだろうか？　それとも彼らは単に、学問上の卑怯者だったのだろうか？」

10　世界保健機関（ＷＨＯ）

効果がなく、ときに危険でさえある代替医療が不当な成長をしていることに責任のある個人、組織、団体を挙げたこのリストには、とくに順位があるわけではない。しかし、世界保健機関（ＷＨＯ）は特別な地位を占めているため、あえてリストの最後に置くことにした。

世界中の人びとの健康増進に、これほど大きく貢献した組織はほかにない――たとえば天然痘の撲滅などもそのひとつだ。しかし、こと代替医療に関するかぎり、ＷＨＯがとった姿勢と行動には恥ずべきものがある。ＷＨＯはそれぞれの代替療法の価値について、正確かつ明快な指針を与えてくれるものと思われていたのに（第Ⅱ章で見たように）、二〇〇三年に、鍼の価値について、事実を誤って伝える文書を発表して事態を混乱させた。『鍼――対照臨床実験に関するレビューと分析』と題するその報告書は、信頼できないいくつかの臨床試験にもとづいて、百以上の病気に対して鍼の効果を支持していた。だが、質の高い、信頼できる臨床試験からは、大きく異なる状況が見えてくる。現実には、鍼はいくつかのタイプの痛みや吐き気には効果があるかもしれないが（その見込みも年を追うにつれ薄まっているのだが）、それ以外のすべての病気に対し、効果が証明されていないのである。

発表以来、ＷＨＯレポートは、鍼に関するもっとも権威ある評価として鍼治療師たちに引用されているが、それも無理はないだろう。患者予備軍である一般の人びとも、ＷＨＯがお墨付きを与えたのだから、鍼はそれらの症状すべてに効くのだろうと思い込んだが、それも驚くにはあたらない。しかし、問題のＷＨＯレポートは、厳密な吟味を受けたことは一度もなく、決して日の目を見てはならないお粗末な仕事だった。

ＷＨＯがその評判を回復するためには、あらためて鍼を公正に再評価し、もっとも信頼できる最新の臨床試験にもとづいて、新しい報告書を発表することだろう。そうすれば、鍼にはどの病気は治療でき、どれは治療できないのか（できないことのほうが多いだろうが）を人びとに知らせるために大きく貢献できるはずだ。しかし残念ながら、ＷＨＯが新しい報告書の作成に取り組むようすは見えない。

それどころか歴史は繰り返し、ＷＨＯは私たちを失望させ、みずから面目を潰すようなことをまたしてもやりそうな気配である。『ランセット』誌に掲載されたレポートによれば、ＷＨＯはホメオパシーに関しても、鍼に関する無責任な報告書と多くの共通点をもつ報告書を発表するつもりらしい。換言すれば、ホメオパシーに関する報告書もまた、楽観的で厳密性を欠いたものになりそうなのだ。

鍼治療師と同様ホメオパスたちも、効果のない治療法に効果があるかのように思わせるためにそのレポートを利用するだろう。患者はまたしても、金を使うに値すると思い込まされ、中身のない治療を受けて健康を危険にさらすことになる。予備的なレポートを見た人たちによると、WHOは、ホメオパシーは下痢の治療に効くと考えているようだ。地球規模では毎年百万人以上の子どもたちが下痢に関連する病気で死んでおり、ホメオパシーの利用が増えれば、その状況はさらに悪化するだろう。インドのNRHO（国家僻地医療対策部：National Rural Health Organization）は、すでに下痢の治療にホメオパシーを推奨する動きを見せており、WHOの報告書は、この無謀な政策に信憑性を与えることにしかならないだろう。

◎代替医療の未来

スコットランドのウィスキー製造者トマス・デュアーはかつてこう述べた。「心はパラシュートに似ている。開いたときしか役に立たない」。それに対して、『ニューヨークタイムズ』の発行人アーサー・ヘイズ・ザルツバーガーは「心を開いておくことはとても大切だ。ただし、脳みそが転がり落ちない程度に」と述べた。

もちろん、デュアーとザルツバーガー、どちらの言い分にも一理ある。偉大なアメリカの物理学者カール・セーガンは、一九八七年にパサデナで行った講演で、この二つを組み合わせ、新しいアイディアに対し、科学はどう向き合うべきかを次のように説明した。

二つの相矛盾する必要性のあいだで、デリケートなバランスを取らなければならないと思うのです。提示された仮説は、とことん懐疑的に吟味すること。それと同時に、新しいアイディアに対しては、大きく心を開いておくことです。もしも懐疑的なだけなら、新しいアイディアはひとつも理解できないでしょう。新しいことは何も学べず、世界は無意味なものに支配されていると信じ込んだ、気むずかしい老人になってしまうでしょう（もちろん、その意見を支持するデータはたくさんあるわけです）。一方、騙（だま）されやすいほどに心を開き、懐疑的な思考がまったくできなければ、有用なアイディアを価値のないアイディアから選り分けることはできません。もしもすべてのアイディアが同じぐらい正しければ万事休すです。なぜならその場合、どのアイディアも正しくないということになるでしょうから。

これまでわれわれは一貫して、あらゆる種類の代替医療とその主張に心を開き、ひとつひとつ検証することにより、セーガンの言うバランスを取ろうと努めてきた。基本的に、鍵（かぎ）になる検証方法は臨床試験である。二百五十年前にジェイムズ・リンドによって開発され、それに続く世紀にアレクサンダー・ハミルトンやピエール・ルイら多くの人たちにより磨き上げられてきた臨床試験は、真実を検証する方法としては、今も変わらずみごとなまでにシンプルかつ強力だ。実際、臨床試験について語るピエール・ルイの次の言葉は、今日もそのまま通用する。

たとえば、何か流行病が起こったときに、ランダムに五百名の病人がある治療を受け、まったく同じ条件の下で、別の五百名は別の治療を受けたとしましょう。もしも第一の治療での死亡率が第二の治療のそれよりも高かったなら、第一の治療は第二の治療よりも適切でなかったか、有効性が低かったと結論しなければなりません。

心を開くと同時に懐疑的であろうと努め、得られるかぎりもっとも質の高い科学的根拠にもとづいて引き出されたわれわれの主要な結論は、単純かつ明快である。ほとんどすべての代替医療は、たいていの症状に対し、今日にいたるも効果が証明されていないか、または効果のないことが証明されており、いくつかの代替療法は患者に害をなす危険性があるということだ。

今後もたえず新しい研究が行われ、新たな知識が付け加わっていくだろう。したがって、今のところは効果がなさそうにみえる代替療法にも、大きな効果のあることがいつかは明らかになるかもしれない。しかし、二〇〇七年に本書を執筆している過程で、大規模ないくつかの研究から新たにもたらされた知識は、代替医療の信憑性をさらに失わせるようなものだった。そのなかでもとくに重要なのは、『ブリティッシュ・メディカル・ジャーナル』誌に掲載された、「膝(ひざ)の骨関節症に対する理学療法のエクササイズへの補助手段として用いられた鍼について——ランダム化対照試験」と題する研究である。その論文の著者たちは、三百五十二名の患者に対して、生活改善とエクササイズを行うようにと指導した。患者の三分の一は、それ以外には何の治療も受けず、三分の一は本物の鍼治療を受け、残る三分の一は、第Ⅱ章で説明した舞台用短剣式の偽鍼による鍼治療を受けた。そして研究者たちは次のような結論を得た。「この臨床試験では、膝の骨関節症をもつ高齢者に対し、個別化されたエクササイズにもとづく理学療法を指導し、その補助手段として鍼を用いたが、鍼の有効性は示されなかった」。この結論は、やはり二〇〇七年に発表されたエリック・マンハイマーによる最新のデータ解析によっても裏づけられた。これらの研究結果は、鍼治療師にとっては大きな打撃となるだろう。なぜなら彼らは、膝の骨関節症に対する鍼治療は、鍼による介入のなかで、もっとも効果的だと主張していたからである。そしてまさにこの治療法こそは、英国皇太子が二〇〇六年にWHOでスピーチをした際に、とくに取り上げて論じたものだった。どうやら鍼治療師の王冠についた宝石は、偽物だったようにみえる。

われわれがこの本を書いたのは、読者のみなさんが自分の受ける医療について、よりよく知ったうえで判断を下してほしいとの願いから、代替医療について重要な研究結果を提供したかったからである。しかし、この本を読んでいない人たちはどうなるのだろう？　大げさな新聞報道や、インターネットの誇張された主張や、薬局で目にするまぎらわしい宣伝文句にさらされている何百万もの患者たちは？　そういう人たちが代替医療に無駄に金を使い、健康を危険にさらすのは、しかたがないと言ってしまってよいのだろうか？

最大の問題のひとつは、患者が代替医療の世界に入って行こうとするとき、それを押し止(とど)めてくれるものが事実上何もないことだろう。たとえばホメオパシー・レメディは、インターネットでも買えるし、大通りの薬局にも置いてあるし、ホメオパスを名乗る人なら誰からでも買うことができる。しかし、ホメオパシーには効果がないことが証明されており、効くという理由にも筋が通らないのだから、いずれにせよ看板に偽りのある薬を売っていることになる。同様に、不妊治療を受けたいと思うカップルが、ハーブ療法に多額の金を費やすこともあるかもしれない――ハーブ治療が不妊に効くという科学的根拠はないし、効くと考える理由もないというのに。一方、カイロプラクターは、この治療法はほとんどの症状に対して効果がないにもかかわらず、患者を大量のX線にさらし、幼児の柔らかい骨にマニピュレーションを施し、大人の首には強い力をかける。

同じことは、根拠もないのに非常に魅力的なことを言う、鍼、霊気療法、心霊療法、指圧療法、その他の多くの代替療法の施術者にも言える。

もしも通常医療の医師がそんな無責任なことを言い、効果の証明されていない、それどころか危険でさえある薬を患者に投与したりすれば、医師免許を剝奪されるか、裁判の被告席に座ることになるという点は特筆に値する。

通常医療と代替医療はどちらも、病人を治すという同じ望みをもっているが、一方は厳しく規制され、他方は開拓時代のアメリカ西部式のやり方をしている。つまり、代替医療の世界にあえて踏み込んでいく患者たちは、食い物にされて金を失い、健康を損なう恐れがあるということだ。

この問題の解決策は、言うまでもなく、あらゆる医療を対等な競争の場に立たせ、代替医療にも通常医療に課されているのと同じ、高い水準を求めることだろう。分け隔てのない規制は、どんな医療を受けようとしている患者をも守ってくれるだろう。

そうなれば、代替療法を個々に検証にかけ、害よりも益のほうが大きいと証明されたものだけを許可することになる。通常医療がどれほど厳しく検証されているか知らない人は多いと思うので、われわれが代替療法も受けるべきだと提案している検証がどのようなものかを見るために、医薬品がどんな検証を受けているのかを手短にまとめておこう。

規制と、それにともなう検証の手続きは国ごとに違うが、アメリカは最大の製薬産業を抱えており、その規制は多くの先進国に見られるものの典型といえるので、ここではアメリカの例を挙げよう。初期段階の研究から、薬が広く患者の手に入るようになるまでの道のりは、大きく六つの段階に分けることができる。

1　前臨床試験

科学者は、医療に利用可能かどうかを知るために、さまざまな化学物質を調べる。十分に安全かつ有効かどうかを知るために、予備的な動物実験を行うことも多い。ある化学物質が有用だとわかれば、大量生産できるかどうかを考慮に入れる。この段階に少なくとも五年はかかる。

2　臨床試験　第一段階

薬の候補は、人間に対する安全性を調べるために、十名から百名程度のボランティアに投与される。第一段階の主たる目的は、安全な投与量の範囲を知ることだ。この段階で、一年から二年の時間と、ざっと一千万ドルのコストがかかる。

3　臨床試験　第二段階

薬は、当該の病気をもつ五十名から五百名の患者に投与される。主たる目標は、人間に対する有効性を調べることだ。最適な投与量を確定し、次の臨床試験にかかる期間を明らかにするのも重要な課題となる。この第二段階には二年を要し、さらに二千万ドルのコストがかかる。

4　臨床試験　第三段階

薬の有効性や、副作用があればそれを確定するために、数百名から数千名の患者に投与される。このためにはランダム化比較試験が行われるのが普通で、薬は、偽薬または既存薬を投与された対照群と比較される。慎重を期すために、この第三段階では別々のグループによる二つの研究が行われることもある。もしもその薬が患者の一部にしか効果がないようなら（たとえば病気の初期にしか効かないなら）、さらなる研究段階を踏むこともある。第三段階には三年から四年を要し、四千五百万ドルほどかかる。

5　連邦食品医薬品局（FDA）によるレビュー

第三段階がうまくいけば、大躍進のニュースが大衆に届くこともあるだろう。しかしその薬が使えるようになる前に、アメリカではFDA、その他の国ではまた別の組織によって、科学的根拠に関するレビューが行われる。たとえばヨーロッパでは欧州医薬品庁（EMEA）がその作業にあたる。このためにさらに一年から二年を要する。

6 市販後調査

その薬品がすべてのテストに合格して、処方薬や市販薬（OTC薬）として売り出されてからも、医師たちはどんな小さな有害反応も見逃さないように注意し、何かあればFDAに報告する。このような継続的モニタリングを行うことは、万一にも、第三段階で小さな危険性が見逃された場合に重要になってくる。

ここに引用した巨額の費用は、二〇〇〇年に『サイエンティフィック・アメリカン』誌上に紹介されたものなので、その後、大幅に増えているかもしれない。また、第一段階に進んだ薬のうち、一般の人びとに販売するための新薬申請の段階にたどりつくのは、全体の三分の一ほどである。

要するに、通常医療は莫大（ばくだい）な金と時間のかかる途方もなく高いハードルを越えなければならないが、有害だったり効果がなかったりする薬から人びとを守るためには、このレベルの検証をクリアしなければならないのである。これだけ厳密な検証をクリアしているという事実は患者に安心感を与えてくれるだろうし、代替医療に対しても同じレベルの検証と規制を求めるのは、それほどおかしなことではないだろう。

しかし代替医療の場合には、この検証プロセスを逆転させるべきだとの意見もある。その理由は、ごく簡単なことだ。代替療法の治療薬はすでに広く行き渡っているのに対し、ここで概説した薬理学的方法は、新しい薬を検証するために作られている。何百万人もの人たちが、すでにハーブ薬や鍼(はり)などを利用している以上、患者の経験にもとづいて治療の安全性を評価するほうが合理的だろう。たとえば施術者には、有害反応があればどんな小さなものでも記録し、中央のデータベースに書き込んでもらってもいいだろう。次の段階は、どんな病気に効果があるかを(効果があるとして)、臨床試験で調べることだ。最後に、何らかの代替療法に効果があることが臨床試験で明らかになったなら、科学者がその治療法の基礎となるメカニズムを調べるために前治験を行う。

この逆転方式では、消費者はすでに代替医療を受けているため、患者の安全を最優先にするが、最終的には、通常医療と同じ水準の科学的厳密性が要求される。厳密な検証にはたしかに費用がかかるが、代替医療は市場規模何十億ドルのグローバル産業だということを思い出そう。その莫大な利益の一部を、販売している製品をきちんと検証するために使ってもそれほどおかしくはないだろう。また、各国政府はすでに医療研究のための財源をもっているから、一番売れている商品と、一番人気のある治療法だけに絞って、国際協力によって高い水準の臨床試験を行ってはどうだろう。

この逆転させた検証プロセスは、普通の検証プロセスと同じく、完了までに数年を要するだろう。政府は結果が出るまでのあいだ、代替療法の治療薬に対しては、検証中であることを告げるラベルを貼ることを求め、セラピストに対しては、すでに得られている科学的根拠を正確に反映した情報を公開するように求めればよい。ディラン・エヴァンズは著書『プラセボ』のなかで、まったく同じ提案をしている。たとえば、ホメオパシー・レメディに対しては、エヴァンズは次のようなラベルを貼ってはどうかという。

ホメオパシー

注意：この製品にはプラセボ効果しかありません。ホメオパシーを信じていて、症状が痛みや抑鬱などである人にのみ効果があります。その場合でも、通常医療の薬のような強い効果は得られないでしょう。通常医療の薬よりも副作用は起こりにくいですが、効果も少ないでしょう。

われわれは、エヴァンズの案にはやってみるだけの価値があると考える。なぜなら、それぞれの治療法について嘘いつわりのない正確な情報を盛り込んだ解説は、まちがいなく患者の役に立つはずだからである。科学的根拠の裏付けのある代替療法の場合なら、通常医療の薬に添付されている使用説明書のように、患者に役立つ情報を与えるものになるだろう。また、科学的根拠による支持のない代替療法の場合には、タバコの箱に書かれているような、法律で定められた健康上の警告と似たものになるだろう。

本章も残り数ページとなったところで、このエヴァンズの案を、本書で取り上げた代替療法のいくつかにあてはめてみよう。エヴァンズ式の解説は、錠剤の箱に印刷されることもあるだろうし、ウェブサイトや治療院で配布されるチラシのようなものになることもあるだろう。どの場合にも、自分の受ける治療法の科学的根拠について、患者がもっと意識的になるのに役立ってくれるはずだ。

鍼

注意：この治療法については、いくつかのタイプの痛みや吐き気には効果があるという、わずかな科学的根拠が得られているのみです。それらの症状に効いた場合も、効き目は長く続かず、非常に小さなものとなるでしょう。通常医療の治療にくらべて費用がかかり、効果は小さいとみてまず間違いありません。この治療法の主な効果はおそらく、痛みや吐き気に対するプラセボ効果でしょう。それ以外のすべての病気に対して、鍼にはプラセボを上まわる効果はありません。鍼は、訓練を受けた施療者に打ってもらえば、かなり安全な治療法といえます。

カイロプラクティック

注意：この治療法は、首に脊椎（せきつい）マニピュレーションが行われた場合、脳卒中を起こし死亡する危険性があります。それ以外の背骨に対して行われるなら、カイロプラクティックは比較的安全です。腰痛（ようつう）に効果があるという多少の科学的根拠がありますが、たいていは通常医療の治療にも同等の効果があり、料金ははるかに安くすみます。他のすべての病気に対し、カイロプラクティックにはプラセボを上まわる効果はありません。

ハーブ薬――イブニングプリムローズ（メマツヨイグサ）オイル

注意：この製品にはプラセボ効果しかありません。あなたが信じなければ効果はなく、また、プラセボ効果による治療に反応する、ある種の病状にしか効果がありません。その場合でも、プラセボ効果は予測不可能で、通常医療の薬と同程度の効き目はないとみられます。通常医療の薬よりも有害な副作用は少ないかもしれませんが、効果も少ないでしょう。

ハーブ薬――セントジョンズワート

注意：この製品は、他の薬と干渉することがあります。セントジョンズワートを服用する前に、一般医に相談しましょう。軽いか、または中程度の抑鬱状態に効果があるとの科学的根拠があります。こうした病状に対しては、同等に効果のある通常医療の薬があります。

こうしてみると、代替療法といっても実に多様だという複雑な状況がよくわかる。検証されていないものや、効果の証明されていないもの、効果がないことが証明されているもの、安全でないもの、プラセボ効果のみであるもの、微々たる効果しかないもの、ほぼ確実に効果があるものなど、さまざまな代替療法がある。セントジョンズワートのまとめはもっとも肯定的だ。それどころか、セントジョンズワートは非常に効果的であることが臨床試験で示されているため、一般医も科学者も、これを用いることを支持しているほどだ。通常医療は、安全性と有効性のどちらについても価値があると証明された代替療法は、何の偏見もなく受け入れるのである。

魚油は、通常医療によって受け入れられた代替療法の、もうひとつのすばらしい例である。カプセルで売られている魚油は、補助栄養食品というグループに分類されている。補助栄養食品については、付録にまとめておいた。魚油の効果が詳しく調査されることになったきっかけは、イヌイットの人たちには心臓病がめったにないという観察結果だった。その後、他の地域の住民についても疫学的調査が行われ、さらに臨床試験が行われて、魚油については例外なく肯定的な結果が得られた。結局、魚油は、長期的には冠状動脈性心臓病の予防的治療薬となり、安全かつ有効でもあることが改めて証明された。系統的レビューも行われ、魚油を毎日摂取すれば、平均して一年ほど寿命が延びることが示されている。油を含む魚をふだんは食べない人たちにとって、魚油のカプセルを飲むことには明らかな効果がある。また、魚油は炎症を抑えるためにも役立つので、関節炎や、さまざまな皮膚の症状を抱えている人たちに効果があるだろう。

　魚油とセントジョンズワートは、伝統的治療法をルーツとする驚くべき薬であり、はじめは代替医療として売られ、やがて通常医療に受け入れられた例である。とくに魚油は、今ではもうすっかり主流の医療に取り込まれているため、通常医療の医師の多くは、もはや代替医療とはみなしていない。セントジョンズワートも魚油と同じ道のりを歩むことになるだろう。付録には、このほかにも通常医療の医師たちによって支持された代替療法が含まれている。また、瞑想やマッサージなどリラックスしてストレスを解消することにより、全般的な健康改善に役立つものもある。

　興味深いのは、安全で有効であることが証明できる代替医療はなんであれ、実は代替医療ではなく、通常医療になるということだ。つまり、代替医療とは、検証を受けていないか、効果が証明されていないか、効果のないことが証明されているか、安全でないか、プラセボ効果だけに頼っているか、微々たる効果しかない治療法だということになりそうなのである。

しかし、代替医療のセラピストたちはあいかわらず、勲章のように「代替」という言葉を冠し、不十分な治療法に不当な尊厳を与えるために利用している。彼らは「代替」を称することで、科学からこぼれ落ちている何かを拾い上げているというイメージをまとわせようとしている。しかし実を言えば、代替の科学というものは存在しない――代替生物学、代替解剖学、代替検証、代替科学的根拠が存在しないのと同じように。

第I章で明らかにしたように、科学は、あらゆる医療介入の価値を明らかにするための普遍的なアプローチである。科学の成果は、決して完全でもなければ完璧にもならないが、一歩一歩、私たちを真実に近づけてくれる。「代替」という言葉を冠するのは、科学的に得られた知識を、科学以外のものにもとづく当て推量で置き換えることにより、この事実から逃れるためなのだろう。「科学以外のもの」とは、直観、逸話、伝統などのことである。つまり代替医療は、自分の意見や、誰かの意見や、先祖の意見にもとづいているのである。しかし本書の序文では次の言葉を掲げた。

「科学と意見という、二つのものがある。前者は知識を生み、後者は無知を生む」

ヒポクラテスがそう書いたのは二千年以上も前のことだが、人びとがこのメッセージを重く受け止めるまでには驚くほど長い時間がかかった。百五十年ほど前に、ついにこの意味が飲み込めるようになると、医療は急速に暗黒時代から抜け出した。医師たちは、瀉血など、治すべき病気そのものよりも危険な治療法を捨てた。以来、大きな進歩が途切れることなく続いてきた。予防接種のおかげで、人を死に追いやる感染症を防げるようになった。糖尿病、虫垂炎など、かつて何百万人もの人たちの命を奪った死病も、今では治療可能な病気になっている。幼児死亡率は、かつてとは比較にならないほど下がり、痛みを効果的にコントロールできるケースも増えた。概して私たちの寿命は延び、より質の高い生活が送れるようになった。これらはすべて、合理的な科学的思考を、健康管理と医療にあてはめたおかげで成し遂げられたことなのである。

それとは対照的に、「医療のなかには、科学的ではない別の種類のものがある」という考えは、私たちを暗黒時代へと後戻りさせる。自分たちの医療介入の安全性や有効性に目を向けようとしない代替療法のセラピストはあまりにも多い。そういう施術者たちは、自らの治療法の是非をしっかり確立するためには、厳しい臨床試験を行うことが重要だということがわからない。そして、治療法に効果がないか、または安全ではないという科学的根拠がすでに得られているなら、代替療法のセラピストは、両手でしっかり耳をふさぎながら治療を続けていくだろう。

心穏やかではいられない状況だが、代替療法は大繁盛で、人びとは、多くの場合は誤った考えを抱いてしまったセラピストによって、ときには大衆を食いものにするニセ医者によって、繰り返しまどわされている。

今こそまやかしがはびこるのを食い止めて、本物の治療法を優先させるべきときではないだろうか。誠実さと進歩、そして良い医療の名において、われわれはあらゆる治療法に対し、科学的な水準を満たすこと、検証を行うこと、規制を設けることを要求する——害よりも益のほうが大きい治療を受けているのだと、患者が納得できるように。

もしも代替医療に高い水準が課されなければ、ホメオパシー、鍼、カイロプラクティック、ハーブ療法をはじめとする代替療法のセラピストたちは、社会のなかでもっとも切実に医療を必要としている弱い立場の人たちを食い物にし、金を搾り取り、ニセの希望をもたせ、健康を損なう危険にさらし続けることになるだろう。

◎付録――代替医療便覧

本文では、四つの主要な代替療法（鍼治療、ホメオパシー、カイロプラクティック、ハーブ療法）に焦点を合わせたが、われわれはこれら以外にも多くの治療法について調査し、評価を行ったので、この「付録」ではそれらを取り上げて論じよう。それぞれの治療法に見開き二ページをあて、その治療法が生まれた経緯や、治療内容、有効性と安全性といった重要な点を取り上げる。記述は簡潔だが、その治療法を支持する根拠と支持しない根拠とを、厳しく調査した結果として得られた結論である。ここに取り上げた治療法や、その他の治療法についてより詳しく知りたい人は、『補完代替医療の机上ガイド——科学的根拠にもとづくアプローチ』（*The Desktop Guide to Complementary and Alternative Medicine: An Evidence-Based Approach*）を参照されたい。これはエツァート・エルンスト、マックス・H・ピットラー、バーバラ・ワイダー、ケイト・ボディーにより編纂された詳しい資料集である。また、ここで述べた結論を得るために参考にした研究はすべて、この『補完代替医療の机上ガイド』に載っている。

以下で取り上げた治療法をはじめ、代替医療も治療にはちがいないと考えている人は、次の五つのアドバイスを心に留めていただきたい。第一に、なんらかの病気に対している人は、事前にかかりつけの医師にそのことを伝えよう。その治療法が、すでに受けている通常医療の治療と干渉するかもしれないからである。第二に、医師が中止してよいと言わないかぎり、通常医療の治療を止めないこと。第三に、代替療法では、とくに治療が長期にわたると、費用がかさむ場合もあることを覚えておこう。その治療法にどんな効果があると言われているにせよ、大金を費やす前に、その治療法の有効性が科学的根拠に裏づけられているかどうかを確かめよう。第四に、どんな治療法にもプラセボ効果はつきものだが、プラセボ効果だけしかない治療は正当化できないことも覚えておこう。第五に、どんな治療法にもリスクはあるので、あなたの受けようとしている治療法の危険性を、受益性が上まわることを確かめるようにしよう。

以下の項目についてわれわれの評価を示す。

◆代替医療の診断法

代替療法のセラピストは、治療に先だち、患者の状態を知るためにさまざまな診断法を用いることが多い。通常医療で用いられている診断法もあるが、そうではないものもある。変わった診断法には、特定代替療法だけで用いられるものもあるが、以下に挙げる診断法の多くは、いくつもの治療法で利用されている。

バイオレゾナンス

患者の身体から出るという電磁放射と電流を電子的に記録することにより、アレルギーからホルモンの乱れまで、あらゆることを診断する。治療にも用いられ、患者の身体から出る電気的信号を「正常化」したのち、患者の体に戻す。

虹彩診断法(イリドロジー)

眼球の虹彩(こうさい)上の点はすべて、どれかの器官に対応しており、虹彩の不規則性は、その位置に対応する器官に問題があることを示しているとする。

キネシオロジー

手で触れて筋肉の強さを調べる。筋肉の強さから、内臓の健康状態がわかるとする。

キルリアン写真術

高周波の電流を患者の身体にかけて放電させると、カラフルで印象的な画像が得られる。それが人体の健康状態を示しているとする。

ラジオニクス（電子心霊感応法）

身体のエネルギー振動を検出するというもので、振り子や占い棒、電子装置を用いる。

ベガ診断

電子的な診断装置で、これを用いる代替医療セラピストは多い。アレルギーからガンまで、さまざまな病状を検出できるとする。

こうした診断法はほとんどすべて、方法とその基礎となる考え方に信頼性がないため、正確な診断ができるとは考えにくい。厳密な検証も行われており、信頼性の高い研究によって効果がないことが示されている。再現性という観点からも信頼できない――つまり、施術者（せじゅつしゃ）が十人いれば十通りの結果が出る。

ありもしない病気の診断が下されることがあるため、こうした診断法は危険である。いたずらに患者を不安にさせ、そもそも病気でさえない人たちに、効果がなかったり有害だったりする治療に金を使う気にさせるために、不正に利用される恐れがある。

◆代替医療の食事療法

代替医療のなかには、一般的な知識とは相容れない食事療法が何十種類とあり、健康について根拠のない主張をしている。食事療法は流行り廃りが激しく、ひととき注目を浴びたのちに、人気がなくなるものが多い。ほんの一例を挙げれば、アマ排出ダイエット（アーユルヴェーダの食事療法で、毒素とされるアマを燃焼させるという）、人智学の食事療法（酸乳製品を用いる乳菜食療法）、ブドウィグ食事療法（果物、果汁、亜麻仁油、カテージチーズ）、ゲルソン療法（生果汁、野菜、栄養補助食品、肝油、ガン治療のためのコーヒー浣腸）、ケリー食事療法（サプリメントと酵素を含む抗ガン療法）、クースミン療法（「生命エネルギー」食品、生野菜、麦による抗ガン療法）、自然食療法（陰と陽のバランスを取ることを目的とする）、マクドゥーガル食事療法（低脂肪、自然食品による菜食療法）、モアマン食事療法（乳菜食主義の抗ガン療法で、ヨウ素、イオウ、鉄、クエン酸、ビタミンA、B、C、Eを加える）、プリティキン食事療法（菜食主義にエアロビクスを加えたもの）、スワンク食事療法（飽和脂肪酸を極力とらないことで、多発性硬化症と闘うというもの）などがある。

こうした食事療法はそれぞれユニークなコンセプトをもち、特定の症状に対して奨励されている。長く続けなければならない食事療法もあれば、その症状が治るまでやればよいものもある。

当然ながら、個々の食事療法について、本当に効くのかどうかを見極める必要がある。しかし、ここに挙げたものを含め、代替医療の食事療法についてはほとんどデータが得られていない。科学的根拠が得られている場合でも、たいていその根拠は大きな欠陥を抱えている。たとえば、ゲルソン療法はガンの治療法とされているが、この治療法に効果があるとする主張は、たったひとつの分析から引き出された根拠にもとづいている。しかしその分析には致命的な欠陥があり、まじめに受け止めるわけにはいかないことが今日では広く認められている。

代替医療の食事療法のなかには、患者を栄養不良に陥らせるものがある。十分なカロリーを含むバランスの取れた食事をすることが大切な重病患者では、その点がとくに問題になる。たとえば、ガン患者に対し、ひどく制限された食事を与えれば、早すぎる死を招いたり、生活の質を落としたりする恐れがある。食事療法を奨励する者が、厳しい制約を守ることのできない患者に対し、罪の意識を抱かせることもあり、そのせいで患者の生活の質がさらに低下する場合もある。代替医療としての食事療法には、手を出さないようにしよう。

◆代替医療の運動療法（エクササイズ）

継続的な運動がどれだけ健康に良いかは、いくら強調してもしすぎることはない。身体運動については、すべての文化で知識が積み上げられているので、世界各地にユニークな運動療法が生まれ、健康と病気に関するその地方独自の概念体系に組み込まれている。たとえば太極拳（中国）や、ヨガ（インド）などがその例だ。太極拳とヨガは、瞑想を取り入れることや、継続して行う必要があること、そして病気の予防と生活の質の向上に大きな力点が置かれているという共通点がある。

太極拳とヨガは伝統的な運動療法だが、そのほかにも、同じ主題に現代的なバリエーションを加えた運動療法がある。その一例がピラティスで、比較的最近、ジョセフ・ピラティス（一八八三〜一九六七）によって創始された。ピラティスは、呼吸法、正しい身体の動かし方、身体を強化するための運動から構成され、また、骨盤と体幹の安定化が図られる。今日では、世界中で一千万人以上の人が、ピラティスをやっていると推定される。

一般的なスポーツや、理学療法の一環として行われる運動療法とくらべると、代替医療の運動療法に関する研究ははるかに少ないとはいえ、すでに有望な結論が出はじめている。たとえばヨガは、食事や瞑想をはじめ、ライフスタイル全般にかかわる運動療法だが、心血管系のリスクを低減するうえで効果があることが示されている。

太極拳についても、すでにかなり詳しい調査が行われている。太極拳は身体のバランスを良くし、高齢者の転倒を防止し、心血管系の状態を向上させ、関節の柔軟性を高め、更年期以後の女性の骨粗鬆症(こつそしょうしょう)を予防し、慢性心臓病の患者の生活の質を向上させる。とはいえ、代替医療の運動療法の効果が、一般的に行われているさまざまなエクササイズの効果を上まわるという有意の科学的根拠はない。

まとめると、変わったものであれ一般的なものであれ、継続的なエクササイズが健康と暮らしの向上に役立つという点に疑問の余地はない。エクササイズは、少人数のグループで習うのが望ましい。また、継続して行う必要がある――一週間に一、二度、あるいは毎日でも。身体に力をかけるエクササイズはどんなものにでも危険がともなうが、代替医療の運動療法も例外ではない。したがって、よく訓練された経験豊富なトレーナーのもとで行うようにしよう。

◆代替医療の装置類

購入すれば健康に役立つという代替医療の装置類が増加している。そういった装置にはほとんど共通点といえるようなものはなく、唯一(ゆいいつ)共通するのは、基礎となる理論が主流の科学とは相容れないことである。代替医療の装置類で大きな利益を上げている企業家もおり、彼らの創意には限りがないようだ。さまざまな道具を開発しては、これを買って使えば健康になり、あれこれの病気を治したり、予防したりできると主張する。装置の宣伝に理想的なメディアは、もちろんインターネットである――どんな主張をしようが、インターネット上には何の規制もないのだ。

代替医療の装置類には、電磁放射から守ってくれるという銅のブレスレットや、ヒーリング力のあるクリスタルのついた装身具や、体から毒を排出してくれるというフットバスなどがある。多くの場合、こうした装置に効果があることを示す根拠として製造者が提示するのは、「使って良かった」という顧客の声や、「専門家」の推薦の言葉だけで、それによって与えられる信用はうわべだけの薄っぺらなものである。たとえば、今でもウェブ上の何十ものサイトでは、「キューリンク」を推薦するキム・ジョブスト教授の言葉が掲載されている。ジョブストは、「(キューリンクは)体の細胞を電磁場の影響から守ってくれる安全で有効な道具です」とか、「細胞と分子について行われた初期の臨床試験により、心血管系、免疫系、中枢神経系に対するキューリンクの効果について、驚くべき科学的根拠が得られはじめています」などと言っているが、そういう事実はない。

こうした装置が医療として役立つという主張は、一見すると科学的な用語をまとっていることが多い。きちんとした製品だと消費者に思わせるためである。しかしよく調べてみると、科学の素養のある人ならそれがニセ科学であることが容易に見ぬけるだろう(つまり、そういう専門用語に科学的な意味はない)。代替医療の装置類の効き目と言われていることは、生物学的には考えにくいし、健康に良い影響があることを示すデータもない。実際、これらの装置を検証にかければ、毎度決まって期待はずれな結果に終わっている。

患者がこういう装置を買えば、経済的な損失になるのはもちろんだが、それに加えて、医療効果のある治療をやめて乗り換える人もいるだろうから、健康上のリスクもある。一見すると無害そうな装置類が、死を早めることにもなりかねないのである。

◆アーユルヴェーダ

「アーユルヴェーダ」という言葉には、「生命力(アーユル)」の「知恵(ヴェーダ)」という意味がある。アーユルヴェーダは古代インドの医療体系のひとつで、体と心のバランスを取ることをめざす。アーユルヴェーダの体系には、ハーブ薬、食事療法、運動療法（ヨガ）、瞑想(めいそう)、マッサージなどによる介入が含まれる。アーユルヴェーダの思想によれば、良い健康状態とは、身体エネルギー、感情エネルギー、霊的エネルギーという、三つのバランスが取れた状態である。そのバランスが崩れると、健康が損なわれる。治療は、個別化された処方により、バランスを取り戻すことを目指し、普通はいくつかの介入が平行して行われる。

アーユルヴェーダの施療者は、患者の病歴を尋ね、身体状態を調べ、どのようにバランスが崩れているかを診断し、バランスを取り戻そうとする。ライフスタイルに対するアドバイスが重視されるが、アーユルヴェーダ式のサプリメントが処方されることも多い。診察には三十分から一時間ほどかかり、何度もセッションを重ねるよう勧められるのが普通で、一年以上かかることも多い。どんな病気もアーユルヴェーダで治療できるといわれている。

アーユルヴェーダの全体としての医療体系を検証するという臨床試験はまだ行われていないが、部分的には研究されている。得られた結果はバラツキが大きい。たとえば、ヨガは心血管系の健康に役立つことが示されている。しかしインド式マッサージについては、最近行われた臨床試験によると、脳卒中の患者に対して効果があるというはっきりした証拠は得られなかった。アーユルヴェーダのレメディには、ハーブをはじめ、さまざまな成分が含まれていることが多い。にきび、便秘、糖尿病、慢性の心臓病、肥満、リウマチなどの症状については、有望そうな結果が得られている。しかしどの場合についても、はっきりと勧められるほどの根拠はない。

アーユルヴェーダの薬には、重金属などの物質が含まれることがたびたび示されている。汚染の場合もあれば、あえて添加されたものもある――そうした物質は、正しく用いれば良い治療効果があるとアーユルヴェーダでは考えられているためだ。しかし現実には、重金属は調製方法によらず高い毒性をもつ。

まとめると、アーユルヴェーダは容易には評価することのできない複雑な医療体系である。現在までに得られている根拠によると、この体系のいくつかの構成要素については効果があることが認められているが、その他多くの要素――たとえばハーブ薬――については、ほとんど検証されていないか、または重大な危険性がある。

◆アレクサンダー法

アレクサンダー法は、バランスの取れた正しい姿勢と、身体運動の協調性を学び直すことによる治療法である。オーストラリアの俳優フレデリック・M・アレクサンダーは、たびたび声が出なくなったせいで俳優生命を危うくした。医師たちの見るところ、彼の喉(のど)にはとくに問題はなさそうだった。しかしアレクサンダーは、声が出なくなることと、自分の姿勢の悪さとに関係があるのではないかと考えた。二十世紀のはじめに、彼は正しい姿勢を学び直すことに注目して、声が出なくなるという障害を治療する方法を編み出した。

アレクサンダー法の指導者は患者に対し、頭から前に進むようにし、背骨がそれについて行くように動きなさいと指導する。新しい運動経路を作り、姿勢と身体運動の協調性、全身のバランスを良くするという観点から、運動と姿勢のパターンを繰り返し練習する。要するに、指導を受けながら練習を積み重ねることにより、自律神経系の整え方を頭にたたき込むのである。

アレクサンダー法は、舞台芸術家のあいだにすみやかに広まった。その後、この方法がさまざまな病気の治療にも役立ちそうだ（実際はともかく、そのように見えた）という点が注目された。今日、アレクサンダー法の指導者は、喘息、慢性の痛み、不安といった症状に効果があると主張している。

アレクサンダー法では、エクササイズ・セッションを繰り返し指導する。一回のセッションは、長くても一時間である。実際に身体を動かすことにより、単純な姿勢から身体運動までを学び直す。エクササイズは反復することが重要なので、身体の動かし方を身につけるまでに、普通は少なくとも三十回ほどのセッションを受ける必要がある。したがってアレクサンダー法の指導を受けようという者は、金と時間の両面でかなりの覚悟をしなければならない。

アレクサンダー法に関する研究はほとんど行われていない。呼吸機能の改善、不安の軽減、パーキンソン病の運動障害の削減、慢性腰痛の改善については、有望そうな結果が出はじめている。しかしどの症状についても（おそらく慢性腰痛を別にして）、アレクサンダー法の治療効果が裏づけられたと言えるほどの根拠はない。アレクサンダー法には、重大な危険性はない。

まとめると、アレクサンダー法はほとんど研究されていないため、科学的根拠は決定的なものではないが、患者に積極的に取り組むつもりがあり、経済的にも余裕があるなら、健康上のいくつかの問題には効果があるかもしれない。

◆アロマセラピー

植物のエッセンス《エッセンシャルオイル》は、病気の治療および予防や、心身ともに健やかであるために、古代からいくつかの文化で用いられてきた。しかし厳密な意味でのアロマセラピーが誕生したのは、一九三七年にフランスの化学者ルネ＝モーリス・ガットフォセが、『アロマテラピー』という本を出版したときのことである。ガットフォセは、実験室で仕事中に手に火傷を負い、その手をすぐさまラベンダーオイルに浸けた。すると驚いたことに、火傷は傷跡も残さず速やかに治ったという。この経験に触発されたガットフォセは、エッセンシャルオイルの医療上の効果を調べはじめた。

エッセンシャルオイルにはいくつかの使い方がある。もっとも一般的なのは、薄めたオイルを皮膚につけてマッサージすることだが、オイルを風呂に滴らしたり、周囲の空気に拡散させたりすることもある。アロマセラピーとマッサージを組み合わせたものには明らかなリラックス効果がある――それがオイルの効果なのか、マッサージによるものなのか、あるいはその両方なのかはよくわかっていない。アロマセラピストは、エッセンシャルオイルごとに異なる効果があると信じている。そのため患者の性質や症状などに応じて、個別化したエッセンシャルオイルを用いる。

アロマセラピストの診察には、一時間から二時間ほどかかる。まず患者の病歴を尋ね、たいていは簡単に患者の状態を調べたのち、薄めたエッセンシャルオイルを使って患者の皮膚をマッサージする。たいていの患者はそれでリラックスし、気持ちがよくなる。アロマセラピーは、不安、緊張性頭痛、筋骨格系の痛みなど、慢性的な症状に対して効果があるといわれることが多い。アロマセラピストは、たとえそのときは症状が出ていなくても、再発を防ぐために、継続的に治療を行うことを勧めるのが普通だ。

いくつかの臨床試験によって、アロマセラピーとマッサージにはリラックス効果があることが裏づけられている。しかしその効果は一時的なもので、治療としての価値については議論の余地がある。エッセンシャルオイルのなかには、たしかに特異的効果をもつものがありそうだ。たとえば、ティーツリーのオイルには抗菌性がある。しかし、通常医療で用いられる抗生物質とくらべて信頼性ははるかに低い。アロマセラピーにはまず危険はない。いくつかのエッセンシャルオイルに対して、アレルギーのある患者がいるという程度である。

まとめると、アロマセラピーはしばしばストレスを解消してくれるので、治療を受けたあとは心身ともにより気持ちの良い状態になれるだろう。アロマセラピーが、なんにせよ病気を治療できるという科学的根拠はない。

◆イヤーキャンドル（耳燭療法）

イヤーキャンドルは、かつて中国やエジプト、チベットで行われ、アメリカではホピ族が行っていたとされ、なんとアトランティスで行われていたという説もある。

イヤーキャンドルは、内部が空洞になったロウソクを患者の耳に立て、火を灯す。ロウソクは十五分以上かけてゆっくりと燃える。このとき弱い吸引力が生じ、エネルギーポイントを刺激するといわれている。その後、ロウソクの火を消し、ロウソクの耳側の端の空洞に詰まったものを取り出して見せるのが一般的である。多くのセラピストは、これは耳あかですと患者に告げ、燃えるロウソクによる「煙突効果」で、耳から吸い出されたかのように思わせる。

イヤーキャンドルは、耳あかの掃除や、花粉症、頭痛、副鼻腔炎、鼻炎、風邪、インフルエンザ、耳鳴りの治療として行われる。この治療により、「精神機能、視覚、聴覚、嗅覚、味覚、そして色覚を研ぎ澄ます」と言われることもある。

イヤーキャンドルの宣伝に使われる逸話は多数ある。しかし一連の実験が行われた結果、イヤーキャンドルによっては、耳からはいかなる物質も除去されないということがわかっている。

一九九六年にアメリカのスポケーン耳鼻咽喉クリニックが行った研究では、燃えるロウソクによっては負圧はまったく生じず、出てきた物質は実はロウソクの蠟であることが示された。さらにこの研究者グループは、イヤーキャンドルによって耳あかが除去されるどころか、実験前には耳あかのなかったボランティアの被験者たちの耳に蠟が残ることも示された。

先に挙げた病気のどれについても、ロウソクを燃やすことが治療として有効だという科学的根拠はない。

イヤーキャンドルにも危険がないわけではない。火傷、外耳道閉塞、鼓膜穿孔が起こったという記録がある。ロウソクを使った治療のために火事になったケースもある。

このような危険性や、有効性を示す科学的根拠がないことを考慮すれば、イヤーキャンドルは避けるべきだろう。

◆オステオパシー（整骨療法）

整骨療法医は、さまざまな手技を使って、主として軟組織や骨、関節の動きを良くする（これを「モビリゼーション」と言う）。オステオパシーの創始者は、アメリカ人アンドリュー・テイラー・スティルで、一八七四年のことである。D・D・パーマーによるカイロプラクティック療法（第Ⅳ章参照）とほぼ時期を同じくする。オステオパシーとカイロプラクティックには多くの共通点があるが、重大な違いもある。オステオパスが行う治療のほうが穏やかで、マッサージに似た治療法が採用されることも多い。また、カイロプラクターほど背骨を重視せず、カイロプラクターがしばしばやるように、体の可動範囲を超えて脊椎関節を動かすことはまずない。したがって、怪我をする危険性はオステオパシーのほうが低い。

アメリカでは、オステオパシー医（DO）は完全に主流の医療に組み込まれており、手技は稀にしか行わない。イギリスのオステオパスは法令で規制されているが、補完代替医療の施術者と見なされている。イギリスのオステオパスはたいてい筋骨格系の問題を扱うが、喘息、耳感染症、疝痛など、それ以外の病気も治療できると言う者も少なくない。

オステオパシーのモビリゼーションは、腰痛については通常医療と同じくらい効果がある（つまり同じぐらい効果がない）と考えるだけの十分な科学的根拠がある。それ以外のすべての症状に対しては、決定的なデータは得られていない。とくに、いくつかの臨床試験から得られる全般的な結論によれば、筋骨格系以外の病気に対してオステオパシーを用いることを支持するほどの科学的根拠はない。

オステオパスの技法は、一般にカイロプラクターのそれよりもずっと穏やかなので、オステオパシーで有害事象が起こる頻度は、カイロプラクティックよりもはるかに低い。しかし、重い骨粗鬆症（こつそしょうしょう）、骨肉腫（こつにくしゅ）、骨の感染症、出血などの問題がある人は、手技による激しい治療を行わないよう、あらかじめオステオパスに伝えよう。

オステオパシーが腰痛に有効だという科学的根拠はかなり信頼できる。しかし、もしもあまり効果がなければ、理学療法のエクササイズに切り替える可能性も考えよう。こちらも同程度の根拠があり、グループで行うことができるのではるかに安上がりだ。

◆キレーションセラピー

キレーションセラピーは通常医療の一分野としてはじまったもので、他の化学物質と結合する強力な化学薬品を体内に入れることにより、重金属などの毒素を体から除去するのがその目的である。通常医療で用いられるキレーションの有効性に議論の余地はなく、命が助かることも多い。だが、代替医療におけるキレーションセラピーは、まったく異なる使われ方をしている。使い道は主に二つある。

第一に、代替療法のセラピストは、毒を除去するためにキレーションを用いる。しかし、ここで言われている毒の出所ははっきりしない。たとえば、セラピストたちは水銀を除去しようとするが、その水銀は、歯科の充填剤（じゅうてんざい）やワクチンから出たものだという。しかし、そうしたものから有毒物質が出ることを示す根拠は存在しない。代替医療のキレーションセラピーは、存在しない問題を解決するために用いられていると言わなければならない。

第二に、キレーションセラピーは、血液からカルシウムイオンを除去するために用いられる。その基礎となる考え方は、動脈壁にカルシウムが沈着すると動脈硬化の原因になり、動脈が硬化すると、心臓疾患、脳卒中、末梢動脈疾患を引き起こすというものだ。そのため、代替医療のキレーション・セラピストは、治療によって冠動脈性心疾患、脳卒中、末梢血管疾患、関節炎から骨粗鬆症までさまざまな病気を治療できると強く主張する。

代替療法としてのキレーションのセラピストは、治療を途中でやめることなく、最後まで続けるよう勧めるのが普通だ。そのため、患者の支出は総額で何千ポンドにものぼることがある。

キレーションセラピーが、冠動脈性心疾患、脳卒中、末梢血管疾患に効果があるという主張は、すでに否定された科学理論に立脚している。キレーションセラピーはすでに何度も検証されているが、臨床試験では有効性が示されていない。電解質減少による死亡など重大な有害事象が、キレーションセラピーと関連づけられている。実際、一九九〇年以降、九名の死亡が報告されている。

代替医療で用いられるキレーションセラピーに効果はなく、費用がかさみ、危険である。この治療法を用いないよう強く訴えたい。

◆クラニオサクラル・セラピー（頭蓋整骨療法）

ウィリアム・G・サザーランドは、一九三〇年代に整骨医として診療にあたっていた人物だが、人の健康は、頭骨と仙骨の小さな動きに支配されていると確信するようになった。その動きのデリケートなリズムが、体の自然治癒プロセスの基礎だと彼は考えた。クラニオサクラル・セラピーの目標は、そのリズミカルな運動がうまくいかなくなっているのを、元に戻すことである。とくに子どもにみられるさまざまな疾患、すなわち、出産時外傷、脳性麻痺、慢性疼痛、失読症、頭痛、学習障害、副鼻腔炎、三叉神経痛などの治療に役立つと言われている。現在、クラニオサクラル・セラピーは、整骨医、カイロプラクター、ナチュロパス、マッサージ療法士など、いくつもの代替療法セラピストによって行われている。

クラニオサクラル・セラピストに診察を受けると、手を使って詳細な診断が行われるため、初診には一時間以上かかる。その後は、セラピストが頭骨と仙骨をそっとマニピュレートするという治療になり、かかる時間は短くなる。典型的な場合で、六回またはそれ以上の通院を要する。

一般的には、幼児期のうちに頭骨と仙骨は融合して、強い構造ができることが知られている。たとえ骨と骨のあいだにわずかな動きがあるとしても、そのせいで人の健康が大きく害されるとは考えにくい。つまり、クラニオサクラル・セラピーは、生物学的には考えにくい理論にもとづいている。

クラニオサクラル・セラピーはほとんど研究されておらず、ごく少数の調査では、病気に治療効果があるという根拠は示されていない。また、ひとりの患者に対して複数のセラピストが診断を行った場合、異なる結果になりがちなのは、セラピストたちが存在していない現象を見出そうとしているためだろう。子どもをセラピストのもとへ連れていく母親は、治療のおかげで子どもの具合が良くなって驚くことがある。これはセラピストの穏やかな治療と落ち着いた物腰のおかげで、子どもの緊張が解けるためだろう。しかし、そうした効果は長続きしないのが普通だし、治療費は必ずしも安くない。この治療法に危険はなさそうだが、重い病気の子どもが、効果のある治療を受けずにクラニオサクラル・セラピーを受けるようなことがあれば、生命にかかわる。

◆クリスタルセラピー

石英や、その他の貴石の結晶（クリスタル）が、「エネルギーヒーリング」を行うために用いられることがある。クリスタルは、患者の体内にある治癒「エネルギー」または「波動」を動かし、吸収し、集め、散らすことができ、それによって患者の自然治癒力を高める、というのがクリスタルセラピストの主張である。「万物の根源」である「聖なるエネルギー」の調節がうまくいかないと、人は病気になるという。この療法は、私たちの知る物理学や生理学、その他いかなる分野の科学とも相容れない。したがってクリスタルセラピーには、科学的な信憑性はない。

治療の際には、患者はたいてい着衣のまま横たわる。セラピストはエネルギーの流れが滞っているなどの理由で具合の悪い部分を直観的に見つけだし、その上にクリスタルを置き、エネルギーの流れやバランスを回復させる。一回の治療には普通三十分から六十分ほどかかる。

クリスタルセラピーを受ける患者は、通常医療も受けていることが多い。クリスタルセラピーは健康状態の改善や病気予防の目的で、ほぼすべての症状に対して用いられている。患者のオーラを浄化するために、オーラセラピーの一環としてクリスタル・ワンドと呼ばれる棒状のクリスタルを用いるセラピストもいる。

クリスタルセラピーを信じる患者は、自分でもクリスタルを購入し、軽い病気を治すために身につけて持ち歩くことが多い。そうしたヒーリング・クリスタルは比較的安価だが、宝飾品としてのヒーリング・クリスタルでは数百ポンドにもなることがある。

クリスタルセラピーがなんらかの病気に効果があることを示す根拠はない。効果があると感じる患者もいるが、そのほとんどは期待やリラックス効果、あるいはその両方によるものだろう。

同様に、クリスタルを持ち歩いたり身につけたりすることが、なんらかの病気に効果があるという根拠もない。重い病気に通常医療の代わりとして用いられれば命にかかわるかもしれないが、直接的な危険があるとは考えにくい。

◆結腸洗浄

食物を摂取すると、腸内に有毒な老廃物がたまり、そのせいで体を毒しているという考えは、医療の素人である一般の人たちには説得力があるらしく、広く世間に流布している。その考えにもとづいて、「自家中毒」から体を解放するという代替療法は多い。結腸洗浄またはコロンセラピーと呼ばれるものもそのひとつで、「体を洗浄する」ために浣腸を行う。ハーブ、酵素、コーヒーを加えた水などを直腸から入れる。この治療法に人気があるのは、一見すると理にかなった考えと、大衆向けのメディアや一部の有名人による宣伝が頻繁に行われているからだろう。

治療では、患者は一部脱衣し、直腸からチューブを挿入し、大量の液体を入れる。この液体は後で抜き取られるが、これを詳しく調べると「老廃物」でいっぱいになっているように見える。

そういう見た目の印象から、結腸洗浄療法で言われているとおり、老廃物が体から排出されたのだろうと患者は思い込む。治療には三十分ほどかかり、週に一度から二度のペースで、長く続けることが勧められることもある。結腸洗浄は、胃腸疾患、アレルギし、肥満、偏頭痛など、さまざまな慢性疾患の治療法として奨励されている。

通常医療で浣腸が役立っていることは疑う余地がない。しかし、代替療法としての結腸洗浄はまったく別のものである。体に溜(た)まった老廃物によって私たちが「汚染」されることはない。重い臓器不全を患(わずら)っているのでもないかぎり、老廃物はさまざまな生理的プロセスによって排出される。

結腸洗浄が何かの役に立つことを示す信頼できる臨床的根拠はなく、結腸に穴を空けたり、体の電解質を激減させるなどして、深刻な害を及ぼすという根拠がある。

結腸洗浄は、気持ちのよいものでもなく、有効性と安全性の両面で問題がある。言い換えれば、支出に見合う効果は期待できず、健康にも有害である。

◆催眠療法

催眠療法は、治療目的で催眠状態、つまりは夢うつつの状態を利用する。その歴史は長く、古代エジプトにまでさかのぼることができるが、近代の発展が起こったのは十八世紀、ウィーンのカリスマ的科学者、フランツ・メスマーの仕事がその発端だった。十九世紀には、スコットランドの物理学者ジェイムズ・ブレイドの仕事がそれに続いた。

近年、催眠療法はいくつかの医療分野で認められるようになっている。催眠療法士は、疼痛、不安、依存症、恐怖症など、さまざまな慢性疾患の治療を行う。心理学者、カウンセラー、医師など、医療の専門家たちのなかにも催眠療法を行う者がいる。一回の治療には三十分から九十分かかり、患者の病気や反応によって、普通は六回から十二回の治療が勧められる。自律訓練法は自己催眠のひとつのかたちであり、指導を受ければセラピストの手助けがなくても実践できる。

一般に、催眠に対してもっとも反応がよいのは、暗示にかかりやすい人たちである。多くの臨床試験で、催眠療法が、疼痛、不安、過敏性腸症候群の症状を軽減するために有効であることが示されている。しかし、禁煙のための催眠療法については、コクラン共同計画の信頼性の高いレビューによれば、さかんに宣伝されているにもかかわらず効果はない。自律訓練法についての研究ははるかに少ないが、これまでに得られた根拠によれば、不安、ストレス、高血圧、不眠、一部の疼痛症候群については有望そうである。

催眠療法と自律訓練法は比較的安全だが、重い心の病気をもつ人はこれを行ってはならない。催眠療法によって、抑圧された記憶、あるいは偽りの記憶を取り戻して問題が起こることもあり、虚偽記憶症候群（実際には起きていない悲惨な出来事を思い出してしまう）が報告されている。

催眠療法は、分別をもって利用すれば、一部の患者には有効なことがある。それが治療による特異的効果なのか、あるいは非特異的な（プラセボ）効果なのかを判断するのは難しい。自律訓練法は、患者に極力主体的にかかわるようにさせるという意味において、安上がりな自助方法だという長所がある。催眠療法も自律訓練法も、正しく用いるなら、重大な危険性を伴うことはない。

◆サプリメント

サプリメントとは、心身ともに健やかな状態を維持または増進するために、ビタミンやミネラル、脂肪、アミノ酸などの天然物質の摂取量を増やすべく、普通は経口でとる物質を言う。昨今、サプリメントの売り上げは急増している。サプリメントの規制は国ごとにさまざまだが、一般にきわめて緩やかである。メーカーは、有効性を証明しなくてもサプリメントを売ることができ、安全性について十分なデータが示されていないことも多い。

サプリメントについては、普通は医療上の効果があると主張することは認められていない。それでもサプリメント業界は、サプリメントがあれこれの病気に効くかのように思わせる巧みな宣伝をしている。健康や医療を専門とするライター、出版物、インターネットも、治療のためのサプリメントを執拗(しつよう)に消費者に売り込もうとする。

第V章で詳しく述べたハーブ系のサプリメントと同様、食品系のサプリメントも効果はまちまちだ。効果が期待できそうで、科学的根拠にも裏づけられたサプリメントもあるが、効果が証明されていなかったり、効果のないことが証明されていたりするものもあり、有害事象を起こす恐れのあるものも多い。危険性が生じるのは、そのサプリメントの特性による場合もあるが、汚染物質（たとえば重金属）が含まれていたり、まぜ物をした粗悪品（たとえば合成ドラッグ）である可能性もあるからだ。調査が行われていなかったり、有害事象がきちんと報告されずに問題が過小評価されていたりするために、未知の有害反応が起こる恐れもある。

第Ⅵ章で述べたように、魚油のカプセルは有効なサプリメントの優れた一例である。魚油は心臓疾患のリスクを引き下げることが立証されている。炎症を鎮める効果もあるので、関節リウマチやその他多くの病気の治療にも役立ちそうだ。

同じく第Ⅵ章で取り上げたサメ軟骨は、効果がないことが示された人気サプリメントの一例である。サメ軟骨はおそらく無害だろうが、このサプリメントのせいで、患者が必要な治療を受けなくなることもありうる。また、サプリメント産業の犠牲者であるサメにとっては、間違いなく有害だろう。

ビタミンB6は、大量に服用すると有害なサプリメントの一例で、腕や足の神経が損傷を受けることがある。ビタミンB6を毎日五百ミリグラム摂取して合併症を起こした例がいくつか報告されている。

◆酸素療法

酸素は生命に不可欠であり、通常医療ではさまざまな利用法がある。たとえば、肺が十分な量の酸素を取り込めなくなった患者に対し、酸素富化空気の吸入が行われることがある。

しかし代替医療の酸素療法についてはなにかと異論が多い。代替医療の酸素療法は多岐にわたり、酸素の与えられ方や、与えられる酸素のタイプ（たとえば酸素O_2かオゾンO_3か）、治療する疾患もさまざまだ。

酸素を供給するにもいろいろな方法がある。皮下に注入したり、あるいは患者の血液を抜いて酸素にさらし、ふたたび体内に戻すこともある。酸素富化空気を皮膚に当てたり、酸素富化水を結腸洗浄に使ったりもする。

酸素療法は、ガン、エイズ、感染症、皮膚病、心血管疾患、リウマチ、その他多くの病気を治療できると言われている。

誰しも生存のためには酸素を必要とするが、たくさん取れば良いというものではない。それどころか、事実は逆である。過剰な酸素が患者にとって有害になりうることには、十分な根拠がある。そしてもちろん、オゾンはきわめて毒性が強いことで知られている。数多い酸素療法のなかには、臨床試験に付されたものもある。結果には説得力がなく、代替医療の酸素療法はどんなタイプのものも、信頼できる科学的根拠はないと言ってよい。したがって、潜在的な危険性のほうが、主張されている効果よりも大きいことは明らかだろう。

結論ははっきりしている。酸素は、通常医療ではさまざまに利用されているが、代替医療における役割は、生物学的には考えにくい説にもとづいている。代替医療の酸素療法は有効性が示されていないばかりか、有害にもなりうる。この療法は受けないようにしよう。

◆指圧

指圧は、鍼（はり）とマッサージを日本流に統合したものと見ることができる。創始者は浪越（なみこし）徳治郎で、一九四〇年に日本指圧学院を東京に設立している。浪越は七歳のときに、関節リウマチを患う母親を治療していて指圧の治療的価値を発見した。

指圧では、主に親指を使って経穴に強い圧力を加える。掌（てのひら）や肘（ひじ）を使うこともある。治療は痛みを伴うことがある。

指圧の施術者（せじゅつしゃ）は、まずはじめに陰と陽という二つの生命力のバランスが取れているかどうかを診断するので、中国伝統医療と少し似たところがある。診断結果に応じて、陰と陽の経絡に沿った経穴に圧力を加える。陰と陽のどちらか一方が過剰だと診断されれば、足りないほうを刺激することが多い。陰陽のバランスを取り戻すことによって、多くの病気を治療できると考えられている。

陰と陽、経穴、経絡は、古代中国哲学の産物で実体がないため、指圧が医療介入として有効だとは考えにくい。しかし指圧は、あらゆるマッサージがそうであるように、緊張緩和と心地よさとをもたらしてくれるだろう。

指圧に関する臨床試験はないに等しいが、通常のマッサージを上まわる効果があると考える理由はない。したがって、普通のマッサージ以上に、この療法に時間と金をかけても、それに見合うだけの効果は期待できないと思われる。

治療中に加えられる強い力のせいで怪我をすることもある。骨粗鬆症が進行した中高年者の場合、打撲から骨折まで、さまざまな怪我が起こっている。首や頭に受けた指圧マッサージによる、網膜と大脳の塞栓症が報告されている。

◆人智学医療

人智学医療は、ルドルフ・シュタイナー（一八六一～一九二五）が、想像力と霊感と直観にもとづいて作り上げた医療の一派である。神秘主義、錬金術、ホメオパシーに思想的影響を受けており、人間の霊性に結びついていると主張する。ルドルフ・シュタイナーが創始したものに、ヴァルドルフ学校（シュタイナー学校）、バイオダイナミック農法（シュタイナー農法）、そして「人智学」の名で知られる独自の哲学などがある。

シュタイナーは人智学の哲学的概念を健康にもあてはめ、イタ・ヴェークマンとともに、新しい医療の一派を創始した。人智学医療では、惑星、金属、そして人間の臓器とのあいだに形而上学的な関係があるものと仮定したうえで、その関係性にもとづいて治療方針を決める。病気は、前世の行いと関係があると信じられ、自らの罪を贖うために、通常医療を受けることなく人生を生きぬくのが最善とされる。人智学医療では、通常医療の代わりにさまざまな治療法が用いられる。たとえば、ハーブエキス、芸術療法、マッサージ、運動療法などである。

人智学のレメディのなかでもとくに有名なのが、ヤドリギのエキスを発酵させたもので、ガンの治療に用いられる。シュタイナーは、ヤドリギはいずれその宿主を殺す寄生植物であるという点を強調した——その性質が、宿主を搾取し、ついには殺してしまう悪性腫瘍に驚くほど似ているというのである。したがって、ヤドリギを使えばガンを治療できる、というのが彼の結論だった。人智学医療の考え方は、生物学的にはありえないようなものである。

　ヤドリギから作られたレメディについては、今も有効性は——ガンを治すという点でも、ガン患者の生活の質を向上させるという点でも——示されていない。人智学的な医療思想にはほかにもさまざまな要素があるが、いずれもまだ十分な調査は行われておらず、医療思想全体についても厳密な検証は行われていない。

　ヤドリギ剤の注射は、さまざまな有害反応と関係づけられている。しかし、もっとも大きな危険性は、患者が通常医療を受けなくなってしまうことである。たとえば人智学派の医師は、子どもに予防接種を受けさせないようにと親にアドバイスする傾向があるし、ガン患者のなかには、ヤドリギ・エキスを使うことを選択したために、通常医療の治療を受ける機会を失ってしまう人たちがいる。

　人智学医療は、生物学的には考えにくく、有効性は示されておらず、効果はありそうにない。またこの療法は、場合によってはかなり危険なものになりうる。

◆吸い玉療法（カッピング）

吸い玉療法は、吸引力のあるカップ状の容器を体表に当てることで、その部分に刺激を与える。中国やベトナム、バルカン諸国、ロシア、メキシコ、イランなどで古来行われてきた治療法である。基本的には、ガラス製のカップ内部の空気を炎で加熱したうえ、皮膚にすばやくあてがう。カップ内部の空気が冷えるにつれ、気圧が低くなって吸引力が生まれる。皮膚や、その下の柔組織がカップに吸い込まれていく様子を目で見ることもできる。あらかじめ皮膚を切開しておくこともあり、その場合には、吸引によって皮膚微小循環から血液が吸い出される。このやり方はヨーロッパにおける瀉血との関連で人気があった。

中国の伝統医療では、吸い玉療法は、鍼でいうところのツボを刺激する方法のひとつとして使われることがある。そのため、中国の吸い玉療法の基礎となる思想は鍼の場合と同じである。

吸い玉療法は、筋骨格系の問題や、喘息、湿疹など、さまざまな病気の治療に用いられる。不妊やインフルエンザ、貧血なども治療できるという施術者もいる。ほかの治療法と一緒に行われるのが普通である。治療には二十分ほどかかり、しばらく続けるように言われることが多い。吸い玉療法は、ナチュロパスや鍼治療師、カイロプラクターなど、さまざまな代替療法の施術者によって行われている。

吸い玉療法についてこれまでに行われた唯一（ゆいいつ）の比較試験では、痛みの緩和に対する有効性は示されていない。しかし、吸い玉療法で行われる一連の動作や、その視覚的側面（「魔法」のようにカップに吸い込まれていく皮膚など）は、平均を上まわるプラセボ反応を引き起こすようである。

正しく行われるなら、この治療法にまず危険はない。しかし、吸引によって数日間は消えない跡が残る。これについては、二〇〇四年に派手なデモンストレーションがあった。ニューヨークの映画試写会に現れた女優のグウィネス・パルトロウが、背中の大きく開いたドレスを着て、黒ずんだアザを見せたのである。なお、吸い玉療法で血液を吸い出す場合には、感染症の恐れがあることを付言しておく。

まとめると、吸い玉療法は長い歴史をもつ治療法だが、なんにせよ病気の治療に効果があるという科学的根拠は得られていない。

◆スピリチュアル・ヒーリング（霊的療法）

スピリチュアル・ヒーリングには、信仰療法、とりなしの祈り、レイキ、セラピューティック・タッチ、心霊療法、浄霊療法、イボ取りの呪文（じゅもん）など、さまざまなものがある。共通する特徴は、ヒーリングの〝エネルギー〟が、治療者（ヒーラー）を通して患者の体内へ向けられるということだ。この〝エネルギー〟のおかげで、患者の体は自ら治癒（ちゆ）すると考えられている。〝エネルギー〟という言葉が引用符でくくられているのは、科学者が理解しているエネルギーではなく、霊的なもの、あるいは宗教的なものだからである。この〝エネルギー〟を検出しようとする試みは、これまで一度も成功していない。

ヒーラーたちは自らを、高次の治癒能力を天から授かった、治癒のための道具であるとみなしている。ほとんどのヒーラーは、自分の治療がどのようにして効くのかわからないが、とにかく効果を確信していると言う。〝エネルギー〟を受け取る側の患者は、それが身体に入ってくると、暖かさや刺すような痛みを感じると言う。

ヒーラーの診察では、どこが悪いのかを尋ねる短い会話があったのち、儀式的な手順を踏んで治療に入っていく。その手順もはじめのうちは診断らしさが残っている。たとえばヒーラーの手は患者の体の上を滑るように動き、悪い場所を突き止める。やがてヒーリングが始まり、〝エネルギー〟が流れる。多くの患者にとっては非常にリラックスする経験で、ヒーラーは治療後には疲れ切ってしまうことがよくある。しかし、ヒーラーと患者が直接会わないスピリチュアル・ヒーリングもある。治療は電話やインターネットなど、大きな距離を介して行われる。無料で治療を行う者もいれば、三十分の治療に対して、高いものでは百ポンドも請求する者もいる。

ヒーリングの〝エネルギー〟という概念は、科学的にはおよそ考えられないものである。さまざまなスピリチュアル・ヒーリングについて多くの臨床試験が行われている。有望そうな結果を出した臨床試験もあったが、そうした研究のうちおよそ二十件について、今では不正行為が疑われている。最近は厳密な試験が登場し、スピリチュアル・ヒーリングが強いプラセボ効果と関連していること、しかしそれ以上のものは何もないことが示された。

スピリチュアル・ヒーリングは、生物学的にはおよそ考えにくく、その効果はプラセボ反応によっている。最善の場合には心地よさを与えてくれるだろう。最悪の場合、早急に通常医療を受けなければならない重病の患者が金を巻き上げられるだけという結果にもなりかねない。

◆セルラーセラピー

通常医療においても、骨髄移植や輸血のように、組織や細胞を人から人へ移植することはある。しかしこれは代替医療のセルラーセラピーとはまったく別のものである。代替医療のセルラーセラピーは、「生細胞セラピー」、「サイトセラピー」とも呼ばれる。

一九三一年、スイスの外科医ポール・ニーハンスは、若返りのために、動物の胎児から調製した薬剤を人に注入することを思いついた。胎児と若返りを結びつけたこの思想は、医療の素人（しろうと）である一般の人たちにはもっともらしく思われたため、高価な治療を受けられる裕福な人たちがニーハンスの患者となり、なかには著名人も多かった。その後、ニーハンスの「新鮮細胞療法（フリッシュツェーレン・テラピー）」の危険性が明らかになり——一九五五年までに三十名の死亡が報告されている——彼の調剤はいくつかの国で禁止された。

その間にも、とくにヨーロッパ大陸で類似のセルラーセラピーが登場した。たとえば、「胸腺（きょうせん）セラピー」（子牛の胸腺からの抽出物を注入）、「ネー・トゥモリン」（子牛または雌牛のタンパク質抽出物）、「ポリエルガ」（豚の脾臓（ひぞう）から抽出したタンパク質）、「ファクター AF_2」（生まれたばかりの羊の脾臓と肝臓からの抽出物）などである。こうした治療法で用いられる製剤は医師によって注射されるのが普通だが（ほとんどの国において、医師でないセラピストが注射を行うことは許されていない）、この治療法を手がける医師たちは、これらの製剤には抗ガン性があり、免疫システムを刺激し、組織を再生させたり、ごく一般的な意味で肉体を若返らせると主張する。

胸腺セラピーについては、ガンの治療法としての有効性が詳しく調べられている。得られた根拠を全体としてみれば、この治療法の有効性は示されていない。ほかの製剤も同様で、否定的な結果が出ているか、またはまだ臨床試験が行われていない。しかし、異質なタンパク質を直接血管に入れる治療法はどんなものでも、もっとも重いタイプのアレルギー反応であるアナフィラキシーショックを引き起こす恐れがあることはわかっている。ショックを起こした場合、適切にすみやかな対処をしなければ死に至ることもある。

セルラーセラピーの考え方は一見するともっともらしくみえるため、富裕層は今も魅力を感じているようだ。しかしセルラーセラピーの主張はどれひとつとして科学的根拠に立脚しておらず、危険であると同時に、出費に見合う効果は期待できない。

◆デトックス

デトックス、すなわち解毒(げどく)とは、体に蓄積した有害物質を除去することである。通常医療における解毒は、摂取したり注入されたりした毒を除去するための治療法として確立されている。また、デトックスという用語は、ドラッグやアルコールの常用者に対し、それをやめさせる治療を意味することもある。しかし代替医療におけるデトックスは、少々異なる意味で使われている。正常な代謝によって生じる老廃物が体に蓄積して病気になるかのように言われたり、身体に悪い飲食物ばかり取っていると毒素が生じ、それを除去するためには、さまざまな代替療法によるしかないかのように言われたりする。

デトックスは、生活が乱れがちな時期、たとえばクリスマス休暇が過ぎた頃に勧められることが多い。雑誌や一部有名人がたえずこれを宣伝している。代替医療におけるデトックスには、自己管理による治療から、ヘルススパでの贅沢(ぜいたく)な一週間を過ごすものまで、ありとあらゆるタイプのものがある。前者の例としては、ハーブなどのサプリメントを使うものや、数日間の食事療法などがあり、費用は数ポンドほどですむ。しかし後者の場合には何百ポンドもかかることがある。

通常医療における解毒は救命治療にもなるが、代替医療のデトックスは詐欺的である。代替医療のデトックスを擁護する人たちが、実際にデトックスで毒素を減らせることを示した例はただのひとつもない。たとえば採血して血液中の毒素を測定すれば、簡単に証明できるはずなのだが。いずれにせよ、人体にはきわめて効率的に毒素を排出してくれる臓器（肝臓、腎臓、皮膚）があり、不摂生な生活で取り込んだ「毒素」を除去してくれている。たっぷり水を飲み、適度な運動をして、ゆったり休養し、分別をもって食事をすれば、不摂生をしても体はすみやかに正常に戻る。そのために高価なデトックスをする必要はないはずである。

代替医療においてデトックスが用いられる背景には、人体の生理学、代謝学、毒物学などに関する誤解がある。デトックスに何らかの効果があるとの根拠はなく、キレーションセラピーや結腸洗浄（この便覧の別項を参照）といった療法を使えば有害にもなりうる。患者から除去されていくのは、たいていはお金だけだろう。

◆伝統中国医学

伝統中国医学（TCM Traditional Chinese Medicine）によれば、あらゆる不健康は、エネルギーのバランスが崩れるために生じる。もっとも望ましい健康は、完全にバランスが取れている状態であり、しばしば陰陽図で象徴される。あらゆる療法の目的は、バランスを取り戻すこと、あるいはバランスの崩れを予防することでなければならない。伝統中国医学ではそのためにさまざまな治療が行われる。たとえば、いろいろな薬草をまぜて使う薬、鍼(はり)、吸い玉療法、マッサージ、食事療法などがあるが、それらについてはこの便覧の別項でさらに詳しく説明した。あらゆる病気は伝統中国医学によって治療できると言われている。

伝統中国医学の診察では、舌や脈を見るという技法が用いられる。こうした技法は通常医療でも使われているが、伝統中国医学の施術者(せじゅつしゃ)たちは、自分たちの診断力について不当なほど野心的なことを言う。治療は、一人ひとりの患者に合わせた個別化治療である。一回の治療にはたいてい三十分から六十分ほどかかり、治療は、一生とまではいかずとも、長期にわたることがある。

伝統中国医学のシステムは複雑で、評価するのは容易ではない。したがってさまざまな要素を個別に検証することになる（たとえば第Ⅱ章の鍼を参照のこと）。漢方薬は通常、個々の患者に合わせて、さまざまな薬草を混合した個別化薬である。最近ガン患者の場合に個別化漢方薬の方法が試されたが、症状の緩和についてはプラセボを上まわる効果はないことが示された。別の研究によると、過敏性腸症候群の患者に個別化漢方薬が試され、標準化された処方漢方薬と、偽薬とが比較された。その結果は、個別化された治療は症状を抑えるという点では偽薬よりも優れているが、標準化された処方漢方薬より優れているわけではないことが示された。

伝統中国医学で用いられる個々の薬草（たとえば甘草〔カンゾウ〕、生姜〔ショウキョウ〕、銀杏〔イチョウ〕）の一部に薬理学的効果があることは間違いない。そのなかには現在の薬の原型となったものもある。しかしその一方で、一部の漢方薬には毒性があり（アリストロキア）、他の処方薬と相互作用するものもある。中国で調剤されたハーブ薬には、薬草ではない材料（たとえば絶滅の危機にある動物）、汚染物質（たとえば重金属）、混ぜ物（たとえばステロイド）が含まれることもある。

このように伝統中国医学は評価が難しい。伝統中国医学を構成する治療法のなかには、なんらかの病気に有効なものもあるが、プラセボ以上の効果は望めないものもある（たとえば吸い玉療法）。

◆ナチュロパシー（自然療法）

自然療法(ナチュロパシー)は、十八世紀のヨーロッパで始まった運動で、牧師であるセバスチャン・クナイプのような人たちが、自然の与える手段によって病気を癒(いや)すことの重要性を説いた。自然療法医(ナチュロパス)は自然そのものがもつ治癒(ちゆ)力を信じている。それはあらゆる生物がもつという天賦(てんぷ)の力である。その観点からすると、不健康になるのは、健康なライフスタイルを送るための簡単な規則をないがしろにした結果である。したがって、良い食事、習慣としての運動、十分な睡眠などが非常に重視される。いったん病気が起これば、ナチュロパスはハーブや水療法、マッサージ、温めたり冷やしたりなど、自然な方法で治療を行う。

ナチュロパスの診察は、通常医療の医師のそれと似ている。患者の病歴を聞き、身体の様子をみることで診断を下す。主な違いは、何を処方するかだ。ナチュロパスは合成医薬品を処方しない。彼らの治療は、先述のような治療法と、ライフスタイルについての助言である。ナチュロパスは、関節炎やアレルギー症状、頭痛といった慢性的な良性疾患を治療する傾向がある。

自然療法というアプローチの全般的有効性を検証することは可能だろうが、これまでのところそのような試験は行われていない。しかし、自然療法のアプローチの大半は実にまっとうだ（たとえば健康的な食事や、継続的な運動など）。同様に、一部のハーブレメディも、その有用性が立証されている（第V章参照）。

一方、自然療法に危険がともなうこともある。とくに、重病の患者が自然療法を選んだせいで、通常医療を受けるタイミングを失するようなことがあれば危険である。実際、多くのナチュロパスは主流の医療に反対しており、患者に対してもその思想に沿ったアドバイスを行う。たとえば、ナチュロパスの多くは予防接種に反対している。また、特定のハーブレメディなど、自然療法のなかにも危険なものがある。

自然療法で用いられる方法は多岐にわたるため、包括的な判断を下すことはできない。個々の治療法については、その真価を注意深く評価する必要があり、この便覧の別項で取り上げたものもある。重い病気については、自然療法が通常医療の代わりになると考えてはならない。

◆ニューラルセラピー

ニューラルセラピーでは、局所麻酔薬を注射することにより、身体の悪いところを突き止めたり、病気を治療したり、症状を緩和したりする。ニューラルセラピーは、ドイツの医師フェルディナントとワルターのフネケ兄弟によって二十世紀の前半に創始された。フネケ兄弟は、局所麻酔薬ノボカインを使ってみた経験にもとづいて、これを「障害部位」の周辺に注射すれば、体の他の部分に劇的な効果が生じると確信するようになった。彼らの主張によれば、この効果は局所麻酔薬の薬理学的作用とは関係なく、自律神経系を介して伝達されるという。

たとえば鍵となる重要な出来事に次のようなものがあった。フネケが患者の脚の傷のまわりにノボカインを注射すると、昔からあった肩の痛みがたちどころに消えたのである。このような診察は「数秒で治癒する現象（セクンデンフェノメン）」と呼ばれた。

フネケ兄弟は、「障害部位」は、古い傷跡や怪我、炎症箇所であることが多く、全身に大きな影響を及ぼすため、離れた場所の具合が悪くなることがあると主張した。具体的ななんらかの症状を治療するためには、ノボカインなどの局所麻酔薬を、一カ所か二カ所、「障害部位」かもしれない場所へ注射する。もしもそれが正しい場所なら、症状は治まる。

ニューラルセラピーはとくにドイツ語圏で人気がある。スペイン語圏でも多くの医師がこの治療法を手がけているが、それはエルネスト・アドラーというドイツ系スペイン人の歯科医が一九五〇年代に振興運動を行ったためである。

痛みのある場所に局所麻酔薬を注射すると、痛みは緩和される。しかしそれは予想できる生理学的効果であって、ニューラルセラピーとは関係がない。ニューラルセラピーの概念は、科学的にはほとんど何の基礎もなく、存在するわずかな臨床試験は、この治療法を支持する説得力のある科学的根拠を示していない。局所麻酔薬が有害事象を引き起こすことがあるが、そうした事件はまれである。

局所麻酔薬の注射は多くの医師が行っており、痛みをコントロールすることができる。しかしニューラルセラピーは生物学的には考えにくいもので、きちんとした科学的根拠に支えられているわけではない。

◆バッチ・フラワーレメディ

二十世紀初頭、王立ロンドン・ホメオパシー病院に細菌学者として勤務していたエドワード・バッチは、高度に希釈した植物の浸出液を使って、感情のアンバランスを治療するという思想を作り上げた。彼の考えによれば、感情のアンバランスこそが、人のあらゆる病気を引き起こすものだった。ホメオパシーの思想に影響を受けたバッチは、憂鬱、不安、孤独、神経過敏といった情緒障害に対し、三十八種のフラワーレメディを見出した。正しいレメディを与えれば情緒障害を治療することができ、ひいては肉体的な病気や、精神的な病気も治せると彼は考えた。たとえば、ヒースは自分本位な考えを治療するために用いられ、ハニーサックル（スイカズラ）は、過去に生きる人びとのための解毒剤として用いられる。ワイルドローズ（野バラ）は無気力に効くとされ、バーベイン（クマツヅラ）は逆に過度の熱狂を鎮めるために使われる。

フラワーレメディ（商標名「バッチフラワー・レメディ」）を作るには、生花を湧き水に浸す。実際のレメディを作るには、その水にブランデーを加えていくが、高度に希釈するのが普通であるため、薬理学的な効果があるとは考えられないという点で、ホメオパシーのレメディと似ている。また、どちらの療法も、ある種の「エネルギー」の移動によって効果が生まれると主張する。しかし、ホメオパシー支持者は、フラワーレメディは根本的に別のものだと強く主張する。フラワーレメディを作る手順には震盪が含まれず、その処方は「類が類を治療する」という原則に従っていないからだという。

フラワーレメディはOTC薬であり、処方箋がなくても薬局で買うことができるが、訓練を受けたセラピストに相談するのがよいというのが、この療法の支持者たちの意見である。セラピストは、患者の隠れた感情のアンバランスを明らかにし、それによって用いるレメディを決める。フラワーレメディは、病気予防のために、健康な人に対して勧められることも多い。

フラワーレメディについては厳格な臨床試験が行われており、どの試験でも、病気治療や症状緩和についてはプラセボを上まわる効果がないことが示されている。レメディはきわめて高度に希釈されているため、有害反応は起こりそうにない。

フラワーレメディの基礎となる概念は、今日の医療知識とは相容れない。また、臨床試験のデータからは、プラセボ反応を上まわる効果は立証されていない。したがってフラワーレメディで、出費に見合う効果は期待できない。

◆ヒル療法

医療用ヒルは、小さくて黒い、いも虫のような生物で、人間や動物にくっついて皮膚からかなりの量の血液を吸う。血を吸っているうちにどんどん大きくなり、腹いっぱいになると離れて落ちる。

ヒルは古代バビロンで医療に用いられ、はるか後世にはヨーロッパでも瀉血（しゃけつ）の一種として利用されていたことは第I章で述べた。今日、通常医療でヒルを利用するのは形成外科だけである。術後にヒルを用いることで、一部の手術での外観がよくなることが臨床試験で示されている。

代替医療のヒル療法は、さまざまな病気の治療に用いられている。ヒルは体から毒素を取り除いてくれると信じているセラピストもいる。また、変形性関節症のような痛みのある局所的疾患を治療するためにヒルを用いるセラピストもいる。

ヒルは血を吸いながら薬理学的活性をもつ物質を人の身体に注入する。最初に注入するのが麻酔物質で、これによって痛みをあまり感じさせずに皮膚に食いつくことができる。次には血を吸いやすいように、血液が固まるのを防ぐ物質を出す。この物質はヒルジンと呼ばれ、十分に研究されて性質の解明された抗凝固剤である。今では合成することもでき、その抗凝固性ゆえに、主流の医療で広く用いられている。

最近、ドイツの研究グループが、ヒル療法について一連の臨床試験の結果を発表した。それによると、膝に何匹かのヒルを使うことによって、変形性関節症の痛みが和らぐようである。この研究については、今後、再現実験が行われなければならない。これを別にすると、代替医療としてのヒル療法で主張されていることはすべて、裏づけとなる科学的根拠はない。

ヒル療法は、適切に行われるなら危険はほとんどない。しかし、見た目が気持ち悪いことや、治療の後にヒルはたいてい殺されることから、ヒル療法を不快に思う患者は多いようである。

まとめると、ヒル療法には長い歴史がある。膝の変形性関節症の痛みを軽減するために、ヒル療法が有効であることを示す一定の科学的根拠がある。しかし、代替療法セラピストによって行われているそれ以外の治療については、裏づけとなる科学的根拠はない。

◆風水

中国医学では、健康は体内のエネルギー（気）の流れと、陰と陽のバランスによって支配されていると仮定するが、この思想は周囲の世界にも当てはめることができる。風水は、健康と幸福を左右すると考えられている生命エネルギーの流れを最良の状態にするために、陰陽説にしたがって物を配置するという中国の技法である。風水師は、オフィスや家庭のなかで、何をどこに置けばよいかといったアドバイスをする。たとえば、エネルギーが正しい方向へ流れるように衝立（ついたて）を置いたり、眠っているあいだにエネルギーが正しく流れるように、ベッドの位置を変えるよう勧めたりする。

風水の基本教義は、現代科学に照らせば意味をなさないため、生物学的には考えにくい治療法だと言わなければならない。風水師のアドバイスに従って医療効果があったという人もいるが、それは期待によるものではないだろうか。風水の医療効果に生理学的基礎はなく、効果が持続する見込みもない。

風水師は普通、病気を治すとは言わない。自分たちの仕事のおかげで人びとは心身ともに健やかになり、病気を予防できるとは言う。近年では、家庭内の電磁波が健康へ及ぼす影響にどう対処すべきかをアドバイスする風水師が増えている。しかし、そのような電磁波が健康に悪影響を及ぼすという根拠はない。そうした風水師は法外な料金を請求してくるのが普通である。

風水師の主張のいくつかは、検証することも難しくはないはずだが、本格的な研究はまだ行われていない。しかし、風水師が下した判断を比較するという非公式の検証がいくつか行われ、空間内のエネルギーの流れに対する解釈は、風水師によってバラバラであることが示された。そのことから考えられるのは、風水師は、各自の頭の中に描き出されたイメージにもとづいてアドバイスしているのではないかということだ。

したがってわれわれとしては、風水を仕事にすれば金が舞い込むという点を別にすれば、風水に何らかの効果があることを示す科学的根拠はないと言うしかない。有能なインテリア・デザイナーなら、もっと良いとまでは言わなくとも、同じくらい良いアドバイスができるだろう。

◆フェルデンクライス法

物理学者であり電気技師でもあったモーシェ・フェルデンクライス（一九〇四～一九八四年）は、慢性的な膝の痛みに悩まされていた。どんな治療法を試しても効果はなかったので、彼は自分で治療法を開発することにした。

フェルデンクライス法は、身体と精神とは、根源的な統一体を形づくっているとの信念にもとづいている。創始者フェルデンクライスはこう述べた。「私は精神と身体との統一体は客観的実在であると信じている。相互になんらかのつながりをもつ部分にすぎないのではなく、分割不能なひとつの全体として機能しているのである」。フェルデンクライスは一九四九年に、この哲学を概説した最初の著書『身体と成熟した行動――不安、性、重力、学習に関する研究』を出版している。

この療法には二段階ある。「機能の統合」の段階では、指導者は患者に触れることによって、呼吸と体の動きを改善するテクニックを教える。次の「動きを通じた自覚」の段階では、いわゆる「誤った動き」の矯正法を指導する。

その目的は、日常的な機能の改善である。フェルデンクライスによれば、行動は生まれつきではなく、身につけるものでしかない。彼の考えでは、誤った行動とは、「物理的な力を加えなければ、はまったまま抜け出すことのできない溝」である。その力を与えるのが自分の方法だ、というのが彼の信念だった。

治療は、小さなグループで数回にわたって行われる。レッスンを受けた患者は、家でもそのテクニックの練習を続けなければならない。この方法で治療される病気のなかには、筋骨格系の問題や、多発性硬化症、心身の問題がある。

これまでに行われた厳格な臨床試験は半ダースほどしかない。結果はバラバラだが、フェルデンクライス法が多発性硬化症患者のために役立つことを示唆(しさ)する結果もある。他の病気については、科学的根拠はさらに薄弱である。この療法に重大な危険性があるとは考えにくい。

フェルデンクライス法はあまり調査されておらず、これまでに行われた試験によると、病気の治療に効果があるという説得力ある科学的根拠は得られていない。

◆分子矯正医学

分子矯正医学（Orthomolecular medicine　最適栄養法とも言われる）の orth は「正しい」を意味し、ビタミンやミネラルなど天然物質を、個々の患者に最適な量だけ投与するというものである。この治療法の支持者は、そうした物質の摂取量が少ないと、直接的なビタミンやミネラル不足にとどまらない、慢性的な問題が生じると主張する。たとえば、風邪などの感染症にかかりやすく、元気がなく、さらにはガンにまでなりやすくなるという。そのためまず個々の患者に対し、どの物質が必要かを判断する。その後、「正しい」調剤が処方される。分子矯正医学は、極端に多い投与量と、処方が個別化されていることが特徴的である。

何をどのぐらい混合して調剤するのが「正しい」のかを知るための診断法のなかには、有効性の示されていないものもある。たとえば、毛髪分析がよく用いられるが、分子矯正医学の観点から引き出される結果は、ありもしない問題を示している。医療上の効果について主張されていることは、考えにくいか、または臨床試験によるデータの裏づけがない。つまり分子矯正医学の有効性を支持する科学的根拠はない。

このように述べると、この療法の支持者は、ビタミンの有効性を示す多数の研究を挙げて強く反論するだろう。たしかにビタミンは人間にとって不可欠の物質であり、それがないと私たちは生きていけない。しかし、ごく当たり前の食事でも、たいていは十分なビタミンが供給されるし、ビタミン不足の治療と、分子矯正医学に特有の思想とはまったく関係がない。

ビタミンも過剰に服用すれば有害になりうる。長期にわたって過剰服用すれば、ほぼすべてが有害事象を引き起こす。そして長期にわたる過剰摂取こそは、分子矯正医学の支持者たちが奨励していることなのである。

まとめると、分子矯正医学の概念は生物学的には考えにくく、厳密な臨床試験で裏づけられてもいない。さらに分子矯正医学が有害になることもあり、しばしば非常に金がかかる。

◆マグネットセラピー（磁気療法）

今日の通常医療では、ハイテク撮像装置や、骨折からの回復を早めるという目的で、急速変動磁場が用いられている。しかし、代替医療で用いられるのは、（変動しない）永久磁場を生じる磁石であることが多い。

磁石は昔から医者たちの興味を引いてきたが、マグネットセラピーのブームがはじまったのは十八世紀のヨーロッパでのことである。医学が進歩するにつれ磁石も人気を失ったが、代替医療においては、さまざまな磁石の利用法にふたたび人気が出ている。磁石はさまざまな病気に勧められているが、とくにさかんに宣伝されているのは、慢性的な痛みの緩和である。そのような磁石は、リストバンドやベルト、レッグバンド、靴用中敷き、絆創膏（ばんそうこう）などとして身につける。磁気マットレスやシートカバーなどもある。このような製品の磁力は、10から1000ガウスまでさまざまだ。磁石はいろいろな小売店で購入することができ、消費者／患者が医師に、磁石を使うつもりであることを知らせない場合も多い。

たとえば細胞培養などでは、磁場による影響がごくわずかに観察される。問題は、これがなんらかの治療上の効果につながるかだ。

静的な（磁場の強さが変動せず一定である）磁石に関する臨床研究のほとんどは、疼痛コントロールと関連している。エクセター大学の研究者たちは、最近九つのランダム化プラセボ対照試験についてメタ・アナリシスを行ったが、鎮痛に対する磁石の利用を裏づける結果は得られなかった。月経に関する症状、静脈瘤といった他の問題についても、説得力ある科学的根拠は得られなかった。

磁石が直接的に有害事象を引き起こすとは考えにくい。磁石は自分で身につけるのが普通なので、医者にかからないまま重大な病気が見逃されたり、初期に治療を受けるための貴重なタイミングが失われたりする恐れはあるだろう。

磁石は人気があり、市場は活気があるが、医療上の効果があるという科学的根拠はなく、効果があると考える理由もないことは知っておこう。マグネットセラピー（磁気療法）について、より詳しくは第V章を参照のこと。

◆マッサージ療法

マッサージには医療そのものと同じくらい長い歴史がある。今日、マッサージには実にさまざまなものがあり、たとえば古典的な「スウェーデン式」マッサージは筋肉組織をもみほぐす。ほかにも次のようなマッサージ療法がある。

・ボウエン療法　軟組織をソフトにもみほぐし、神経系に影響を及ぼす技法
・リンパ・ドレナージ　リンパ管に沿って、リンパ液の流れをよくするマッサージ
・マルマ・マッサージ　伝統的なインド式マッサージ
・筋膜リリース　筋膜と結合組織の緊張をゆるめる方法
・リラクセーション・マッサージ　体の表面をソフトにもみほぐす技法
・ロルフィング　セラピストが全身で圧力を加える激しいマッサージ
・スポーツ・マッサージ　運動選手の必要に合わせた筋肉に対するマッサージ

マッサージ療法の多くは、解剖学的知識に立脚しているが、一部には裏づけのない疑

わしい原理に依拠するものがある。そうした変わったマッサージ療法の例としては、指圧、クラニオサクラル・セラピー、リフレクソロジー（以上は、この便覧の別項として取り上げた）、ポラリティ・マッサージ（陰と陽のエネルギーのバランスをとる）、トリガーポイント・マッサージ（局所的痛みを和らげたり、離れた位置の臓器の機能に影響を与える目的で、トリガーポイントと呼ばれる「痛みの引きがね点」に圧力をかける）、アキュプレッシャー（経穴に鍼を刺すのではなく、圧力をかける）も同様である。

マッサージ療法は、専門のマッサージ師のほかに、理学療法士、看護師、さまざまな代替療法の施術者、その他のヘルスケアを職業としている人たちによって行われている。こういう人たちは、身体的な問題（筋骨格系の痛みなど）と、心理的な問題（不安や憂鬱など）の両面の治療を目指している。

マッサージが一部の筋骨格系の症状、とくに腰痛や、不安、憂鬱、便秘に有効であることについては有望そうな科学的根拠が得られている。局所的な血流を増やし、脳のエンドルフィンを放出することによって効果が得られるのかもしれない。有害な影響が出ることはまずない。

一般化はできないものの、マッサージは一部の病気についてはおそらく効果があり、ほとんどすべての患者で心身を健やかにする効果がありそうである。変わったマッサージも、普通のマッサージを上まわる効果があるとは考えにくい。

◆瞑想（メディテーション）

瞑想には、記号、音、思考へと患者の意識を向けさせることによって、高い意識状態を達成するさまざまな技法がある。ほとんどの宗教が、常とは異なる意識状態に到達するための技法を作り上げてきた。たとえば、マントラを繰り返し唱えたり、自分の呼吸のリズムに耳を傾けたりする方法などもそれだ。そうした儀式を通じて、深くリラックスした状態になったり、超然とした精神状態になったりする。この「リラックス反応」は、ストレス軽減のための治療としても用いられ、ストレスが軽減されれば、血圧を下げたり痛みを抑制したりするなど健康上の効果がある。瞑想は普通、セッションを重ねて学んでいく。技法を身につけた患者は、日々、修練を積むように言われる。

瞑想状態にあるときは、さまざまな生理学的機能が変化する。たとえば、呼吸や心拍は遅くなり、脳の活動レベルも低くなる。瞑想を支持する人たちは、不安や高血圧、喘息、薬物依存といった症状を治療できると主張する。

ある種の瞑想（たとえば超越瞑想）には宗教的な意味合いが大きく、より大きな信念体系や実践体系の一部分を構成していることもあり、それに患者が抵抗を感じることもあるかもしれない。たとえばヒンドゥー教は、精神鍛錬法として瞑想を奨励したもっとも古い宗教である。「マインドフルネス・メディテーション」は、純粋に治療目的で発展した方法であり、宗教にかかわる問題は起こらない。

瞑想はまだほとんど研究されておらず、大きな欠陥のある研究も多い。別の研究者によるきちんとした評価が行われているものは稀（まれ）である。しかしながら、瞑想により緊張が緩和されることで、さまざまな効果が得られそうである。代替療法のセラピストのなかには、ガンなどの重い病気に、瞑想が直接的影響を及ぼすかのように言う者もいるが、そうした主張を裏づける科学的根拠はない。

いくつかの報告によれば、瞑想によって精神疾患が悪化する場合があるらしく、そうした問題をもつ患者は瞑想を行ってはならない。

まとめると、瞑想は心身をリラックスさせ、より健やかな状態にするためには役立つ。瞑想はそういうかたちで多くの人に役立ってくれるだろう。精神疾患がない場合には、瞑想は安全なセラピーといえそうだ。

◆リフレクソロジー（反射療法）

足を手で揉めば、緊張がほぐれるというのはごく普通に経験することなので、さまざまな古代文化で足マッサージが行われていたとしてもとくに驚くにはあたらない。しかし、リフレクソロジーはそれとは別のものである。リフレクソロジーは二十世紀のはじめに、体は垂直方向に十のゾーンに分けられ、各ゾーンが足の一部分として表されると主張したウィリアム・フィッツジェラルドの思想にもとづいている。フィッツジェラルドは、足裏のどの部分がどの内臓と対応するかを示す地図を作成した。

リフレクソロジーのセラピストは、まず患者に病歴を尋ねたのち、手を使って足を調べていく。ある場所で抵抗を感じると、そこに対応する臓器に問題があるとの診断を下すだろう。治療は、その部分を強く押すマッサージであり、それによって問題のある臓器の機能を回復させ、最終的には患者の健康増進や、病気予防もできるとされる。一回の治療は三十分ほどで、一通りの治療を終えるには十回以上かかることもある。健康上の問題がなくても、病気予防のために、定期的に健康管理の診察を受けることを勧めるセラピストは多い。

足の特定の場所と内臓とをつなぐといわれる反射経路は存在せず、足の特定の場所の抵抗が、ある臓器（たとえば腎臓）が悪いことを示すという考えには科学的根拠がない。つまり、この技法は、生物学的には考えにくい思想にもとづいている。さらに、リフレクソロジーの地図にはさまざまなバージョンがあり、治療方法についてはセラピストのあいだでさえ意見が異なる。臨床試験によれば、リフレクソロジーの診断は信じるに値しない。いくつかの健康上の問題について、この治療の有効性が繰り返し検証されてきた。結果はバラバラだが、全体として、この療法の有効性を説得力を持って示すことはできていない。定期的にリフレクソロジーを受ければ病気を予防できるという主張にも科学的根拠はない。

足、または脛（すね）の骨や関節に問題のある人は、治療中にしばしば加えられる強い圧力によって怪我（けが）をする恐れがある。それを別にすれば重大な危険性は知られていない。

リフレクソロジーによって健康上の問題を診断できるという考えは否定されており、なんらかの疾患を治療できるという主張を裏づける説得力のある科学的根拠もない。リフレクソロジーは高価な治療法だが、リラックスのためのごく普通の足マッサージを上まわる効果はなさそうだ。

◆リラクセーション

代替療法の大半は、患者にとって深くリラックスする経験である。たとえば、瞑想、催眠療法、自律訓練法、マッサージ、リフレクソロジーなどを受ければ、とてもリラックスできる。そうした療法は、うれしい副作用として緊張緩和をもたらすが、リラクセーション・セラピーは、「リラックス反応」として知られるものを引き起こすこと、それ自体を目的とする治療法である。リラックス反応とは、心身を緊張緩和させるような自律神経系の反応の、ひとつのパターンのことである。リラックス反応が起こると、脳の活動レベルが低下したり、心拍、血圧、筋肉の緊張など生理学的パラメータが変化したりする。

漸進的筋弛緩法（ぜんしんてききんしかんほう）、ビジュアリゼーション、イメージ療法といったリラクセーションのテクニックは、多くの代替医療の施術者や、医師、看護師、心理学者、サイコセラピスト、スポーツセラピストによって採用されている。これらのテクニックは、不安、ストレス、頭痛、筋骨格系の痛みなど、さまざまな疾患の治療や、身体的・精神的能力の向上を目的として用いられる。リラクセーションのテクニックは普通、監督する指導者のもとで修得する。リラックス反応を出せるようになった患者は、定期的に家庭でも行うようにアドバイスされる。もちろん、そのためには十分に時間をとり、まじめに取り組む必要がある。

リラクセーション療法の有効性に対する科学的根拠はまちまちで、どの病気に対する治療効果を調べるかによって大きく変わる。リラクセーション療法は、ストレスや不安を軽減するためには有効である。不眠症、高血圧、更年期の症状の治療にも有望そうな根拠がある。痛みの抑制に効果があるかどうかについては議論の余地があり、慢性疲労症候群、過敏性腸症候群、消化不良、てんかんには効果がなさそうである。

統合失調症や、重い鬱病の患者には、リラクセーションは症状を悪化させる恐れがある。それ以外には、重大な危険性はないとみられる。

リラクセーション療法は、さまざまな疾患をもつ人に有益である。この療法を高く評価する人は多く、とくに、患者の健康を患者自身に管理させようとする点が評価されている。

◆レイキ（霊気）

レイキは、スピリチュアル・ヒーリング、または「エネルギー」療法の一体系であり、按手（キリスト教で聖職者が祝福を受ける人の頭に手を置くこと）に似ている。レイキ・ヒーラーは、宇宙的エネルギーの存在を信じ、それを利用して人や動物、植物の中に治癒効果を起こすことができると考える。レイキ・ヒーラーが、両手の掌でエネルギーの受け手に直接触れたり、間近に両手の掌をかざすと、ヒーラーの手を通じて、この宇宙的エネルギーが患者に流れ込む。こうすると患者の潜在治癒力が強くなると言われている。しかし、レイキで用いられるさまざまな概念は、私たちの理解する自然の法則と相容れない。したがってこの方法は、生物学的には考えにくい。

レイキは日本ではとても人気がある。この治療法は二十世紀初めに、臼井甕男が鞍馬山で断食と瞑想を行っているときに編み出したもので、あらゆる病気の治療、生活の質の向上、病気の予防のために行われる。

治療では、普通、着衣の患者がマッサージ台に横たわる。ヒーラーは治癒エネルギーを送る際に、クライアントに触れることもあれば、触れないこともある。一回のセッシヨンには一時間ほどかかり、ほとんどの患者はこれによって深くリラックスする。

レイキに対する臨床試験はいくつかあり、そのなかには、この療法が、さまざまな病気に有効であることを示唆しているようにみえるものもある。しかしレイキ研究の大半は、重大な欠陥を抱えている。たとえば、信頼性のない研究の多くは、レイキの治療を受けることを選択した患者と、まったく治療を受けない患者とを比較している。このような試験から肯定的な結果が得られたとしても、それはプラセボ効果、または患者たちが受ける注目のせいかもしれず、必ずしもレイキ治療そのものの効果とは言えない。既存の科学的根拠にもとづく批判的レビューによれば、レイキの有効性は示されていない。レイキのヒーラーはどんな患者でも治せると主張しているので、重い病気の患者が効果のある治療を受けずに、レイキを選ぶために生じる危険性はあるだろう。しかし、この方法によって直接的に引き起こされる危険はない。

レイキは、スピリチュアル・ヒーリングのなかでもとくに人気の高い治療法だが、科学的な基礎はない。臨床試験から得られている科学的根拠によれば、なんにせよ病気に対する有効性は示されていない。

より詳しく知りたい読者のために

各章で取り上げたテーマについてより詳しく知りたい読者は、以下に挙げた書籍や論文、ウェブサイトを参照されたい。多くは一般読者向けに書かれた本だが、重要な研究論文もいくつか挙げておいた。それらの論文は、ダウンロードするか、図書館で借りて読むことができる。それぞれの代替療法ごとに、主要な研究論文を少数掲載するにとどめた。しかし、ここに挙げた論文には、本文で言及した研究の多くが参照されている。www.trickortreatment.comにはこのほかにも参考文献を挙げておいた。

第I章　いかにして真実を突き止めるか

Wootton, David, *Bad Medicine: Doctors Doing Harm Since Hippocrates*, OUP, 2006.
Porter, Roy, *Blood and Guts: A Short History of Medicine*, Allen Lane, 2002.
Harvie, David I., *Limeys: The Conquest of Scurvy*, Sutton, 2005.
Evans, I., Thornton, H., Chalmers, I., *Testing Treatments: Better Research for Better*

Healthcare, British Library, 2006.

Doll, R., Hill, A. B., 'The mortality of doctors in relation to their smoking habits', *British Medical Journal* 1954; 228:1451-5.

Moore, A., McQuay, H., *Bandolier's Little Book of Making Sense of the Medical Evidence*, OUP, 2006.

第Ⅱ章　鍼(はり)の真実

Kaptchuk, T. J., *The Web That Has No Weaver: Understanding Chinese Medicine*, McGraw-Hill, 2000.

Ernst, E., White, A., *Acupuncture: A Scientific Appraisal: A Scientific Approach*, Butterworth-Heinemann, 1999.

Evans, D., *Placebo: Mind Over Matter in Modern Medicine*, OUP, 2004.

Linde, K., et al., 'Acupuncture for Patients with Migraine: A Randomized Controlled Trial', *JAMA* 2005; 293:2118-25.

White, A., Rampes, H., Campbell, J. L., 'Acupuncture and related interventions for smoking cessation', *Cochrane Database of Systematic Reviews*, 2006.

Ernst, E., 'Acupuncture — a critical analysis', *J Intern Med* 2006; 259:125-37.

第Ⅲ章　ホメオパシーの真実

Shelton, J. W., *Homeopathy: How It Really Works*, Prometheus, 2003.

Hempel, S., *The Medical Detective: John Snow, Cholera and the Mystery of the Broad Street Pump*, Granta, 2007.

Ernst, E., 'Evaluation of homeopathy in Nazi Germany', *Br Homeopathic J* 1995; 84:229.

Maddox, J., Randi, J., Stewart, W. W., '"High-dilution" experiments a delusion', *Nature* 1988; 334:287-91.

Linde, K., et al.,'Impact of Study Quality on Outcome in Placebo-Controlled Trials of Homeopathy', *Journal of Clinical Epidemiology* 1999; 52:631-6.

Shang, A., et al., 'Are the clinical effects of homeopathy placebo effects? Comparative study of placebo-controlled trials of homoeopathy and allopathy', *Lancet* 2005; 366:726-32.

Ernst, E., 'A systematic review of systematic reviews of homeopathy' *Br J Clin Pharmacol* 2002; 54:577-82.

第Ⅳ章　カイロプラクティックの真実

Salsburg, D., *The Lady Tasting Tea: How Statistics Revolutionized Science in the Twentieth Century*, Owl, 2002.

Ernst, E., Canter, P. H., 'A systematic review of systematic reviews of spinal manipulation', *J R Soc Med* 2006; 99:192-6.

Benedetti, P., MacPhail, W., *Spin Doctors: The Chiropractic Industry Under Examination*, Dundurn, 2002.

Schmidt, K., Ernst, E., 'MMR vaccination advice over the Internet', *Vaccine* 2003; 21:1044-7.

Jonas, W. B., Ernst, E., 'Evaluating the safety of complementary and alternative products and practices', published in Jonas, W., Levin, J.(eds), *Essentials of Complementary and Alternative Medicine*, Lippincott, Williams & Wilkins, 1999.

第V章　ハーブ療法の真実

Hurley, Dan, *Natural Causes: Death, Lies, and Politics in America's Vitamin and Herbal Supplement Industry*, Broadway, 2006.

Fugh-Berman, A., *The 5-minute herb and dietary supplement consult*, Lippincott, Williams & Wilkins, 2003.

Herr, S. M., Ernst, E., Young, V. S. L., *Herb-drug interaction handbook*, Church Street Books, 2002.

Ulbricht, C. E., Basch, E. M. (eds), *Natural Standard Herb & Supplement Reference: Evidence-Based Clinical Reviews*, Elsevier Mosby, 2005.

Whyte, J., *Bad Thoughts: A Guide to Clear Thinking*, Corvo, 2003.

第VI章　真実は重要か？

Goldacre, B., *Bad Science*, Fourth Estate, 2008.

Ernst, E., Pittler, M. H., 'Celebrity-based medicine', *MJA* 2006; 185:680-1.

Colquhoun, D., 'Science degrees without the science', *Nature* 2007; 446:373-4.

Weeks, L., Verhoef, M., Scott, C., 'Presenting the alternative: cancer and complementary and alternative medicine in the Canadian print media', *Support Care Cancer* 2007; 15: 931-8.

付録

Ernst, E., Pittler, M. H., Wider, B., Boddy, K., *The Desktop Guide to Complementary and Alternative Medicine: An Evidence-Based Approach* (2nd edition), Mosby, 2006.

Ernst, E., Pittler, M. H., Wider, B., Boddy, K., *Complementary Therapies for Pain Management: An Evidence-Based Approach*, Mosby, 2007.

Jonas, W. (ed.), *Mosby's Dictionary of Complementary and Alternative Medicine*, Mosby, 2005.

Hendler, S. S., Rorvik, D. (eds), *PDR for Nutritional Supplements*, Blackwell, 2001.

役に立つウェブサイト

The James Lind Library: *www.jameslindlibrary.org*

The Cochrane Collaboration: *www.cochrane.org*

Bandolier "Evidence based thinking about health care": *www. medicine. ox. ac. uk/bandolier/*

Focus on Alternative and Complementary Therapies (FACT) website: *www. medicinescomplete.com*

NIH, National Center for Complementary and Alternative Medicine (NCCAM): *nccam. nih.gov*

HealthWatch: *www.healthwatch-uk.org*

The University of Exeter, Complementary Medicine Department: *www.sites.pcmd.ac.*

uk/compmed/

Simon Singh's homepage: *www.simonsingh.net*

Trick or Treatment? homepage: *www.trickortreatment.com*

［編集部注：ここに掲げられたウェブサイトの安全性は確認されておりません。アクセスされる方の責任においてご訪問下さい］

謝辞

本書に示した判断は、世界中の何千という医療研究者が、数十年という時間をかけて行ってきた研究にもとづいている。こうした人びとの努力なしには、有効な治療法と中身のない治療法、安全なものと危険なものとを区別することはできなかったろう。
エクセター大学のペニンシュラ校医学部補完代替医療学科のスタッフのみなさんに格別のお礼を申しあげる。この方たちは本書のプロジェクトを終始一貫して支持し、惜しみない忠告と励ましをくださった。

本書のテーマは非常に重要であるにもかかわらず、はたして出版まで漕ぎ着けられるのだろうかと先行きの不透明な時期もあった。本書が日の目を見ることができたのは、トランスワールド&ノートンの編集者、サリー・ガミナラとアンジェラ・フォン・デア・リッペのおかげである。ほかの人たちが、代替医療などほじくり返してもはじまらないと考えていたときにも、このお二人は私たちの志を買ってくださった。この大変な十八カ月間を暖かく支えてくださったお二人に対し、心より感謝申し上げる。もちろん、私たちの著作権代理人であるパトリック・ウォルシュにも感謝する。彼は優秀な同僚であるとともに、素晴らしい友人である。

最後になったが、われわれの妻、アニタとダニエルは、本書が誕生するまでのあいだ、朗らかで辛抱強い、素晴らしい妻でいてくれた。喜びと不安、希望と恐れをともにしてくれた妻たちに感謝する。

訳者あとがき

今日、代替医療——すなわち、現代の科学によっては理解できないメカニズムで効果を現すと考えられる治療法で、科学者や多くの医師が受け入れていないもの——は、全世界で数兆円規模の市場に成長しているといわれる。しかし、はたして代替医療には、宣伝されているような効果があるのだろうか？　お金を費やし、かけがえのない健康を託すに値するものなのだろうか？　本書は、さまざまな代替療法の有効性と安全性を、今日手に入るかぎりもっとも信頼性の高いデータにもとづいて判定しようという試みである。

著者のひとりであるサイモン・シンは、綿密な取材と優れた構成力で、科学的知識を一般の読者にもわかりやすく伝えることに力を尽くしている科学ジャーナリストであり、これまでに発表した三つの著作、『フェルマーの最終定理』、『暗号解読』、『ビッグバン宇宙論』（文庫収録時に『宇宙創成』に改題）はいずれも世界中で高い評価を得ている。もう一人の著者であるエッツァート・エルンストは、長年にわたり、本書でも取り上げるホメオパシーなどの代替医療によって実際に治療に従事してきた経験をもち、代替医療の分野では世界初の大学教授となって、さまざまな治療法の有効性と安全性を精力的に調べている医療研究者である。第一級の科学ジャーナリストと最先端の医療研究者との協力によって生まれた本書は、わかりやすさと信頼性の高さとを兼ね備えた意欲作であり、健康への関心が高まり、医療費の問題がかつてないほど重くのしかかっている現代社会の要求に応える内容となっている。

今日、実に多くの人たちが、なんらかの形で代替医療を利用しているといわれる。国によって状況はさまざまだが、施設・医療制度といったインフラ整備が十分でなかったり、歴史的経緯や経済上の理由などから、人口の大半が代替医療以外の治療を受けるのが難しいというケースもある。インドなどはその典型だろう。しかし、代替医療が浸透しているのは、新興国や途上国だけではない。近代的な医療が十分普及しているはずの先進国であっても、たとえばイギリスでは、王族が率先して代替医療の振興に力を尽くしているし、ベルギーのように、人口の約半数がごく普通にホメオパシーを利用しているところもある。かく言う日本でも、鍼灸やカイロプラクティックはごく一般的に利用されている。

二人の著者の目標は、これだけ普及している代替医療を、メカニズムが科学的に理解できないからといって頭から否定することにあるのではない。なんといっても、医療にとってなにより大切なのは、実質的な効果があるかどうかだからである。代替医療の基礎となっている思想や理論は、科学的には理解できないし、なかには荒唐無稽といってよいものもあるけれども、そのこと自体は医療にとってそれほど重要ではない。現代の科学的知識で理解ができないのなら、メカニズムの解明は未来に託せばよいのだから、というのが著者たちの考えである。しかしその一方で、もしもありもしない効果があると主張されているのなら、人びとはかぎりあるお金を価値のない治療に費やしていることになる。そればかりか、そもそも病気でもないのに害となるものを受け入れて健康を損なったり、受けるべき有効な医療の妨げとなって命にかかわることさえある。二人の著者が取り組んだのはその問題、すなわち、理屈はどうであれ実質的な効果があるのかないのか、隠れた危険性があったりはしないのかを明らかにすることである。

近年ようやくデータも出そろい、個々の代替医療の有効性と安全性について、かなり確かなことが言えるようになってきた。たとえば、医療にまつわる重要なテーマのひとつに、プラセボ効果の問題がある。プラセボ効果は、ありとあらゆる医療行為に伴うものだが、とくに鍼については、二重盲検法の実施が難しいという事情があったため、プラセボ効果を適切に考慮に入れて信頼性の高い結論を引き出せるようになったのは、二十一世紀に入ってからのことだった。本書の第Ⅱ章には、紆余曲折の歴史を経て、最新の結果がもたらされるまでの経緯がドラマチックに描き出されている。鍼は日本人にとって親しみ深い治療法なので、日本の読者にはとくに興味深く読んでいただけるものと思う。また、鍼を扱った第Ⅱ章には、こと代替医療に関するかぎり、WHOの取り組みには大きな難点があるという注目すべき問題が指摘されている。

さて、個々の代替医療の有効性と安全性について下された判定は、おおむね否定的である。しかし二人の著者は、代替医療など効くわけがないと決めてかかっていたのでは決してなく、それぞれの治療法の実質を見極めたいという動機に駆り立てられていたであろうことを疑うわけにはいかない。なぜなら、もしも代替医療の有効性と安全性が示されれば、それはまぎれもなく素晴らしいことだし、頭から代替医療は役に立たないと決めてかかるのは科学的な態度ではない。なによりも、医療の歴史上には、なぜ効くのかわからないまま、たしかに有効であることが示された治療法がいくらでもあるからだ——その典型例として紹介されているのが、壊血病の治療法としての「レモン療法」である。

とはいえ、ホメオパシーのように、プラセボを上回る効果はないことがすでにはっきりと示されているにもかかわらず、人気が衰えないどころかますます利用者が増えている代替医療も多い。人びとはなぜ、中身のない治療法であることが示されている代替医療を利用するのだろうか。最大の理由は、治療法の効果に関する事実を知らないことなのかもしれない。しかし、第Ⅴ章の最後で論じられているように、多くの人が代替医療に心惹(ひ)かれるのには、それ以外にも理由がありそうだ。

ひとつには、主流の医療に対する不満があることだろう。「冷たい主流の医療」に対して、「暖かい代替医療」といったイメージを抱く人は少なくないように思われる。医療崩壊が指摘される日本の現状を見れば明らかなように、医者が一人ひとりの患者に対して十分な精神的なケアを行うことは、現状ではきわめて難しいと言わなければならない。一方、かかった時間に応じて費用を請求することも可能な代替医療ならば、施術者(せじゅつしゃ)と患者とが満足度の高い人間関係を結ぶ余裕もある。代替医療の繁栄は、著者たちが指摘するように、通常医療の側に問題があることを指し示してもいるのだろう。

暖かいと同時に、実質的に有効な医療を目指すというテーマでは、第Ⅵ章でプラセボ効果をめぐる重要な論点が取り上げられている。プラセボ効果はときに非常に大きなものになるため、たとえ医療そのものに実質的な効き目がなくても、プラセボ効果だけでも十分に意味があるとは言えないだろうか？　患者に効果が現れるのなら、それでよいではないか？　これは十分考慮に値する意見ではあるが、プラセボ効果のみに頼った医療を容認することは、医療全体を暗黒時代に引き戻すことだという点が丹念に論じられている。

もうひとつ、主流の医療に対する不満とともに、科学に対する反感もまた、多くの人が代替医療に心惹かれる理由になっているようにみえる。科学的な医療と言えば、「人工的」「西洋の」「分析的」といったキーワードで、何かを理解したつもりになってしまうことが多いのではないだろうか。こうしたステレオタイプの裏返しを、人びとは代替医療に求めているのかもしれない。本書では、とくに注意を要するキーワードとして、「ナチュラル」、「トラディショナル」、「ホーリスティック」の三つを挙げているが、これらはまさしく、先に挙げた科学的医療のイメージの裏返しである。たとえば、日本でもあらゆるメディアを通じて、「天然植物成分100％」といった言葉が「安全」の同義語であるかのように使われているけれど、少し考えてみれば、そんなはずはないことが容易に理解できるだろう。自然はそれほど人間に都合よくはできていないし、植物には有毒なものも多いのである。どうやら代替医療にまつわるこれら三つのキーワードには、私たちの思考を停止させる強力な魅力があるようにみえる。そうだとすれば、医療との関連でこれら三つのキーワードが出てきたら、むしろ実質を伴わないイメージ戦略ではないかと疑ってみたほうがよいのかもしれない。

第Ⅵ章の最後には（四七五～四七八ページ）、代替医療を受ける前に知っておきたいことが、代替治療薬に添えられるべき「注意書き」の案としていくつか挙げられているが、それらは決して冗談でも皮肉でもないという点に注意を促したい。それらの注意書きは、今日得られているもっともたしかな根拠にもとづいた信頼性の高い内容であり、かけがえのない健康を守るために、私たちみんなが知っておくべき基本的な情報なのである。

本書には、誰にとっても大切なことであるにもかかわらず、たいていの人にとっては学ぶ機会のなかった、医療に関する基本的な考え方や最新の情報が盛り込まれている。ジェイムズ・リンドと臨床試験、ナイチンゲールと統計学など、医療の歴史を彩るさまざまなエピソードを楽しみつつ、現代人に必要な医療リテラシーを身に付けるための一助としていただけるなら、訳者としてこれにまさる喜びはない。

最後になるが、新潮社出版部の北本壮氏と、同じく校閲部の田島弘氏にはひとかたならぬお世話になった。お二人のご尽力に対し、心より感謝申しあげる。

二〇〇九年十二月

青木　薫

文庫版訳者あとがき

この文庫版のための訳者あとがきでは、本書の単行本が刊行されてからこれまでに起こった代替医療関係の出来事のうち、とくに興味深いと思われるものを二つほど取り上げてご紹介したい。

まず一つ目は、本書の著者の一人であるサイモン・シンが、英国カイロプラクティック協会に名誉毀損で訴えられた一件である。二〇〇八年、本書の原書がイギリスで刊行されるのに合わせ、シンは『ガーディアン』紙のウェブ版のコラムで、子どもの腹痛や喘息などを治療できるとして、子どもに施術しているカイロプラクターがいると述べた。英国カイロプラクティック協会はそれに対し、シンの書き振りは、まるで協会の指導部がそれと知りつつインチキ療法を許しているかのように読め、事実上、協会の指導部を不当にも非難するものだとして法廷に訴えたのである。

イギリスでは、こうした場合に名誉毀損で訴えられると、まず勝てないという状況があった。訴えられた科学者や医師やジャーナリストは、裁判のために多大な時間とエネ

ヴェルヌ
波多野完治訳

十五少年漂流記

嵐にもまれて見知らぬ岸辺に漂着した十五人の少年たち。生きるためにあらゆる知恵と勇気と好奇心を発揮する冒険の日々が始まった。

ヴェルヌ
村松　潔訳

海底二万里（上・下）

超絶の最新鋭潜水艦ノーチラス号を駆るネモ船長の目的とは？　海洋冒険ロマンの傑作を完全新訳、刊行当時のイラストもすべて収録。

S・キング
白石　朗他訳

第四解剖室

私は死んでいない。だが解剖用大鋏は迫ってくる……切り刻まれる恐怖を描く表題作ほかO・ヘンリ賞受賞作を収録した最新短篇集！

S・キング
浅倉久志他訳

幸運の25セント硬貨

ホテルの部屋に置かれていた25セント硬貨。それが幸運を招くとは……意外な結末ばかりの全七篇。全米百万部突破の傑作短篇集！

A・M・リンドバーグ
吉田健一訳

海からの贈物

現代人の直面する重要な問題を平凡な日常生活の中から取出し、語りかけた対話。極度に合理化された文明社会への静かな批判の書。

D・ウィリアムズ
河野万里子訳

自閉症だったわたしへ

いじめられ傷つき苦しみ続けた少女は、居場所を求める孤独な旅路の果てに、ついに「生きる力」を取り戻した。苛酷で鮮烈な魂の記録。

フロイト
高橋義孝訳

夢判断（上・下）

日常生活において無意識に抑圧されている欲求と夢との関係を分析、実例を示して詳しく解説することによって人間心理を探る名著。

フロイト
高橋義孝
下坂幸三訳

精神分析入門（上・下）

自由連想という画期的方法による精神分析の創始者がウィーン大学で行なった講義の記録。フロイト理論を理解するために絶好の手引き。

プラトーン
田中美知太郎
池田美恵訳

ソークラテースの弁明・クリトーン・パイドーン

不敬の罪を負って法廷に立つ師の弁明「ソークラテースの弁明」。脱獄の勧めを退けて国法に従う師を描く「クリトーン」など三名著。

プラトーン
森進一訳

饗宴

酒席の仲間たちが愛の神エロースを讃美する即興演説を行い、肉体的愛から、美のイデアの愛を謳う……。プラトーン対話の最高傑作。

ニーチェ
竹山道雄訳

善悪の彼岸

「世界は不条理であり、生命は自立した倫理をもつべきだ」と説く著者が既成の道徳観念と十九世紀後半の西欧精神を批判した代表作。

ニーチェ
西尾幹二訳

この人を見よ

ニーチェ発狂の前年に著わされた破天荒な自伝で、〝この人〟とは彼自身を示す。迫りくる暗い運命を予感しつつ率直に語ったその生涯。

S・シン
青木 薫訳

フェルマーの最終定理

数学界最大の超難問はどうやって解かれたのか？　3世紀にわたって苦闘を続けた数学者たちの挫折と栄光、証明に至る感動のドラマ。

S・シン
青木 薫訳

暗号解読（上・下）

歴史の背後に秘められた暗号作成者と解読者の攻防とは。『フェルマーの最終定理』の著者が描く暗号の進化史、天才たちのドラマ。

S・シン
青木 薫訳

宇宙創成（上・下）

宇宙はどのように始まったのか？　古代から続く最大の謎への挑戦と世紀の発見までを生き生きと描き出す傑作科学ノンフィクション。

R・カーソン
青樹簗一訳

沈黙の春

自然を破壊し人体を蝕む化学薬品の浸透……現代人に自然の尊さを思い起させ、自然保護と化学公害告発の先駆となった世界的名著。

L・アドキンズ
R・アドキンズ
木原武一訳

ロゼッタストーン解読

失われた古代文字はいかにして解読されたのか？　若き天才シャンポリオンが熾烈な競争と強力なライバルに挑む。興奮の歴史ドラマ。

I・アシモフ
星 新一編訳

アシモフの雑学コレクション

地球のことから、動物、歴史、文学、人の死に様まで、アシモフと星新一が厳選して、驚きの世界にあなたを誘う不思議な事実の数々。

Title : TRICK OR TREATMENT?: Alternative Medicine on Trial
Author : Simon Singh & Edzard Ernst

代替医療解剖（だいたいいりょうかいぼう）

新潮文庫　シ－37－6

Published 2013 in Japan
by Shinchosha Company

平成二十五年九月一日発行
令和四年四月十日三刷

訳者　青木（あおき）薫（かおる）
発行者　佐藤隆信
発行所　株式会社新潮社
郵便番号　一六二―八七一一
東京都新宿区矢来町七一
電話　編集部(〇三)三二六六―五四四〇
読者係(〇三)三二六六―五一一一
http://www.shinchosha.co.jp

価格はカバーに表示してあります。

乱丁・落丁本は、ご面倒ですが小社読者係宛ご送付ください。送料小社負担にてお取替えいたします。

印刷・錦明印刷株式会社　製本・錦明印刷株式会社

ISBN978-4-10-215976-7　C0147

ルギーを取られるばかりか、その費用も負担しなければならない。それを逆手にとって、国際的な団体や企業などが、事実上の口封じとして名誉毀損に訴えるときには、わざわざイギリスを裁判地に選ぶという、「名誉毀損ツーリズム」という現象まで起こっており、国際問題にもなっていた。

国連の人権委員会も、イギリスの名誉毀損法は、「公共の利益にかかわる問題についての報道を妨げ、名誉毀損ツーリズムとして知られる現象などを引き起こし、研究者やジャーナリストに仕事の公表をためらわさせている」として警告するほどだった。

サイモン・シンが訴えられたケースでも、予想された通り、一審では英国カイロプラクティック協会の主張が認められ、シンが敗北した。しかしその判決を受けて、科学者やジャーナリストばかりか、著名な司会者やコメディアンなど芸能人までもが、シンの応援に立ち上がった。支援のためにさまざまな活動が行われたようだが、そのひとつとして、科学的根拠がないままに治療効果を謳い、子どもに施術しているカイロプラクターを見つけだし、告発するという摘発キャンペーンがあった。

カイロプラクターの中には、腹痛、喘息、泣きぐずりのほかにも、関節炎から学習障害まで、さまざまな症状を治せると称して子どもに施術する者がいたのである。

この摘発キャンペーンに対処すべく、英国内の有力なカイロプラクティック協会のひとつであるマクティモニー・カイロプラクティック協会は、所属する会員八百名にメー

ルを送り、「ウェブサイトで治療を宣伝している者は、サイトを閉鎖すること。協会作成のパンフレット、および独自に作成したパンフレットで、ムチ打ち症や、腹痛を始めとする子どもの病気を治療すると述べたものを撤去し、追って通達するまで使わないこと」との指示を出したが、そのメールもみごとにリークされてしまった。最終的には、英国のカイロプラクターのうち、なんと四人に一人が取り調べの対象になるという事態に至る。

結局、控訴審ではシンの主張が認められ、その後、カイロプラクティック協会が名誉毀損の訴えを取り下げたことにより、この裁判はシンの勝利に終わった。裁判所はこれにより、科学上の問題は、煩瑣(はんさ)な法廷論争によってではなく、科学論争によって決着されるべきであるとの考えを示したといえよう。

サイモン・シンは、裁判に勝利したとはいえ、ブログ記事の中のたかだか数ワードの表現を擁護するために、二年の歳月と二十万ポンド（約三千万円）の支出を強いられることになった。このシンのケースと、前年にイギリスの心臓外科医ピーター・ウィルムズハーストが、アメリカの医療機器製造会社に名誉毀損で訴えられたケースとが大きな契機となって、名誉毀損法の改正を求める声が高まった。改正への道のりは容易ならざるものに見えたが、この四月、イギリス政府がそれまでの態度を一転させ、部分的に改正案を受け入れる姿勢を示した。そして、「大企業は、問題とされる記述の文言により、

甚大な経済的損失を被ったこと、または損失が見込まれることを示さないかぎり、名誉毀損に訴えることができない」という条文案を提出し、議会はそれを通過させたのである。

この修正条項は、明らかに不十分な内容ではあるにせよ、これまでは企業や団体が名誉毀損法に訴えることをためらわせるようなハードルは何も設定されていなかったことを思えば、大きな一歩といえるだろう。

もうひとつ、この間に起こったこととして特筆に値するのは、プラセボ効果の研究が大きく進展しはじめたことだろう（参考資料、*THE NEW YORKER*, Dec. 12. 2011, *Harvard Magazine*, 2013. 01）。その動きの中心にいるのが、テッド・カプチャクというアメリカの研究者である。カプチャクはもともと鍼を学び、ボストンで治療院を開業して、その人柄とよく効く治療で評判をとった。しかしやがて彼は、首をかしげるような現象に気づく。まだ鍼を打ってもいないうちから、患者の症状が軽快してしまうということが、しばしば起こったのである。当時のカプチャクは、鍼の有効性を微塵も疑っていなかったが、そこには何か別のプロセスが働いていると考えざるをえなくなった。

意を決したカプチャクは、科学的なアプローチを精力的に学びはじめ、研究者としてメキメキと頭角を現した。現在は、ハーバード・メディカルスクールの教授にして、べ

ス・イスラエル・ディーコネス・メディカルセンターに本部を置くプラセボ研究プログラム Harvard-wide Program in Placebo Studies and the Therapautic Encounter（PiPS）の中心人物となっている。PiPSは、プラセボ効果の研究だけに的を絞った、世界的にも例を見ない学際的な研究機関である。今やプラセボ効果は、臨床医学、心理学、人類学、経済学、神経科学など、幅広い分野から研究成果が流れ込む、活発な分野となっているのである。

プラセボ効果への関心が高まるにつれて、基本的な研究テーマとして次の三つが浮かび上がってきた。第一に、プラセボ効果の生理学的基礎を明らかにすること。第二に、プラセボ効果が起こる条件と、その限界を明らかにすること。第三に、プラセボの薬や治療法によく反応する人としない人を、あらかじめ識別することができるかどうかを明らかにすることである。

第一のテーマ、すなわちプラセボ反応の生理学的基礎については、一九七〇年代から、脳内で働く神経伝達物質、たとえば天然の鎮痛剤と言われるエンドルフィンを働かないようにさせると、プラセボ反応が起こらなくなることなどが知られていた。これは、プラセボ反応が、実際に脳内の神経伝達物質と結びついているということ、したがって、偽薬や偽（にせ）の治療でも、脳内の化学物質の動きに影響を及ぼしうることをほのめかしていた。今日では、エンドルフィンの他にも、快感や満足感を引き起こすドーパミンが、プ

ラセボの治療により脳内で放出される場合があることや、アヘンやモルヒネのような鎮痛効果のある物質と、まったく同じ神経経路を使って作用する物質が、プラセボ効果にひと役演じていることなどが確かめられている。

　カプチャクのチームは、ＰＥＴやｆＭＲＩといった生体イメージング・テクノロジーを駆使して、プラセボ反応が起こっているとき、被験者の脳のどんな領域が活動するのかも視覚的に捉（とら）えることに成功した。

　たとえば、偽の治療を受けた被験者の４分の１ほどに、頭痛、吐き気、不眠、疲労感が見られることが知られており、これを「ノセボ効果」という。プラセボは、ラテン語で「私は喜ばせるであろう」という意味であるのに対し、ノセボは同じくラテン語で、「私は害をなすであろう」という意味である。ノセボ効果は、人によっては気の毒なほど強く出ることもあるという。おそらく、なんにせよ治療には副作用がつきものだという不安があるせいで、副作用としてありがちな反応を起こしてしまうのではないかと考えられているようだ。このノセボ効果が起こっているときには、脳の中でも「海馬」と呼ばれる、記憶や不満に関連する領域が活性化するという。

　さらに最近では、これまで調べられることのなかった医師サイドにも研究の手が伸び、医師が患者に対してどんな指示を出すかによって、脳のどの領域が活性化するのかを調べるプロジェクトも始まっている。

二番目のテーマのうち、プラセボ反応が起こる条件については、本書の中でもある程度扱われているので、ここではプラセボ反応の限界について、興味深い結果を取り上げよう。

それはカプチャクのチームが行った、喘息患者に対するプラセボ対照研究から得られた知見である。ちなみにその実験は、かつて行われたプラセボ研究の中でも、もっとも注意深く対照され、決定的な結果を出したものとして、高く評価されているものである。カプチャクは当初、本物の治療と偽の治療のどちらを受けた被験者も、呼吸機能には改善が見られるだろうと予想していた。なぜなら、偽の治療であっても、プラセボ効果による改善が見込めるからである。ところが予想に反して、偽の治療を受けたグループでは、測定された呼吸機能には改善が認められなかった。一方、被験者への聞き取り調査では、どちらのグループもまったく同じように、症状が改善したと報告したのである。つまり、患者の主観的な経験が、客観的な身体的測定器と食い違ったことになる。

この結果は、プラセボの限界の一端を明らかにし、プラセボのみに頼った治療では患者が事実とは異なる安心感を持ってしまい、そのせいで必要な治療が手遅れになる恐れがあることを示している。しかしそれと同時に、治療の方法によっては、身体的には直接的な改善が見込めない場合でも、患者がより楽な気持ちになれるということを示していると見ることもできよう。とりわけ、長期にわたる慢性の病気の場合、患者がより快

適でいられることが、病気の経過に影響を及ぼす可能性もあるのではないか、とカプチャクは見ている。

第三のテーマ、すなわちプラセボ反応を起こしやすい人とそうでない人を、あらかじめ識別することは可能かというテーマについて言えば、二〇一二年にPiPSで行われた研究によると、両者の違いには、遺伝子レベルでの生物学的基礎がある可能性が示唆されている。

カプチャクらの研究によると、ドーパミンの放出に関係する遺伝子に、特定のタイプの変異を持つ人は、そうでない人と比べて、偽鍼による治療に反応しやすいという。もしもプラセボ反応の起こりやすさに、こうしたDNAレベルの基礎があるとすれば、新薬の開発にも影響が及ぶだろうと語る医療関係者もいる。というのも、新しい薬を開発するための臨床試験では、プラセボよりもかなり大きな効果があることを示さなければならず、ひとつの新薬ごとに、数百億円規模のお金と、数十年の時間が費やされている。したがって、もしもプラセボ反応を起こしやすい被験者を知り、それを臨床試験の手続きに反映させることができれば、試験の規模や、費用および期間の大幅な削減につながる可能性があるからである。もしそれができれば、従来よりも速やかに、そしてより安価に、新薬を市場に出せるようになるかもしれない。

プラセボ効果は、無意識のレベルでも起こることが示されている。やはり二〇一二年

に、カプチャクのチームが心理学者と共同で行った研究では、ほんの一瞬、特定の画像をスクリーンに映し出す。その時間はきわめて短いので意識的には認識できないが、もしも被験者がその画像を治療と結びつけるように準備されていれば、プラセボ反応が起こるというのである。

カプチャクは、「プラセボで、がんを縮小させたり、ウイルスと戦ったりすることはできません」という。しかし、比較的軽い症状や慢性病には、プラセボ効果が大きな力になってくれるだろう。また、プラセボ効果の研究は、医師と患者の相互作用にも科学の光を当ててくれるに違いない。「私たちは、医術（the art of medicine）を、医療の科学（the science of care）に変えていかなければなりません」というのが、カプチャクの信念なのである。

インチキ療法の文脈で語られ、胡散臭い雰囲気をまとうことの多かったプラセボ効果だが、こうして科学の土俵に乗せられ、複雑に絡まり合っていたさまざまな要素がときほぐされていくにつれて、思いもよらぬ魅力的な姿を現しつつあるように見える。プラセボ効果が医療の現場で、文字通りの意味において「私は喜ばせるであろう」という役割を演じる日も、それほど遠くないのかもしれない。

二〇一三年七月

青木　薫

この作品は平成二十二年一月、『代替医療のトリック』のタイトルで新潮社より刊行された。